名人与中醫

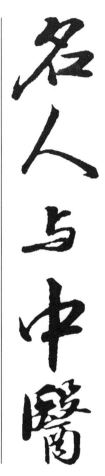

◎ 张效霞 著

山东科学技术出版社

图书在版编目（CIP）数据

名人与中医/张效霞著. —济南:山东科学技术出
版社,2017.1（2021.1 重印）
ISBN 978 - 7 -5331 -8563 -3

Ⅰ.①名… Ⅱ.①张… Ⅲ.①中医学—研究
Ⅳ.①R2

中国版本图书馆 CIP 数据核字(2016)第 250620 号

名人与中医

张效霞　著

主管单位:山东出版传媒股份有限公司
出　版　者:山东科学技术出版社
　　　　　地址:济南市玉函路 16 号
　　　　　邮编:250002　电话:(0531)82098088
　　　　　网址:www. lkj. com. cn
　　　　　电子邮件:sdkj@ sdpress. com. cn
发　行　者:山东科学技术出版社
　　　　　地址:济南市玉函路 16 号
　　　　　邮编:250002　电话:(0531)82098071
印　刷　者:北京时尚印佳彩色印刷有限公司
　　　　　地址:北京市丰台区杨树庄103号乙
　　　　　邮编:100070　电话:(010) 68812775

开本:710mm×1000mm　1/16
印张:22
字数:300 千
印数:1 -2000
版次:2021 年 1 月第 1 版 第 2 次印刷

ISBN 978 - 7 - 5331 - 8563 - 3
定价:88.00 元

偏激与折衷

——序言

请人写序,有攀附权贵之嫌;自己作序,有自吹自擂之疑。因此,不佞自2006年出版第一本专著——《回归中医:对中医基础理论的重新认识》时起,曾给自己定下了一个"信条":不请名人写序,自己也不作序。但是,这本书用了《名人与中医》这样一个看上去颇为吊诡的书名,为免生歧义,只好违背先前许下的"诺言"[1],略述数语,以赘篇头了。

(一)

关于名人,《汉语大词典》释曰:"著名人物;有名籍的人物。"[2]简单而直接地说,名人就是誉称负有盛名的人士。

古今中外,名人都具有不同凡人的社会影响力和号召力。美国一位著名的心理学家曾做过一个有趣的实验,在给大学心理系学生讲课时,向学生介绍说聘请到一位举世闻名的化学家。然后让这位化学家给学生授课,这位化学家煞有介事地说,他发现了一种新的化学物质,这种物质具有强烈的气味,但对人体无害,在这里想用它测一下大家的嗅觉。接着他取出一个瓶子,拧开瓶盖,过了一会儿,他要求闻到气味的学生举手,不少学生高高地举起了手。其实,这只瓶子里装的只不过是蒸馏水而已,"举世闻名的化学家"也只不过是从外校临时请来的德语教师。

美国有位出版商,手头积压了一批滞销书,眼看就要赔本,于是他想出了一个非常巧妙的主意:给总统送去一本样书,并三番五次地征求他的意见。总统日理万机,便随意说了一句:"这书不错。"这位出版商盼的就是这样,便大做文章,打出了"总统喜爱的书"的广告,结果这本书被抢购一空。不久,这位出版商又有书卖不出去,于是又送一本给总统。总统上了一回当,便有点不高兴了,说道:"这本书糟糕透了。"出版商脑子一转,又打出了"总统讨厌的书"的广告,结果又有不少人出于好奇争相购买。第三次，出版商又将滞销书送给总统，总统接受了前两次的教训，什么话也没有说。聪明的出版商却大做广告："现有总统难下结论的书，欲购从速。"书居然又被一抢而空。

可见，名人随便说一句话，就有可能成为金玉良言，成为一些崇拜者的处世准则。这种由于接受名人的暗示所产生的信服和盲从现象，称为"名人效应"。所以，社会应该制约名人的言行，而名人自己也要时刻注意自己的公众形象。

中国近现代史上，涌现过无数的名人，也许是中国自古以来就有"为人子者不得不知医"训条的缘故，这些名人对中医也多有涉猎和论述，且不乏"发聋振聩"之语。因此，对近现代名人有关中医的言论进行全面梳理和分析，不失为从社会史、思想史、文化史的角度来研究近现代中医发展史、探索近现代中国社会与文化转型对中医影响的一个崭新视角，而且还有助于揭示近现代社会思潮及其历史价值。

入选本书的名人，均为近现代文化名人、科学名人、哲学名人、社会名人、政治名人……遴选标准是：必须有关于中医论述的专门文字；不以医学为职业；对其进行评论，没有禁区和不便。

（二）

近代是西方文化与科学技术滚滚传入中国的一百年，是中国社会翻天覆地进行变革的一百年，也是东西方文化大碰撞、大交汇的一百年，更是中国传统学术走向衰落和发生嬗变的一百年。一部中国近代史，从某种意义上说，就是一部西学东渐史。随着西学的大规模传入，崇尚西学之风日盛，中国传统学术受到前所未有的挑战，国内学风为之一变，有识之士莫不资西学以立论。于是乎，一批"先进"的中国知识分子为了创造中国"新文化"，将西方文化作为一个整体被肯定和吸收，而中国传统文化则作为一个整体被否定和扬弃。

更重要的是，自近代以来，中国的思想文化和社会体制，由于受外国的影响，发生了根本性、革命性的变化。在思想文化方面，中国的新旧名流，改变了自己固有的语言和思想内涵，一些机构乃至主要媒体也借此表达思想；在社会体制方面，按照外国的模式，改变了长期以来建立的政府组织，改变了形成国家和社会的法律和制度。总之，无论在物质层面、制度层面，还是价值观层面，都以西方为楷模，参照西方的政治、经济、文化、法律、制度、思维方式，来批判、指责或否定中国的传统文化,把中国文化思想削足适履地套入西方学术和思想的模式,甚至观念层面的概念范畴的释义,也以西方的内涵规定为内涵规定,以西方的是非标准为是非标准,以西方的真理为真理。于是,中国人的生活方式、思维方式、价值观念、道德规范、行为准则,都发生了翻天覆地的变化。今日中国人在正式场合用来表达其思维的一整套语言和概念、形成近代中国思想历史的各种学说、教学研究的学科分类,都与近代中国以前的中国人所拥有的那一套大相径庭[3]。

本来,与任何文化、科学的发展一样,中医的自我更新与完善,既是时代性的,也是传统性的。时代性与传统性共存,才能组成历史性的整体。但是,鸦片战争以后,西方近代科学思想叩响了中华帝国的大门,机械唯物论的严密推理,实验科学的雄辩事实,细胞、器官、血液循环等生理病理的崭新概念,伴随着西方科学的时代潮流日益深入人心,并在中国学术界占据了医学主导地位。随着代表两种不同文化的两种医学体系在较大空间上的接触,价值比较问题亦随之而来,其结果是逐渐形成了以近代科学(包括西医学)作为衡量和评判中医是否科学的价值观念。于是,在绵长的一百年里,主张取缔、废止中医者有之;认为中医有技术而无科学、有经验而无理论者有之;坚持用西医的观念和方法对中医进行验证和改造,使"中医科学化"者更是大有人在。

(三)

泱泱中华,巍巍大国,上下五千年,寻求对外开放,代不乏人!赵武灵王胡服骑射,张骞出使西域,鉴真东渡扶桑,三保太监七下西洋,更有"五四"时期前往西方寻找救国救民新药方的知识界先进群体,他们为后人留下了多少奇文字、真文字、大文字!

历史学家钱穆曾说过:"当民国十年前后,学术界掀起了新文化运动之大浪潮,以北京大学为大本营,以《新青年》杂志为总喉舌,登高而呼,四野响应。所揭櫫以相号召者,举其要旨,为礼教吃人,为非孝,为打倒孔家店,为线装书扔毛厕里,为废止汉字,为罗马字拼音,为全盘西化。其他惊众骇俗之谈,挟一世以奔赴恐后者,不遑枚举。"[4]20世纪前半叶,中医在社会文化界,几乎处于"人人喊打"的窘境,大多数社会文化名人对中医都持否定态度,许多"著名"的、流传甚广的抨击中医的言论,均出自被众人所景仰的名人、新文化运动的先驱。

外国人的思维方式是"一分为二"，非此即彼；而中国人的思维方式则是"一分为三"，亦此亦彼。表现在中医研究上，以唯物辩证法研究《内经》的第一人——杨则民曾说过："今之研究《内经》者可分三派：一曰取消派，持近世自然科学之见解，以分析《内经》、批判《内经》，以为其书混沌荒谬，一切不根，宜芟除之，勿使诬民，如余岩其人也。而主张中医科学化者，大抵亦主毁弃《内经》者也。二曰保存派，吾国老医有治《内经》功夫至深者，挟其所得，每起沉疴，因视其书若秘录，以为得其一鳞一爪，即可名世，闻人攻击，不胜扼腕，然无近世科学知识以相阐发，亦'心知其故而不能言所以然'而已（某老前辈语）。三曰折衷派，谓《内经》尚气化，科学重解剖，道并行而不相悖。其卓越者，如恽铁樵氏。"[5]表现在对待中医的态度上，吴大猷曾经说过："我们社会人士对医学的态度可分三大类：一是极端的信西医，以为西医是科学的，中医是不科学的；一是信中国旧医学的；另一则是对中西两种都不绝对的坚持的。"[6]

因此，名人对待中医的态度，大抵可分为三类，按照现在中医学界最时髦的说法也可以说是三个学派："废止中医派""拥护中医派""改造中医派"。但确切地说，是两派：偏激的"废止中医派"与折衷的"改造中医派"，因为"拥护中医派"也大都力主"改造中医"。如被中医学界公认为拥护与扶持中医的章太炎，实际上是主张"兼综远西之说，以资攻错""融会中西，更造新医"。章次公读了章太炎之医论，而"问业于余杭章太炎先生之门，倡言中医改进，举'发皇古义，融会新知'之义为大纛工"[7]。秦伯未也曾说过："一为激进派，视中医一切学术，几无完善可法，指谬吹疵，竭力以西学为宗，意为改造中医，舍此莫由。一为折衷派，视中医一切学术，远不与西说相合，旁征繁引，竭力以中西为一炉，亦以为改造中医，舍此莫由。"[8]更确切地说，则是一派，即"改造中医派"。因为"废止中医派"实际上是主张"中医科学化"，亦即"改造中医"的。如极力主张"废止中医"的胡定安曾云："民国十五年，我在德国柏林大学医科毕业，及普鲁士公共卫生学院卒业，十六年返国后，就在上海悬壶。那时中医、西医的理论分歧，民间对医药信仰也缺乏科学根据的评判，遂与上海医师公会会长余云岫医师、同学谢筠寿医师商议，稍筹经费创办《社会医报》，以提倡社会公共卫生、介绍世界医药学识为宗旨。重要的目标，竭力鼓吹医学革命，主张中医必须科学化，应以解剖、生理、生物化学以及药理等为基础，循科学途径，始可明了病理与诊断。"[9]"废止中医"的干将——余云岫也曾说过："不是和旧医们夺饭碗，而是批评旧医,唤醒旧医,要想整理旧医,改造旧医,陶铸旧医。"[10] "近日观上海国医学院之整理宣言,其所主张,与吾辈距离甚近。"[11] "医学革命之理论方面,大致已告成功。所号为中医者,亦宜告科学整理矣。"[12] 激烈诋斥中医的鲁迅也主张"中药为体,西药为用",据他早年留日同学厉绥之回忆:"有一次,先生(鲁迅,笔者注)曾严斥当时自号为识时务的清鄂督张之洞的《劝学篇》,篇内有'中学为体,西学为用'两句,先生认为这是清政府害怕革命学说,抑制新思想的谬论,其所指中学,多含麻醉人民的毒素,而西学只是陪衬而已。先生说:不过,倒可利用这八个字,改为'中药为体,西药为用'。先生很主张中西医结合,他曾对我说:日本人称中医为汉法医,其实我国'西医'两字,按习惯也改称洋医较为确切。应该把汉洋医融为一体。"[13]

(四)

本书正文只涉及了30位名人,但近现代名人中还有许多与中医有关者,限于篇幅,无法一一评述。在此,谨将其他名人有关中医的言论,罗列如次:

曾国藩给长子曾纪泽的信中说:"尔体甚弱,咳吐咸痰,吾尤以为虑,然总不宜服药。药能活人,亦能害人。良医则活人者十之七,害人者十之三;庸医则害人者十之七,活人者十之三。余在乡在外,凡目所见者,皆庸医也。余深恐其害人,故近三年来,决计不服医生所开之方药,亦不令尔服乡医所开之方药。见理极明,故言之极切,尔其敬听而遵行之。每日饭后走数千步,是养生家第一秘诀。尔每餐食毕,可至唐家铺一行,或至澄叔家一行,归来大约可三千余步。三个月后,必有大效矣。"[14]

陈炽说:"中国之医学,导源于神农、黄帝、岐伯诸圣人,《本草》《灵枢》《素问》之编,精矣备矣。越人扁鹊,别著《难经》,脉络稍殊,指归则一,惜理法虽具而方剂无传。及后汉张机所述《伤寒》《金匮》之书,始别类分门,灿然明备。考古者,因《汉志》未经著录,遂疑《内经》卷帙皆后人依托附会之辞,而不知其精理名言有断非俗儒所能作伪者。唐、宋、元、明以后,采摭益杂,方术益歧,今人每见经方,辄生疑沮,于古人寿世保生之意,愈久而愈失其真。医理之不明,疾病夭札之所由接踵也……今天下医日多,药日杂,病者不及择,死者不可稽,而泰西之医乃盛行于中国……窃尝取彼国医书而读之,固亦各有短长矣。西人病死则剖视之,故全体脉络考验最详,然所见者,已死之筋骸脏腑也。至于生气之流行、化机之运动,尚有非耳目所得见闻者。执朽腐以溯神奇,安必果能吻合?故西医常泥于实,而中医常失于虚。西人内证诸方,用金鸡那、阿芙蓉者,十居八九,摄邪入胃,而使之下行,苟中气素虚,恒以伏留致困。惟内证而兼外证者,则精粗咸备,取效如神,庶几古人割皮、解肌、剔筋、搦髓之遗意。故西医之法,参而用之,可也;舍而从之,不可也。"[15]

康有为说:"日本之学无不出吾庑下也,其医学亦然,近则皆用西医矣。泰西自康熙时日耳曼人哈芬(即哈维,笔者注)创人体皆血脉皆血管,专主治血,乃尽变泰西四千年医学之旧。近显微镜既精,乃知微丝血管,又知人与微生物战法。法内科之鳖儒须爱、外科之彪知虞列,皆名家也,日人皆译之。若产婆学,尤关生理之本,泰西皆有学人专门考求,而吾中人专委于一愚妪之手,草菅人命数千年。呜呼!"[16]

1913年12月29日,京师医学会的代表们冲进北洋政府教育部晋谒教育总长汪大燮,要求教育部为北京医学会立案。汪大燮在接见该会代表时说:"余决意今后废去中医,不用中药。所请立案一节,难以照准。"[17]

宋恕说:"医之为道,关系于民生甚巨。西国最重医,故治其术者日精,而民生其间,大受福利。中国则以医为小道,业此者,非市井粗识之无之徒,即学八股文而不成之辈,否则才士久困场屋,垂暮奄奄,迫于生计者也。又何怪术之不精,民生之无幸乎……宜令精医而通西文之中人,或精医而通中文之西人,遍译西国医书;又宜令通化学者用化分法遍行化验中土药物,得其真性,定著一书,命曰《本草求是经》,以救承讹踵谬之祸。"[18]

"国医革新导师"、国学大师章太炎说:"中国医药,来自实验,信而有征,皆合乎科学。中间历受劫难,一为阴阳家言,掺入五行之说,是为一劫;次为道教,掺入仙方丹药,又一劫;又受佛教及积年神鬼迷信影响,又受理学家玄空推论,深文周内,离疾病实况愈远,学说愈空,皆中国医学之劫难。西医则有化学家、植物学家、矿物学家助其药学,物理学家发明探热针、X光、显微镜助其诊断,电学机械家助其治疗,此中西医一进一退之关键在焉。""谓中医为哲学医,又以五行为可信,前者则近于辞遁,后者实令人可笑耳……今即不言五行,亦何损于中医之实耶……五行之论,亦于哲学何与? 此乃汉代纬谶之谈,可以为愚,不可以为哲也……仆尝谓脏腑血脉之形,昔人粗尝解剖而不能得其实,此当以西医为审。五行之说,昔人或以为符号,久之妄言生克,遂若人之五脏无不相孳乳,亦无不相贼害者。晚世庸医藉为口诀,则实验可以尽废,此必当改革者也。"[19]

于右任说:"我一生都看中医吃中药,在我们陕西,全省只有一间教会办的西医院,一共只有三个西医生,绝大多数老百姓有病都是靠中医治理的。所以,中医对中国人的健康保障有很大的贡献,现在西医褚民谊等当政,想把中医消灭,这等于洋教徒想消灭全国和尚、道士一样,那怎么可以呢?"[20]

虞和钦说:"汉医之足以亡种,蔽其罪曰:不明理学而已。有理学以发达之,则一切解剖、针灸、冰冻、医治之术无不极其精妙,行见吾黄种之强将横绝于欧亚间。譬之理学之于中国,一啮髓噬肉之野兽,驯养之可为家乘。吾汉医之于吾种,一敝精丧神之鸦片,必补益之,始除蛊疾,是知欲禁吾汉医之怪术,不可不发明理学以消长之。"[21]

陶行知说:"子弟不至愚庸,不叫造就,父母不令学医道也;士流不至贫极,无可聊生,不寄身医界也。谚云:秀士学医,如菜作齑。又曰:儒家作医家,医家医家贫。呜呼! 医道为贪庸之逋逃薮也久矣……古今医书浩瀚,真伪杂参,议论不一,疾病亦不一。以不一之议论,治不一之疾病,而不能运神骋智,折衷善择其间,则诚有如堪舆家所言,错认半字罗经,便入蛇神牛鬼之域……泰西医学,自科学萌芽进化以来,已脱虚理幻术之习。而彼邦人士之业此道者,又皆兢兢业业,日有发明。其著作宏富,诚为活命仙术,济人宝筏。互市以来,译者亦未尝不众。然通于医者未必通于文,工于西者未必工于中。象胥既昧信达雅之旨,而对于中医数千年来之经验,复鲜能贯通而融会之。中医固远逊于欧美,然亦有其不朽。学者旁搜密采,取要删繁,含中西医药于一炉而冶之,以造诣于稍微之域,亦未始非活人活国之大德业也。"[22]

褚民谊说:"在昔,吾国非无医药,顾所谓医者恒参以晦涩之理、阴阳之说,药则全恃草本为之……今各国医学已无不科学化矣,独吾国社会犹积习相沿,抱残守缺,社会人士仍多崇拜旧医,菲薄新医,此则观念错误,思想陈腐,尤不可不大声疾呼,发聋振聩,俾知天演定例,优者胜劣者败,医学科学化,在20世纪中,已成为不易之定例也。""兄弟虽不主张废止,但是绝对主张非改进不可。固然中医学术不是全无价值的,但是阴阳、五行、六气等玄虚的空谈,实在有加以改革的必要。""兄弟的意思,是要将旧医改革,促其进化,以求其能科学化,并无主张根本废止之意。"[23]

吕思勉说:"方技一略,《汉志》分为四家:曰医经,曰经方,曰房中,曰神仙。

医经为医学，经方为药物学，房中亦医学支派。三者皆实在学问，循序前进，本可成为正当科学，不徒本身有用，亦于他种学问有裨，惜乎未能如此，顾以阴阳五行等说涂附之耳……北宋时，士大夫之言医者，始好研究《素问》，渐开理论医学之端。至金元之世，名医辈出，而其业始底于成。直至今日，医家之风气，犹未大变……北宋以前，医经、经方两家，皆偏于治疗之术，罕及病之原理。虽或高谈病理，乃取当时社会流行之说，如阴阳五行等，以缘饰其学，非其学术中自能生出此等理论也。宋人好求原理，实为斯学进化之机。惜无科学以为凭藉，仍以阴阳五行等为推论之据，遂至非徒不能进步，反益入于虚玄矣。此则古代医学，本与阴阳五行等说相附丽之流毒也。"[24]

蒋梦麟说："有人曾经请教一位著名的中国科学家，为什么中国未曾发展自然科学。他提出四个理由：第一，中国学者相信阴阳是宇宙中相辅相成的两大原则。第二，他们相信金、木、水、火、土五行是构成宇宙的五大要素，并把这种对物质世界的分析应用到人类生活以及医药方面。第三，中国人的粗枝大叶，不求甚解，这是精确计算的大敌。第四，中国学者不肯用手，鄙夷体力劳动。"[25]

刘文典说："你们攻击中国的庸医，实是大错而特错。在现今的中国，中医是万不可无的。你看有多多少少的遗老遗少和别种的非人生在中国，此辈一日不死，是中国一日之祸害。但是谋杀是违反人道的，而且也谋不胜谋。幸喜他们都是相信国粹的，所以他们的一线死机，全在这班大夫们手里。你们怎好去攻击他们呢？"[26]

薛笃弼说："现业中医药者，除少数明达者外，类多固步自封，不能为精进之研究与改良。值此科学进步、瞬息千里时代，尚仍因循坐误，而不急起直追，吾恐知识落后，终难逃天然淘汰之公例……改进中医药之要则，中医药在中国虽有悠久之历史与应用，然理论或涉空言，尤须引上科学轨道，方可图存。此等觉悟，早为现业之著名中医所公认。今后为调节国民经济计，为改进中医药计，应即引导业中医药者，分别研究解剖学、生理学、化学、病理学、药物学等科目，将中国旧有之医药典籍，为一有系统的整理，以期适合现代国人之需要。"[27]

刘半农说："我们一旦有了病，第一个困难问题，就是请西医好，还是请中医好，这在以骂中医为职业的某君，自然不成问题。但胡适之、马隅卿等都害过重病，西医医不好，却给中医医好了。这又使我们对于中医，不得不有相当的信

— 8 —

仰。但适之说:中国的医,是有医术,没有医学。有术无学,是带一些危险性的。所以有时候,我们仍旧要舍中医而就西医。"[28]

陈果夫说:"我主张:凡是能够治人疾病的医生,都该扶植,不管它是中医、西医。对于中医,应该在教育上、政治上作积极的扶植。我以为至少要做到下列两点:①创办教育研究机关,发扬中国固有医术上的高深理论,整理数千年来的经验,而与世界最新的医学知识相印证。②国家设立有规模的研究所,用科学方法化验中药,重新估定中药的性能……科学重实验,中国医生的观察病象和断定病态,以及决定治疗方法及用药,都有它自己的理论和方法。这种理论和方法,也是经过长期的实验而成立的,不过和外国现在的看法不同而已,我们不能因为它与外国不同就说它完全不对!不过在这个时代,要和这个时代的一切相配合,使大家都容易了解,所以我在民国十八年就主张中医要现代科学化。"[29]

汪敬熙针对1930年国民政府立法院通过议案设立中央国医馆,说:"这种研究也不是那些阴阳五行五味等等顺口瞎说的国医所能做的。""与其设立一个机关,花许多冤枉钱,做许多国医名手的养老院,何如把这钱用来供给真能研究的人去研究中国药品呢?"[30]

梁漱溟说:"中国说是有医学,其实还是手艺。西医处方,一定的病有一定的药,无大出入;而中医的高手,他那运才施巧的地方都在开单用药上了。十个医生有十样不同的药方,并且可以十分悬殊。因为所治的病同能治的药,都是没有客观的凭准的。究竟病是什么?'病灶'在哪里?并不定要考定,只凭主观的病情观测罢了(在中国医学书里始终没有讲到'病'这样东西)!某药是如何成分?起如何作用?并不追问。只拿温凉等字样去品定,究竟为温为凉,意见也参差得很。他那看病用药,哪能不十人十样呢?这种一定要求一个客观共认的确实知识的,便是科学的精神;这种全然蔑视客观准程规矩,而专要崇尚天才的,便是艺术的精神。大约在西方便是艺术也是科学化,而在东方便是科学也是艺术化。"[31]

毛子水说:"根据解剖学、组织学、生理学、病理学、细菌学及分析化学等而谈治病的,就是医学的正轨,虽然现今欧洲的医术不能说得已经达到究竟,但是设使医术果有一个究竟的地方,必定是从这个正轨走去的。倘若一定要迷信五脏属五行的原理,靠着寸、关、尺脉息的分别,恐怕一万年也达不到医术的究竟。

从医术的例，以推到别的学术思想上面，我们可以知道国故和欧化差别的地方，所以国故和欧化对于究竟的真理，有阶级（即阶段之意，笔者注）的区别。将来的新文明，应以这个究竟的真理——或离开这个真理最近的'真理'——为根据，所以国故和欧化对于将来的新文明，并不是败布和破纸对于新纸可比……《内经》《伤寒论》的医术，《本草》的药物，《齐民要术》的农艺，都并不是没有经验的说话，但是哪一种是有近世科学的形式和方法的呢？哪一种是有系统的学术？"[32]

汤用彤说："对于针灸的问题，因为我原来以为是一种迷信，就是偶然听见它的疗效，也以为是谣传，所以我对针灸毫不留心。但是在解放以后，由于亲身的经历及耳闻目见，我从对中医的极端反对变成极端的推崇。"[33]

邹韬奋说："我国往往有人看了几本不求甚解的医书，就胆敢开方药病，在他们腕下冤死的人真是不可胜数，这便是所谓'庸医杀人'。但是我们不能因为痛恨'庸医'而遽断中医绝对没有好的，更不能因此遽断中国医术绝对无存在的价值。中医确应有积极改良的地方，却不应不分皂白'禁止'。即如'旧医学校'，加以考查，绳以标准，然后分别决定存废则可，一概抹煞的'禁止'，则于理似有未当。我个人偶有疾病虽向来请教西医，但平心而论，除了'杀人'的'庸医'之外，中西医却各有所长。"[34]

陈西滢说："中医固然靠不住，西医也离开一般人所迷信的西医万能还差得远。在功效方面，西医不能全活人，中医也没有全杀人，他们的相去，不过五十步与百步，自然是大家公认的事实……我们朋友的里面，曾经有过被西医所认为毫无希望，而一经中医医治，不半月便霍然病愈的人，而且不止一二位。要是这样的事情继续发生，无论如何地攻击中医，我想中医也不至于打倒的。那么与其攻击，还不如'充分地研究'一番；也许经了一番科学的探察之后，中国在世界医学上也会有些微的贡献。"[35]

潘光旦说："中国医学，以汉唐为最盛，其间曾经有过不少的发明……宋明以来，医界门户之见渐盛，医术也日就空洞抽象。我们总觉得中国文化中有许多今不如古的退化现象，不幸医学也是一例了……非经科学方法的洗剔整顿，旧学或不免终于淘汰。"[36]

陈立夫说："学通自然科学之中国西医，数典忘祖，不愿以其所知及其所不知，以助中医之复兴，为世界人类谋幸福，而以'不科学'三字批评中医，抹杀一切祖先之宝贵遗产,以图逃避责任。中医又复不知自求进步,不图取人之长补己之短,遂至一国之中,有两种医学相互诋毁,不求相辅相成,不亦悲夫!"[37]

梁实秋说:"所谓'国医',我们以为这明明白白地是一种文化落后的民族的产物,绝对没有资格和科学的医术抗衡,然而有极大多数的人平时可以坐火车、点电灯,而遇到自己身上有病时,依然要请教以阴阳五行为理论基础的'国医'!这现象使人丧气。可是我相信,经过长时间地淘汰,'国医'是一定要消灭的,优胜劣败的铁则在两种文化接触的时候一定早晚要显露出来的。"[38]

陈序经说:"中国人的摸脉开方,好像赌博式的彩票一样。医药是没有经过严密的考究,医生也人人能做。我们一把它来比苦心孤诣学习研究试验过十年八年然后始准挂牌问世的西医,不必问其结果如何,就能知其优劣。我们以为神农、华佗果再生于今日,也要诚意虚心研究西洋医法,也要佩服西洋医法,也要应用西洋医法。"[39]

吴大猷说:"几十年来,中医在和西医的对立,是居于下风的。主要原因是一般人民虽不真懂得科学,但确觉得中国医学所用的术语、诊断方法、草药处方等,是'不科学'的……从西医的观点,中医用的术语,如寒热、气、阴阳等,人体各器官的功能等,和诊病的方法,都是'不科学'的……中医的全部(如理论、诊病和处方用药)是以经验为根据……中医可能不知道心脏的结构和运作,它用的术语可能和现有的解剖生理知识格格不入,但它的从把脉作某些诊断是以经验为根据,是有道理,不能武断否认的……中国的医和药学,早就停留在经验知识的归纳阶段,而西方医药则借科学方法向前走了几大步。但如以为西方医学已了解了一切,而蔑视中医为完全无据的,则是狭窄的偏见而已……如欲沟通中西医学,第一步是中西医两方皆须在心理上及态度上作基本性的改变。西医方面,务须接受中医的经验根据的事实,不以'不科学'而拒中医于门外。西医务须以同情的不武断的态度……不要因为中医的观念和术语的不同,而完全抹杀中医的经验部分。在中医方面,则务须了解中医本身的性质是经验的(这包括对人体各部的功能、病理、术语、诊断、治疗、药性、处方等一切),不可坚持中医病学的理论在经验之外的意义和道理,而须求中医与现在中医基本知识作接触……次一步是西医、中医两方在观念及术语上务求沟通。中医所讲的气、虚火、阴阳、热寒、肾脏,从西医的观点,有些是不可懂的,有些是错的。但中医以这些观念和术语,可以构成一套理论,作诊断及治疗之用……在中医、西医的问题，我们须将中医的不可懂的（甚或我们以为错的）观念、术语、理论，以现代西医的观念、术语、理论翻译（或对照）出来……中医与西医之别，病理、术语、诊断之外，乃是治疗。治病在中医多借植物性之药……故中药除个别的有效成分的提取及分析外，尚有各配方中各药以各分量混合煮成之药汁之研究。至若西药与中药的配合施用之研究，则似是尚未经窥探的园地，或值考虑的。"[40]

萧乾说："1956 年举行鲁迅逝世二十周年纪念活动时，中国作协外委会派我陪同两位德国诗人赴全国各地旅行……岂料刚抵南京，我就大闹腹泻，这种病对于陪外宾可不相宜。南京友协和作协的朋友想尽办法为我医治，吃了种种药都不见效。我只好挂了个长途电话，请北京另派人接替我。负责人指示说，在上海治治看，实在不行再换人。到了上海，朋友们安慰我说，请放心，我们这儿有的是进口药。我就照大夫的嘱咐服下去。唉呀，不得了！次数加倍了，我几乎离不开卫生间。这时，我想起当年在复旦教授休息室里遇到的那位救星。我向东道主提出，可否让我去看看中医。他们马上就把我送到静安寺路一家不大的医院，好像还不是一家中医院，而只是医院里的中医科。大夫号完脉，开了几味药，另外还加服两粒藿香正气丸。服下去不久，腹泻止住了，很快我就康复了。从此，我对中医佩服得五体投地。"[41]

柏杨说："谈到中医，谁都说不出道理。其实对于西医，大家同样也说不出道理。不过说不出道理并不是其中没有道理。西医的道理在洋大人英明的领导之下，一日千里，几乎除了砍杀尔，啥都能治。而中医因无洋大人插一脚之故，一直到现在，还浑浑沌沌，朦胧不清。不过浑浑沌沌虽浑浑沌沌，朦胧不清虽朦胧不清，谈治病却照样治病……西医束手无策的绝症，痊愈于中医——而且是中医里的'密医'之手。其中道理，似乎应该研究研究。"[42]

李敖说："历史上传说神农、黄帝对于医药的贡献，根本全是鬼话。中国医术比较可考的起源是在殷朝，值得称为鼻祖的是'巫彭'和'巫咸'（《楚辞》中七次提到他们，后来的儒者如王逸、颜师古都以为'彭咸'是一个人，完全错了）。从这两个人开始，算为中国医术奠定了千古不拔的基础——一个巫医不分的基础。在这个基础上，几千年来，中国医术就一直走不上科学的正路。至多只有医术，根本称不上医'学'……可是转过头来看《医师法》，我们就不能不暗叫一声惭愧！追溯《医师法》的背景，我们一点也没有'传统'可寻。'传统'所能告诉我们的是：中华民族是一个不讲究卫生的民族；中华的'医师'只不过是一群江湖术士；文明古国的医药卫生的法律简直没有,有的也只不过是'庸医杀人'则'不许行医'或'斩监候'之类,御厨使药物不洁则'杖八十'之类,根本可说是一片空白。"[43]

60 位(包括正文中的 30 位)名人,从家庭出身来看,父祖辈以中医为业者,有严复、杜亚泉、陈寅恪、郭沫若、章太炎等;从自身经历来看,学习西医但不以此为业者,有孙中山、陈垣、鲁迅、郭沫若等;曾出国留洋者,有王韬、薛福成、郑观应、严复、褚民谊、陈独秀、鲁迅、汪精卫、阎锡山、周作人、丁文江、陈寅恪、虞和钦、胡适、陶行知、郭沫若、蒋梦麟、刘文典、刘半农、汪敬熙、毛子水、汤用彤、冯友兰、江绍原、潘光旦、梁实秋、陈序经、吴大猷等;从职业来看,大部分是"弃×从文"(×代原所学专业,主要是物理、化学、地质、生物、医学以及军事、商贸等)者。另外,还有三个十分有趣的现象颇值得关注和研究:一是,坚决反对中医的名人,沦为汉奸者不乏其人,如汪精卫、褚民谊、汤尔和、周作人等;二是,极力诋毁中医的名人,死于西医误诊误治者不在少数,却没有人反对西医,如吴汝纶、鲁迅、梁启超、丁文江、陈寅恪等;三是,激烈贬斥中医的名人,很多都经历了早年激烈地全盘否定中国传统文化到晚年向中国传统文化"回归"的认识过程,如严复、梁启超、傅斯年等。这些现象之间,有没有必然的联系,有兴趣的读者,不妨深入探讨一番,也许会有意想不到的发现。

(五)

本书所收录之名人,对中医持否定态度者占绝大多数。关于其原因,陈果夫曾总结说:"西洋医药传入中国,已有百余年的历史,然而中医和西医之间的争执,却是近三四十年间事。留意这个问题,认为纠纷之起因有三:第一,西洋医药传入中国,大都和基督教有关。许多外国医生都是传教士兼任。在庚子义和团事件发生之后,满清政府和官僚士大夫媚外风气盛行,外国医生的地位特别崇高,中医便无形中起了反感。到后来,事实上也许不是如此,但观念已经养成,一时不易完全改过来。第二,习西医者,一部分是出洋留过学,一部分是在国内学习的。因为他们的先生大半是外国人,或者是中国人对于本国社会情形隔阂,甚至于中国固有医药也不懂,因此对中医难免有藐视心理。第三,若干在政治上负卫生行政责任者,因本身是留学生,或者是西医的缘故,所以尽量扶植西医,打击中医。"[44]

笔者在《无知与偏见:中医存废百年之争》一书中,从"被迫向西方学习与崇洋心理""全盘西化与唯科学主义""废科举、废五行、废汉字""中医成为西化之最大障碍""效日本侈言'废医'"五个方面全面论述了"废止中医"思潮的背景与根源。今概略言之如下：

1840年以后的近代中国处在一个"数千年未有之变局"的历史转型时期。经过几次交手，西方列强的"坚船利炮"无情地打掉了"天朝上国"的傲慢与威严。在决定民族生死存亡的时代，作为社会最敏感阶层的知识分子率先从闭关自守、昧于外情的"天朝上国"的迷梦中惊醒，开始睁眼看世界，认识到必须向西方学习，才能挽救中华民族。

中国人首先看到的是洋枪洋炮的威力，铁甲、声、光、化学的奇妙，并由此提出"师夷长技以制夷"的策略。但完全没有注意到西方这些东西并非凭空而来，而是有它们自己的来源，即西方的文化根本。甲午战争的失败，使中国人认识到仅靠物质层面的东西并不能使中国强盛。于是，中国有识之士，提出废科举、兴学校、建铁路、办实业，并逐渐把眼光投向了制度建设层面，如实行立宪制度、议会制度等。后来变法失败，改良成了死路一条，爆发了辛亥革命。但改良也好，革命也罢，基本都围绕着政治制度问题。辛亥革命后，人们发现社会制度仅仅换了个形式，辫子剪掉了，皇帝换成了总统，但整个国家、民族的状况，民众的地位、生活方式，特别是民族心理状态鲜有变化。为了挽救亡国灭种的命运，又发起"新文化运动"，人们把注意力放到中西文化优劣比较的讨论中，企图从传统文化中寻找中国落后的原因，又希望找到传统文化转化为现代文化的捷径。这标志着中国文化近代化的进程已经跨过了"中体西用"的门槛，开始进入以"西学批判中学"的时代。一大批自诩为"精英"的人士，猛烈抨击中国传统文化，认定要救中国，必须摒弃中国的传统文化，大力发展西学。

"五四运动"时期一大批醉心"欧化"的学者，大都着眼于用西方的"文明"来批判东方的"野蛮"，带有一种强烈的恨中不如西的情绪色彩。这时，他们连"教"也不要了，主张彻底除旧布新，全盘反传统，明确提出了"打倒孔家店"的口号。他们认为政治制度等只是枝叶，应该将种种枝叶抛开，直截了当地去探求最后的根本。而所谓最后的根本，就是中国的文化。在他们看来，中国不如西方的，不只是物质文明、政治制度，而是整个文化。因而，只采用西方的技术与政治制度是不会成功的，必须全盘接受西方的民主意识与科学思想。要从观念与思想上西化，便必须反对传统文化，将中国的旧伦理、旧政治、旧艺术、旧文学、旧宗教等铲除干净。不但科学技术要西化,政治制度要西化,甚至文化、思想观念也要西化,将"论语式"的头脑换成"柏拉图式"的头脑。

在这种情势下,中国社会文化和教育的现代化不能不从"移植"西方文化开始,表现在课程体系的构建上,是迅速抛弃传统的知识系统,按照西学的模式去建立新的学科范式。当中国传统文化学术知识,被分门别类地拆分组合到这一模式中时,中国文化本身具有内在一致性的知识、价值和思维方式,便蜕化为归拢于单一的西学模式的抽象知识,基本上丧失了自己的思维训练、意义传递和生成功能。并且,随着模仿西方教育制度建立中国教育体系,从西方传入的科学知识,逐渐变成中国教育的核心内容,并形成了对中国近代思想影响巨大的"唯科学主义"——科学被视为绝对真理,甚至是终极真理,是绝对正确的乃至惟一正确的知识;相信科学知识是至高无上的知识体系,甚至相信它的模式可以延伸到一切人类文化之中,一切社会问题都可以通过科学技术的发展而得到解决。于是,人们动辄便以是否科学来谈论问题,评判是非,凡是不在科学名义下进行的,都被视为不科学之举,它们也因此失去了谈论的意义和指导时势的作用。也就是说,除了科学,什么都不行了。中国一切传统的文化,都该废除才行。在近代整个社会尊西崇新,服膺西学,一味贬斥传统文化,妄自菲薄,自失信心,完全丧失了分析批判能力的风尚和趋势下,连中国文化的灵魂与根本——汉字,都在胡适、鲁迅、傅斯年等精英人士所要废止之列,还有什么不能废止的呢?

当时,"西医=科学与先进""中医=愚昧和落伍"差不多成了中国知识分子的看法。于是乎,在"五四运动"以来所形成的以西方文化为至上标准的"科学话语"语境中,中学(中国传统学问)即是旧学,国粹就是垃圾。所谓中学、所谓国故、所谓经典、所谓中医,全被归入旧的、倒退的、迷信的、要抛弃的范围。先进的思想家以"冲破网罗"的精神向中国传统文化发起猛烈攻击,一再在价值观念领域宣判中国传统文化的"死刑",中医遂逐渐丧失了赖以生存的文化土壤。

综观历史,世界上还没有哪一个民族像我们这样,对自己的传统文化彻底批判、摧陷廓清,并且反复涤荡。历史已经证明并将继续证明:任何一个国家的现代化,都是植根于民族的传统之中,都是以传统为前提的。只有把现代化的基本要求与本民族的文化传统结合起来,才能赋予现代化以自己民族的特色。

只有这样的现代化，才是真正现实的、具体的、有活力的。反观中国历史，却与此大不相同。那些先进的历史人物，他们在引进西方文化时，总是以一种非此即彼、有他无我的简单方法处理中西文化，他们把西方文化奉为神圣，却以轻蔑、厌恶的态度看待传统文化，视其为僵死、无用的历史陈迹。为了引入西方文化，他们首先把中国传统视为前进道路上的障碍，用极其简单、粗暴的方式宣判传统文化的"死刑"。对照世界历史，我们不难发现，公开的、激烈的、全盘反传统的思潮，是只有中国才有的现象。

中医与西医完全是两个不同内涵、不同概念的医学体系，是两种不同的思维方式，是没有取代性的，既不是简单的"中西医汇通"可以"通"的，也不是笼统的"中西医结合"可以"合"的。"改造中医派"没能把中医改造掉，近半个多世纪以来中西医并没有结合起来，而中医一天比一天萎缩，却是不争的事实，这是需要我们深刻检讨的，也许我们应该重新认识中医！重新建构中医！

（六）

近代一些极力排拒、诋毁乃至主张"废止中医"的新潮人物，一旦到了治病救命的份上，并不完全像他们自己所说的那样：坚决不请中医治病，有时候也会采取务实的态度，迫不得已地放弃对中医中药的拒绝，像吴汝纶"到死不肯一试中医"、陈寅恪"宁愿让西医治死，也不愿让中医看病"、丁文江"宁死不吃中药不看中医"那样的人毕竟是极少数。对一些慢性病、疑难杂症和不治之症，西医束手无策时，中医或许有一线生机，在这样的情况下，绝大多数人是不会轻易放弃一线希望的，有时会积极寻找中医治疗。

"近代中国第一个提出废止中医的人物"——俞樾，因"恨俗医不知古，下药辄增人病"，作《废医论》。之后，有病也不服药，委身天命，后病重，得到杭州名医仲昂庭诊治而得愈，感叹说："道未绝矣。"[45]

严复虽对其孙女有"听中医之言，十有九误"的劝诫，但晚年在饱受哮喘病折磨的情况下，仍然用自家配制的中药膏治疗。

孙中山虽说自己"平生有癖，不服中药"，但当罹患癌症，协和医院宣告束手无策时，仍在家人、友人劝说下服用中药。

"戊戌变法"的头面人物梁启超，原本病在右肾，尿血不止。"北京协和医院院长、外科教授、医学博士刘瑞恒主刀，一个走神，竟将左肾当坏肾割掉了"。出院后仍然尿血,因病情"颇有增剧之象,不得已试服中药"。

郭沫若虽然说过"我一直到死决不会麻烦中国郎中"的"誓言",但晚年右侧肢体活动不便,影响了日常生活和工作,郑卓人用民间验方"桑枝酒"竟然使其霍然而愈。

人称"五四"时代"百科全书式学者"的毛子水,是激烈反对中医的著名人物,但"某年,医疑毛公肺有癌征状,毛公夫人菊英女士来商,决以毛公年高,不宜使其受手术治疗的痛苦,后日服草药,数年后肺部症状竟完全消失,身体健康逾恒"[46]。

国学大师汤用彤于1954年冬天出席《人民日报》社主持召开的胡适批判会议,回家后患脑出血,近一个月不省人事,经中西医治疗逐渐康复。至1960年,年近七十的他,竟然又能读书、研究了。从此以后,汤用彤"从对中医的极端反对变成极端的推崇"。

王元化患"神经性的过敏皮炎"年余,"全身发作,从上到下,出现无数红疹,几乎体无完肤,尤其是至夜间痒发难熬,使我无法入眠,虽夜夜服安眠药,亦只能勉强睡三小时左右"。"由于是过敏引起,极难治疗,因无法找出导致过敏的原因。故群医束手"。"虽此病不会影响生命,但折磨人的精神,使患者不得片刻安宁,亦云苦矣。直至月前经友人介绍江西黎川(近福建武夷山下)有一位土郎中(此人不愿出头露面,至今不知其为何许人),怀秘方(采当地山林中药草),邮寄给我,熬煎成药汁,置澡盆内,加水冲洗身体。我按照此法,每天用药汁上下午各洗浴一次,迄今已半月,似有效。亦可谓奇矣"。"现在我的过敏性皮炎似有转机,每天只用草药洗浴一次……"所以在2002年1月11日给友人的信中说:"过去我受五四反传统影响,绝对不信中医,认为反科学(其实五四前,李鸿章、吴汝纶辈,亦均不信中医)。近年来,我始觉中医亦不可废,虽需加以改进处颇多,但从全身平衡来治病,这一根本态度,确有其长处。"[47]

然而,从晚清到民国,中医始终无法以自身的完整体系进入中国现代学科体制。近代中医学界为了迎合、顺应西方教育模式要求具有统一的学制、教材、教学计划等最基本的条件,需要在对整个中医理论体系进行必要的系统整理以适应教学要求的过程中,以"科学"的方法,在"事事以翻脸不认古人为标准的时代"背景下,建立起了一个以西医模式为参照物的中医学科体系,而这一体系被现代中医高等教育完全继承和沿袭了;随着近代中国模仿西方的教育制度的建立,从西方传入的科学知识逐渐变成教育的核心内容,并形成了以近代科学(包括西医学)作为衡量和评判中医是否科学的价值观念。反对中医者固属当然,而捍卫中医者也往往袭其轨范。他们企图通过理论上的"衷中参西""中西汇通"及仿西制办学校、设学会、创杂志等途径和方式,使中医内部结构科学化、外部形式现代化。实际上却是"西医化"。换言之,当西医诟病中医不科学,将中医的阴阳、五行、脏腑、经络等统统打入"伪科学"之列时,中医不仅没有拿出自己的道理来反驳,反而用西医的道理来证明自己也是科学。自此以后,对中医中药的研究整理,基本上是按照以西方科学的观点和方法来分析中医中药的路径进行,贯穿了近百年来改造中医中药的全过程:"中医教育"在大量安排西医学课程的同时,中医基础理论中掺杂的牵强附会的西医学诠释内容越来越多;"中医科研"全面采用西医的思路、方法和价值标准,实验研究、动物模型、还原分析、客观标准、定量数据成为"中医科研"的几乎全部内容,课题的设计、立项、鉴定、评级完全按照西医的标准与规范;"中医临床"以辨证分型为特色而纳入西医病名之下,使其变成辅助疗法;"中药研究"实际上是植化研究提取有效化学成分,使其变成辅助西药等。

更令人悲哀的是,近一百多年来的"以西医学解释中医",中医丧失了"以中医解释中医"的能力,中医理论沦为被现代科学任意解释的对象,中医渐渐成了"西方的中医",中医理论成了西方文化视野下的中医学术理论;继而又在"中西医结合"和"中医药现代化、国际化"的思维变异中,逐渐丢失了本有的特色而被边缘化。时至今日,中医学界不得不采用西医的概念、术语、标准、规范,应用西医的病名、病因、病理、药理来解释中医的有关理论,并且整个社会都以为惟有如此,才算是对中医基础理论的创新和发展,由此而导致了中医概念的混淆、理论的易辙。在这样的语境中,中医实际上变成了"失语的中医",也就是丧失了自己语言的中医。中医由表及里,从内到外,都发生了实质性的变化,此时的中医再也不是数千年一脉相传,讲阴阳五行六气,凭脉理浮沉来治病的传统中医了,而是增加了西医解剖、生理、病理知识的"新中医"。也就是说,这种经过"科学"洗礼的中医,事实上已非传统意义上的"中医"了,致使如今能用中医的思路和方法来看病的中医,已寥若晨星了。中医还能继续凭借奇特的临床疗效,让广大群众相信中医、承认中医、热爱中医吗?

（七）

　　本书对名人言论的称引,采取了三种方式:对一些篇幅较长的文章,或在正文中概述其大意,然后在尾注中注明原文,或以全文转引的形式附于正文相关段落后,目的是让读者自己去品味名人的真实意图,以免本人以偏概全;对某些用白话文写的,则随文转录,以省篇幅;对少部分用文言文写的或现代人一般已难以读懂的文章或段落,翻译成白话文,并在尾注中注明原文。同是中国人,竟然也要将古人的文章进行"翻译",这可能也是"中国特色"之一吧! 由此想到,现代人学习中医确实不容易,既要学习外语,虽然大部分人工作以后较少使用,但不得不学;又要学习古汉语,虽然现在部分的中医院校毕业生已经看不懂明代李时珍《本草纲目》的序言,更不要说《黄帝内经》和《伤寒杂病论》这些汉代以前的中医典籍了。

　　本人写作此书的动机有三:其一,2006年11月,应山东科学技术出版社医学编辑部主任苑兄嗣文的约请,答应撰写一本有关中医存废百年之争的小册子。我本非科班医史出身,要写作这样一部时间跨度很大、敏感问题繁多、禁区雷池遍布的应时之作,说实话,既非我之学术积淀所能胜任,又非吾之政治素养所能驾驭。但既已应承下来,则又成了一言既出,驷马难追,开弓没有回头箭的事情了。于是乎,只好硬着头皮,焚膏继晷,苦思冥想,搜肠刮肚,东拼西凑,总算在2007年5月底才草就了30万字的稿子,总其名曰《无知与偏见:中医存废百年之争》[48]。但当我于2007年8月中旬校读完了该书尚带着油墨芬香的清样以后,心中却油然产生了一种言犹未尽之感。主要是受该书写作体例和字数等多方面因素的制约,无法对近现代一些所谓名人"废止中医"的具体观点展开详细的讨论和分析,更谈不上对其进行深刻的评判和批驳。

　　其二,2008年仲春,鄙人受命负责编撰《中华中医药学会史》。在从《健康报》《中国中医药报》搜集资料的过程中,浏览了大量关于名人与中医的故事。受其启迪,内心深处更进一步产生了写作一本介于学术与科普之间的有关名人与中医书籍的强烈愿望,并将书名定为《名人与中医》。2009年季春,应中国中医科学院中医基础理论研究所所长潘桂娟老师的邀请,到该所做为期半年的访问学者。吾之嗜好,除抽烟、喝酒之外,惟一的就是看书码字。于是乎,在背井离乡、独自一人生活的这半年时间里,利用晚上的时间,整理出了一个非常粗糙的初稿。

其三,《无知与偏见:中医存废百年之争》出版后,某医科大学的一位"教授"阅览本书后,在2008年8月于江西庐山召开的第十一届全国中医药文化学术研讨会的小组讨论会上,第一个发言并向我发难,大致意思是:我们今天不能忘记鲁迅、胡适、傅斯年等名人对中国的现代化进程做出的历史性贡献,更不能随意臧否他们。当时,我只是说:我正准备写一本《名人与中医》的书籍来全面回答这个问题。之所以这样简单地回应他,一是当天中午我喝了半斤江西名酒——四特酒,头脑和思路已不太清晰,没太搞明白这位"教授"的真实意图;二是在当今这个高度信息化的时代,指望通过学术会议获得新的见解和思路收效甚微,因此我参加学术会议只有三个目的,借机浏览一下祖国的大好河山,会面老朋友,结识新朋友。没想到,这位所谓的"教授"不仅私下里在与我的师友谈话时还依然耿耿于怀,出言不逊,而且还公然在网上书店的图书评论中写下了这样的文字:"看这本书(指拙著《无知与偏见:中医存废百年之争》,笔者注)的书名,随便翻了几页,看到作者破口大骂鲁迅的话,我就气坏了,再看几眼,越发恼火。鲁迅在当年批评中医,自有其深层的历史原因,五四运动的先驱们为探索中国的出路,对包括中医在内的传统文化进行了严厉的批判,有些话在今天看来确实说过头了,甚至说错了,进行严肃的历史反思是应该的,但这本书的作者和《中医近现代史话》的作者用极为恶毒和肮脏的语言攻击胡适、鲁迅、傅斯年等人,在中医界不仅没人批评,还有人公然在《中国中医药报》上写书评大加吹捧,当今的中医界在学术上竟如此混乱,以其昏昏,使人昭昭,我真为中医界的衮衮大员们感到羞耻。"在此,我要对这位"教授"说的是:你知道鲁迅是怎么成为你现在心目中的"鲁迅"的吗?如果你连这个都不知道,我真为你这个所谓的"教授"汗颜!

诚然,作为普通大众,对待名人应该持一种设身处地的宽容态度。因为名人也是人,犯错误在所难免;如果抓住名人的某个缺点大做文章,甚至上纲上线,就不好了。但客观地说,作为名人,他们所担负的社会责任应该更重,受到的社会监督应该更多,而不是高人一等。实事求是地评价名人,对的说对,错的说错,荒唐的说荒唐,虚伪的说虚伪,绝不能含糊,则是对历史负责,也是对后人负责的应有态度。可惜的是,我们这个民族有个不好的习惯,即"为尊者讳""为贤者讳",结果讳来讳去,讳得只剩下尊者头上的光环与身后的伟绩,成了一尊十全十美、不食人间烟火、没有七情六欲、永远正确伟大的"神"。所以，全面、正确地评价名人，首先应将其放在"人"的位置上才对。重要的是，要想使自己对历史人物的评价经得起检验，应当尽一切可能大量地搜集资料，并对资料进行分析过滤，以最可信的史料来破解问题的要领，从真正的事实中而不是想当然地去做出一些牵强附会的解释。这是因为，任何历史人物其思想的产生和发展，都离不开具体生活的时代背景，必然会打上那个时代的烙印。也就是说，研究一个人的思想，既要关注时代背景，更要注意个人独特的生活经历。有鉴于此，本书针对名人有关中医的言论，密切结合他们自身的时代特点、社会环境、个人经历及其著作，从史料出发，以事实为依据，没有偏见，不带成见，就事论事，对诸位名人立论的前因后果及其发展变化进行了深入细致的探讨，并给予实事求是的评价，肯定其当肯定，否定其当否定。

在本书写作过程中，国医大师陆广莘、易学大师张其成的弟子刘理想将其多年搜集积累的近现代名人关于中医的言论及其背景的一些宝贵资料无私赠送，为笔者写作提供了极大方便，至为感动；在将名人们用文言文写成的文章翻译成白话文的过程中，辽宁中医药大学医古文教研室战佳阳、中国中医科学院基础理论研究所刘理想、山东中医药大学中医文献研究所周扬和卢星等诸位学友给予了无私帮助，广西中医药大学医古文教研室黄海波教授在百忙之中对译文进行了润色和修改，为本书增色良多；我的研究生李兰帮助我在文字录入等方面也出力不少。在此，谨向为本书出版操过心、帮过忙、尽过力的朋友们致以诚挚的谢意。

----

[1] 这篇所谓"自序"的初稿，实际上写于 2009 年 4 月。现在看来，笔者所谓的"信条"与"诺言"，早已自行践踏了。2011 年 8 月在华夏出版社出版的《看故事学中医》一书，从历代书籍和民间传说中，选取了一些具有思想性、趣味性、哲理性、知识性、文化性，能从一个侧面表达和折射中医独特理论体系和丰富治疗方法的趣味故事，采用图文并茂的形式，辅以简洁易懂、引人入胜的文字叙述，从独特的理论体系、神奇的诊病技术、丰富的治病方法、奇妙的中药方剂四个方面，详细介绍了中医基础理论知识和治病方法。为了使读者了解该书的编撰意图和主旨，在出版社的强烈要求下，写了一篇"弁言"。2012 年 4 月在中医古籍出版社出版的《医海探骊：中国医学史研究新视野》一书，是我有关医学史的论文汇编，按照这类书籍的通行惯例，理所当然要写一个"序言"向受众交待一下主要内容和特点，因此也写了一篇"弁言"。

[2] 罗竹风.汉语大词典[M].上海:上海辞书出版社,2007:1512.

[3] 桑兵.近代中国的知识与制度转型解说[M]//皮国立.近代中医的身体观与思想转型:唐宗海与中西医汇通时代.北京:生活·读书·新知三联书店,2008:3.

[4] 钱穆.柳诒徵[M]//中华学术院.中国文化综合研究:近六十年来中国学人研究中国文化之贡献.台北:花岗出版部,1971:276.

[5] 杨则民.内经之哲学的检讨[M].北京:中华全国中医学会编辑部,1984:1.

[6] 林品石,郑曼青.中华医药学史[M].桂林:广西师范大学出版社,2007:295.

[7] 朱良春.章次公医术经验集[M].长沙:湖南科学技术出版社,1999:35.

[8] 王咪咪.秦伯未医学论文集[M].北京:学苑出版社,2011:29.

[9] 胡定安.鼓吹医学革命的回忆[J].传记文学,1968(5):38.

[10] 余云岫.《余氏医述》第一版自序[M]//祖述宪.余云岫中医研究与批判.合肥:安徽大学出版社,2006:1.

[11] 余云岫."一变至鲁"之一部旧医界[M]//祖述宪.余云岫中医研究与批判.合肥:安徽大学出版社,2006:239.

[12] 余云岫.今后医学革命之方策[J].医事汇刊,1934(18):32.

[13] 厉绥之.五十年前的学友——鲁迅先生[M]//薛绥之.鲁迅生平史料汇编·第二辑.天津:天津人民出版社,1982:52-53.

[14] 邓云生.曾国藩全集·家书[M].长沙:岳麓书社,1985:624.//曾国藩(1811~1872年),清朝军事家、理学家、政治家、书法家、文学家,官至两江总督、直隶总督、武英殿大学士。

[15] 赵树贵,曾丽雅.陈炽集[M].北京:中华书局,1997:127-128.//陈炽(1855~1900年),近代早期的维新思想家,历任户部郎中、刑部章京、军机处章京,曾遍游沿海各商埠,并考察香港、澳门,主张学习西方以求自强。

[16] 姜义华,张荣华.康有为全集·第3集[M].北京:中国人民大学出版社,2007:278.//康有为(1858~1927年),清末著名思想家,改良派领袖。

[17] 汪大燮(1859~1929年),历任熊希龄内阁教育总长、北洋政府交通总长及外交总长和遣日特派大使、国务院总理兼财政总长等职务。

[18] 胡珠生.宋恕集·上[M].北京:中华书局,1993:35-36.//宋恕(1862~1910年),曾游历各地,广交海内名流,博览各种典籍及欧美著作,自成一家之学。曾任杭州求是书院汉文总教习,介绍西学,传播新思想。文才出众,时人称为"浙东三杰"之一。

[19] 陈存仁.章太炎先生医事言行[M]//中国人民政治协商会议上海市委员会文史资料工作委员会.上海文史资料选辑·第六十三辑.上海:上海人民出版社,1989:120.//章太炎.论中医剥复案与吴检斋书[J].华国月刊,1926(3):1-2.//章太炎(1869~1936年),近代民主革命家、思想家,为一代儒宗、朴学大师,后人尊之为"国学泰斗""文章巨匠"。

[20] 陈存仁.银元时代生活史[M].上海:上海人民出版社,2000:182.//于右任(1879 ~1964年),曾任国民政府审计院院长、监察院院长、最高国防委员会常委等职务。

[21] 虞和钦.理学与汉医[M]//邹振环.西医译著与近代中医界的反省.华东师范大学 学报(哲学社会科学版),1986(1):78.//虞和钦(1880~1940年),长期从事将近代化学传播 到中国的工作,其中最重要的是《化学周期律》,是较早将化学元素周期系统介绍到中国来的 学者。

[22] 华中师范学院教育科学研究所.陶行知全集·第一卷[M].长沙:湖南教育出版 社,1984:38-40.//陶行知(1891~1946年),教育家、民主革命家,曾任东南大学教育系主 任、中华教育改进社总干事、中国民主同盟会中央常务委员兼教育委员会主任委员。

[23] 褚民谊.发刊词[J].医药评论,1929(1):16.//在中德产科女医校之演词[M]//褚 民谊最近言论集.上海:大东书局,1929.123.//褚民谊(1884~1946年),国民党元老、日伪汉 奸、汪精卫的连襟,历任广东大学代校长兼广东医学院院长、国民党中央执行委员、汪伪政府 行政院副院长兼外交部部长等职务。

[24] 吕思勉.先秦学术概论[M].北京:中国大百科全书出版社,1985:147-148.//吕思 勉(1884~1957年),历史学家,先后在苏州东吴大学、江苏省立第一师范、上海光华大学、华 东师范大学等学校任教。

[25] 蒋梦麟.敌机轰炸中谈中国文化[M]//明立志,吴小龙,乾恩,等.蒋梦麟学术文化 随笔.北京:中国青年出版社,2001:344.//蒋梦麟(1887~1964年),曾任浙江大学校长、浙江 省政府委员兼教育厅长、国民政府教育部长、北京大学校长。

[26] 周作人.北京大学感旧录[M]//中国人民政治协商会议全国委员会文史资料研究 委员会.文史资料选辑·第八十三辑.北京:中国文史出版社,1982:118.//刘文典(1889~ 1958年),曾任孙中山秘书、安徽大学校长、清华大学教授、中国人民政治协商会议第二届全 国委员会委员等,出版《淮南鸿烈集解》等专著,受到学术界重视。

[27] 薛部长对于中医药存废问题之谈话[J].医界春秋,1929(34):50-51.//薛笃弼 (1890~1973年),曾任国民政府民政部、内政部、卫生部部长,水利委员会委员长、水利部 部长。

[28] 徐瑞从.刘半农文选[M].北京:人民文学出版社,1986:220.//刘半农(1891~1934 年),现代著名文学家、语言学家,历任北京大学国文系教授、中央研究院历史语言研究所研 究员、北京辅仁大学教务长等职务。

[29] 陈果夫.老病人谈中医西医[M]//李良松,叶海涛.陈立夫与中医药学.厦门:厦门 大学出版社,1993:17.//陈果夫(1892~1951年),民国时期政治人物,国民党中央组织部部 长、CC系首脑。

[30] 汪敬熙.闲谈(十六)[J].独立评论,1934(98):14.//汪敬熙(1893~1968年),生

理心理学家,曾任中山大学、北京大学、美国约翰·霍普金斯大学教授、中央研究院心理研究所所长、联合国科学部主任。

[31] 梁漱溟.梁漱溟自选集[M].北京:首都师范大学出版社,2008:13.//梁漱溟(1893~1988年),现代著名思想家、哲学家、教育家,新儒家的早期代表人物之一。

[32] 毛子水.《驳＜新潮＞＜国故和科学的精神＞篇》订误[M]//陈崧.五四前后东西文化问题论战文选.北京:中国社会科学出版社,1985:147-154.//毛子水(1893~1988年),"五四运动"爆发前,发起创办《新潮》,并发表了《国故和科学的精神》论著,成为新文化运动的旗手之一。

[33] 汤用彤.针灸·印度古医书——康复札记之二[J].新建设(哲学社会科学),1961(7):58.//汤用彤(1893~1964年),哲学家、教育家、国学大师,1951年后任北京大学副校长,是现代中国学术史上少数几位能会通中西、接通华梵、熔铸古今的国学大师之一。

[34] 邹韬奋.韬奋文集·第一卷[M].北京:生活·读书·新知三联书店,1956:23.//邹韬奋(1895~1944年),中国卓越的新闻记者、政论家、出版家,被评为100位为新中国成立做出突出贡献的英雄模范之一。

[35] 陈西滢.西滢闲话[M].北京:东方出版社,1995:342-343.//陈西滢(1896~1970年),散文家、翻译家,曾任北京大学教授、武汉大学文学院院长、国民政府驻巴黎联合国教科文组织首任常驻代表等职务。

[36] 潘乃谷,潘乃和.燕庵随笔[M].天津:百花文艺出版社,2002:36-37.潘光旦(1899~1967年),社会学家、优生学家、民族学家,与叶企孙、陈寅恪、梅贻琦并称"清华四大哲人"。

[37] 黄绍祖.陈立夫先生倡导中国医药嘉言录[M]//陈立夫.中华医药专辑·第二集.台北:中华日报社出版部,1987:43.//陈立夫(1900~2001年),历任国民党中央党部秘书长、中央组织部长、中央政校代教育长、教育部长、行政院政务委员及中央评议委员会主席团主席。

[38] 梁实秋.自信力与夸大狂[M]//罗荣渠.从"西化"到现代化:五四以来有关中国的文化趋向和发展道路论争文选.北京:北京大学出版社,1990:511.//梁实秋(1903~1987年),散文家、文学批评家、翻译家,国内第一个研究莎士比亚的权威。

[39] 杨深.走出东方:陈序经文化论著辑要[M].北京:中国广播电视出版社,1995:193.//陈序经(1903~1967年),历史学家、社会学家、民族学家、教育家,曾任西南联合大学法商学院院长、岭南大学校长、中山大学副校长、暨南大学校长、南开大学副校长。

[40] 吴大猷.中医与西医的沟通[M]//林品石,郑曼青.中华医药学史.桂林:广西师范大学出版社,2007:295-298.//吴大猷(1907~2000年),国际知名物理学家,被誉为"中国物理学之父"。

[41] 萧乾.我的医药哲学[M].广州:花城出版社,1992:27.//萧乾(1910~1999年),翻

译家、作家,历任《人民中国》副主编、《文艺报》副总编辑、人民文学出版社顾问、中央文史研究馆馆长。

[42] 柏杨.大男人沙文主义[M].北京:中国友谊出版公司,1994:72 - 75.//柏杨(1920~2008年),现代著名作家、思想家及历史评论家,被称为"台湾的鲁迅"。

[43] 李敖.修改《医师法》与废止中医[M]//李敖.传统下的独白与独白下的传统.西宁:青海人民出版社,1999:107 - 112.//李敖(1935~),台湾作家,历任《文星》杂志主编、台湾政治大学国际关系研究中心副研究员。

[44] 陈果夫.老病人谈中医西医[M]//李良松,叶海涛.陈立夫与中医药学.厦门:厦门大学出版社,1993:16.

[45] 章太炎《仲氏世医记》云:"先师德清俞君,恨俗医不知古,下药辄增人病,发愤作《废医论》。有疾委身以待天命,后病笃,得先生方始肯服,服之病良已,乃知道未绝也。"//姚朝晖.章太炎佚文《仲氏世医记》[J].江苏中医杂志,1986(12):29.

[46] 金吾伦.吴大猷文录[M].杭州:浙江文艺出版社,1999:95.

[47] 王元化.清园书简[M].武汉:湖北教育出版社,2003:389 - 390.

[48] 这本书最初的书名,是《废止中医透视》。书稿交至出版社并排版后,国家新闻出版总署的一位卢先生路过山东,偶然地看到了清样,以书名不够吸引读者为由,建议改为《废止中医? ——中医存废百年之争》。没想到,苑兄嗣文从自己一贯的市场销量是衡量一本书是否有学术价值的思维定式出发,竟然非常赞同这一建议。而我当即表态:纵然不出这本书,也坚决不用这个很容易让人误解为我是赞成"废止中医"的书名。苑兄很了解我说一不二的脾气和禀性,只好让我另外寻思别的书名。于是乎,我关掉手机,谢绝一切应酬,将妻子和幼子打发至岳母家中,独自开始了中国社会和文化在近代转型及中医近百年苦难历史的冥想苦旅。三天以后,终于想出了《无知与偏见:中医存废百年之争》这个书名。良苦用意有三:"无知与偏见"这个书名,一眼看去就明显含有针砭主张"废止中医"人士的意味,旗帜鲜明地亮出了我对所谓中医存废之争的观点;更为玄妙的是,"无知"二字还含有特别深刻的含义,暗喻中医界人士也相当"无知",当"废止中医"人士诟病中医不科学,将中医的阴阳、五行、脏腑、经络等统统打入"伪科学"之列时,中医学界不仅没有拿出自己的道理来反驳,反而用西医的道理来证明自己也是科学,实际上是掉入了别人预先设定的陷阱,这其实比"废止中医"派说中医不科学还要无知;用"无知与偏见"作为书名,加上"中医存废百年之争"作为副标题,既满足了当下时代编辑为作者更改书名的嗜好,又巧妙地伸张了我的学术主张和权力,圆满化解了双方在书名问题上存在的分歧与矛盾,可谓"一箭三雕"。

内容提要

对近现代名人有关中医的言论进行全面梳理和分析,不仅是从社会史、思想史、文化史的角度研究近现代中医发展史、探索近现代中国社会与文化转型对中医影响的一个崭新视角,而且还有助于揭示近现代社会思潮及其历史价值。本书汇辑了 60 位近现代名人有关中医的观点和评论,并选取其中有代表性的 30 位,密切结合他们自身的时代特点、社会环境、个人经历及其著作,从史料出发,以事实为依据,没有偏见,不带成见,就事论事,对诸位名人立论的前因后果及其发展变化进行了深入细致的探讨,给予了实事求是的评价。

目　录

林则徐：死时大喊"星斗南"

林则徐，字元抚，一字少穆，晚号俟村老人，谥号文忠。1785 年 8 月 30 日生于福建侯官（今福州市）。1804 年中举，1811 年中进士。历任江南道监察御史、江宁布政使、两江总督、湖广总督等职。1837—1838 年，在湖广总督任内，提出六条禁烟措施，在两湖范围取得一定成效。1838 年 11 月，被任命为钦差大臣赴

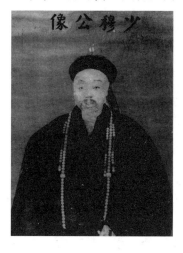

广州查禁鸦片。1839 年，英国决定对华发动战争。面对战争威胁和挑衅，除积极巩固海防外，"日日使人刺探西事，翻译西书，并购买其新闻纸"。后把有关材料编成《四洲志》草稿，这是中国近代介绍西洋各国概况最早的著作之一，被誉为"清代开眼看世界的第一人"。1840 年鸦片战争爆发后，多次击败英军。10 月，以"误国病民，办理不善"的罪名被革职。1841 年 5 月奕山广州战败后，道光帝在舆论的压力下，曾令林则徐"驰赴浙江军营"，筹划海防。7 月，道光帝又听信谗言，给林则徐、邓廷桢安上"战败"罪名，遣戍新疆伊犁。1845 年被赦免回京，1846 年任陕西巡抚，1847 年授云贵总督，1849 年因病回籍，1850 年被任命为钦差大臣、广西巡抚。在前往广西途中于 1850 年 11 月 22 日病故于广东普宁县，终年 66 岁[1]。

说到林则徐与中医药,不能不提及他与两位名医的交往。一位是福建名医陈修园(1753～1823 年),名念祖,福建长乐人。林则徐约小陈修园 32 岁,曾以"侄"自称。林则徐对陈修园的学识和医术十分敬佩,认为陈修园比苏东坡、沈括等人有过之而无不及,就是"近世业医者",也"无能出其右""先生在官在乡,用其术活人,岁以千万计,况著书以阐前人之旨,为业医之规矩,其功岂浅鲜哉!"道光四年(1824 年)八月,林则徐因"丁母忧"而"奉讳里居"[2]时,其父林宾日与陈修园"结真率会",林则徐"尝撰杖侍坐,聆其谈医,洞然有一方见垣之眼"。对陈修园的代表作之一《金匮要略浅注》推崇备至,认为是一部"明显通达,如视诸掌,虽王叔和之阐《内经》不是过也"的著作。

道光十年(1830 年),此时陈修园已与世长辞 8 年,陈修园的儿子陈元犀(字道照,号灵石)将其父的《金匮要略浅注》整理付梓前,请林则徐写序,林则徐欣然应诺,写下了脍炙人口的《叙言》。高度评价了陈修园在医学上的卓越贡献,热情洋溢地畅抒了彼此之间的真挚友情和敬慕之心;对灵石"遵庭训",继父志,也给予了中肯的赞誉[3]。

另一位是清代嘉庆、道光年间的名医何其伟(1774～1837 年),字韦人,又字书田,江苏青浦(今上海市)人。林则徐与何其伟的交往,始于道光十二年(1832 年)。当时,林则徐在江苏巡抚任上,衙门署所在姑苏城(今苏州市)。是年十二月,林则徐的夫人罹患肝病,经松江知府苏廷玉之子的推荐,林则徐差

《金匮要略浅注叙言》书影

遣辕弁三次手持请柬,邀请何其伟赴诊。彼时何其伟已年近花甲,又值风雪严寒之酷冷天气,但他见林则徐的信"意甚真挚",还是不顾年老,不避天寒,连夜乘坐特快的官舫从青浦经水路赶赴姑苏。林则徐知医,正为夫人的病而焦急,欲用补剂,但迟疑不决,所以两人见面时,他就向何其伟请教。何其伟的回答也很直率,说:"非大剂温补不可。"林则徐又问:"服之果有效乎?"何其伟的回答是:"不效即有损矣,乌乎可?"服药后次日即泻止,五日而痊愈。对何其伟药到病除、妙手回春的大医风范,林则徐大为欣赏,并亲书楹联赠之[4]。

过了半个月,林则徐又邀何其伟前往复诊。林、何第二次见面,就破除一般病家和医生的关系了。一住十天,把酒畅叙,所谈的内容并不是医疗,而是"东南利害"(政治、经济、军事、水利等有关国计民生的重大事项)问题。这说明林则徐的确不愧为勤于吏治、礼贤下士的好官。他虚怀若谷,入乡问贤,咨求治吴之道。而素怀经世之略的何书田得到贡献意见的机会,自然乐于"尽意以对"。林则徐敦请何其伟写成正式文字,归家后,何其伟不顾岁末年初诸事冗繁,竟然以四昼夜的高速度写出了《东南利害策十三道》。林则徐看后非常赞赏,对何其伟的卓见和医术,林则徐特书一联加以表彰:"读史有怀经世略,检方常著活人书。"[5]

道光十三年(1833年)三月,林则徐患了软脚病,不能自由行动。何其伟得知后来到署所,亲手为林则徐煎药、针熨,使林则徐很快得以康复。何其伟年长林则徐十余岁,林则徐既钦佩其医术,又敬重其人格,曾书一联相赠:"菊井活人真寿客,簳山编集老诗豪。"[6]

林则徐在与何其伟的交往中,于世、于民最大的贡献是共同发明了中药戒除鸦片制剂——林文忠公戒烟方。

林则徐赠何其伟的楹联

道光十八年(1838年),林则徐在《筹议严禁鸦片章程折》中说:

> 十多年来,臣目睹鸦片烟瘾泛滥成灾,心中忧愤万分。经长时间寻访,采集了各种医方,配制成药料,在禁烟及戒烟的时候,即施药给吸烟之人以治疗。其中,经过多次试验有效的药有丸方两种、饮方两种,臣特地另行抄写,敬献给皇上亲自审阅。不知可否颁行于各省,以供各地疗治吸烟成瘾者,敬待皇上裁定。
>
> ……
>
> 臣以往采编辑录的戒断烟瘾药方共十多种,而屡试有效的以这几种最佳。忌酸、补正两种丸药用法最合适,四物、瓜汁两种饮剂用法最方便。臣冒昧地将药方一起抄录,随奏折一起恭呈给皇上。是否可以颁行,敬待皇上裁定。[7]

《清代名医何书田年谱》云：

> 道光十年至二十二年间（1830—1842年），清廷鉴于英人大量偷运鸦片来华，岁有激增，影响国家经济，毒害人民健康，为祸至烈。有议禁烟者，时林则徐督两广，力持其议，以禁烟戒毒，销毁舶运，为当前之急。初，林抚苏时，以医事与书田交契，于是以广征戒烟方剂，而期普济事属诸何。书田恫瘝在抱，悉心民瘼，爰据医经，考药性，参古法，审治理，辑其验方，以蕲根绝毒害，因有《救迷良方》之作。其《序》中不及林氏姓字者，盖不欲自炫其与显者之契合，以避招摇之嫌耳。[8]

林则徐上奏朝廷的戒烟方是：

> 忌酸丸方
>
> 不曰戒烟丸而曰忌酸丸者，盖以既用烟灰，吞服之后，若与味酸之物同食，则令人肠断而死。故以忌酸名方，欲服之者顾名知忌耳。
>
> 生洋参五钱 白术三钱 当归二钱 黄柏四钱 川连四钱 炙黄芪三钱半 炙甘草三钱半 陈皮二钱半 柴胡二钱半 沉香二钱，忌火 木香二钱，忌火 天麻三钱 升麻一钱半
>
> 共为细末，入生附子七钱，米泔浸透，石臼中捣如泥，再入烟灰一两，搅匀，入面糊同药为丸，如小桐子大。丸成后共秤重若干，约计平时有瘾一分者，每日所服之丸须有烟灰一厘二毫为度。必于饭前吞下，否则不验。起初一二日或多吞些，令其微有醉意，则有烟亦不思食矣。吞定三五日后，每日减忌酸丸一丸，用补正丸二丸顶换吞下。

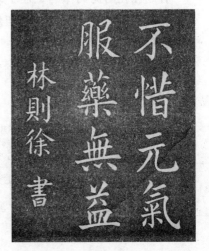

林则徐墨迹

> 补正丸方（各药分两俱照前方）
>
> 生洋参 白术 当归 黄柏 川连 炙甘草 陈皮 柴胡 沉香 天麻 升麻
>
> 共为细末，用蜜和丸，如桐子大，以之顶换忌酸丸。如初一减忌酸丸一丸，则用补正丸二丸吞下；至初二则减忌酸丸二丸，又用补正丸四

丸吞下，余可类推。至忌酸丸减尽，再服补正丸，十日或半月后，连补正丸亦不用服矣。如瘾重者，一剂不能尽除，即多服两剂，瘾亦必断。

忌酸丸加减法

红白痢，加黄芩、白芍。梦遗，加龙骨、牡蛎。诸痛，加重木香、玄胡索。咳嗽，加紫菀、炙冬花、炙枇杷叶去毛。咳甚者，加杏仁、阿胶。热痰，加川贝母、瓜蒌霜。寒痰，加半夏、南星。若觉下焦有火，加黄柏、知母。眼晕，加丹皮、白菊。小便短，加猪苓、泽泻。水泻，加白茯苓、车前。身体不虚者，去洋参，换沙参，炙芪不必用。如无头晕者，不用天麻。气短不足者，加蛤蚧尾。气喘者，加故纸，并加蛤蚧尾。

以上，或入药，或煎汤送下。

关于忌酸丸、补正丸的配伍机理，林则徐也有详细的解释：

人之喉管有二：食管以主饮食，下达二肠；气管以主呼吸，周通五脏。气管本属清虚，不受一粒半滴之物，若物误入其中，即时咳逆，必出之而后快。而烟乃有气无形之物，故可吸入呼出，往来于五脏，虽其气已去而其味仍留。但人之所以得生者，胥借胃间所纳谷气，循环于经络，以培养其精神。今食烟之人，其脏肺惯得烟气以克谷气，故常人一日不食五谷则饥而惫，食鸦片烟者视五谷犹可缓，但对时不吸烟则瘾而惫。无他，正气为邪气所制也。《本草》所载生烟，即今之旱烟，其气辛，故止于入肺。若鸦片，则其性毒而淫，其味涩而滞，其色黑，而入肝肾。故一吸而能透于肉筋骨髓之中，一呼又能达于肢体皮毛之杪，遍身内外上下，无处不到。是以食才下咽，自顶至踵均觉舒畅，遂溺其中。始则由渐而常，继则由常而熟。至于熟矣，内而脏腑经络，外而耳目手足，皆必得此烟气而后即安。一旦无之，肾先告乏，故呵欠频作；肝因而困，故涕泪交流。肺病则痰涎并生，心病则痿软自汗，必至是时而起者，脾主信故也。彼溺乎其中者，至是而适受其困矣。然溺而知戒，不过困于一时；溺而不戒，则直徇以身命。以烟气克谷气，引邪夺正，其能久乎？果其戒之，并非难事。瘾之轻者与体之壮者，即无药方，亦可断绝。兹专为受瘾深而气体弱者，立前后两方：一曰忌酸丸，一曰补正丸。

忌酸丸，即以烟灰和药为之。缘初戒时不能遽绝，故以灰代烟也。

重用附子者,取其走而不守能通行一十二经也。佐之以柴胡之左旋,升麻之右旋,沉香之直达下焦,四者相合,则彻乎上下表里,顷刻而能遍于一身矣。顾吸烟之人,中气无不伤者。中气伤则气不能化精而血衰,故用参、芪以补肺气,白术以补脾气,陈皮、木香以利诸气,皆所以安其中也。中气既固,再有当归、连、柏以凉血而生血,且连、柏能杀附子之毒,以生一源之水,且制二相之火也。气血两虚之人,保无昏晕,非天麻不能止,故加以天麻。其用甘草者,不但可以补中,兼可益血,并和诸药也。此方气血两补而药味不杂,寒热并用而于理不悖。炼以为丸,吞入于胃,行气于五脏,输精于经络,不俄顷亦即彻顶踵,遍内外,无处不到。是以烟瘾不起,诸病不作。且有沉、木二香,气息芬芳,借附子以行之,熏蒸于五脏之中,吞至数日后,若再取过火之烟吸之,不独脏气与之扞格,即鼻孔闻之,已嫌其臭矣。

补正丸,即以忌酸丸之方减去黄芪、木香二味,不用附子,且不用烟灰,其余药味分两,均与忌酸丸方同。

在林则徐的"戒烟断瘾方"中,忌酸丸是主方,补正丸则是辅佐方。具体服用方法是:先单独服用忌酸丸三五天后,每日减忌酸丸 1 粒,加服补正丸 2 粒,如此每日递减忌酸丸递增补正丸,即每减 1 粒忌酸丸,换加 2 粒补正丸,逐渐减至不服忌酸丸,只服补正丸十日或半月后,就可停药[9]。

后来,林则徐鉴于忌酸丸、补正丸"固极灵验,而配合两剂需钱数千文,彼惮于断烟者尚有所借口。或谓一时乏此整项,或谓配合费事,有需时日。即劝人断烟者,亦未必均肯捐资多制药丸,随人施给"[10],于是又"再定两种简便戒烟药方,皆费钱极少,而收效甚捷。一曰四物饮,一曰瓜汁饮"[11]。

四物饮

赤砂糖一斤 生甘草一斤 川贝母八钱,去心,研细 鸦片灰三钱,瘾重者四钱

上,四物,以清水十余大碗,入铜锅煎两三时,约存三四碗,愈浓愈妙。将渣滤出,取汁贮瓷瓮内,置静室无人行处。每日早起及夜卧之前各取汁一杯,以开水温服,瘾即可断。如瘾极重者,取已煎之汁而重煎之,十杯煎成一杯,照前再服,必效。

瓜汁饮

南瓜正在开花时，连其叶与根、藤一并取下，用水涤净，于石臼中合而捣之，取汁常服，不数日宿瘾尽去。甫经结瓜者，连瓜捣之，亦可用。

谨按：《本草》载：南瓜，甘温无毒，补中益气，截其藤，有汁极清，如误吞生鸦片者，以此治之即不死。是其解毒如神，故除瘾亦极著效。此物最易蔓生，虽荒僻村野无处无之。惟至冬则藤叶皆枯，无汁可取。其在夏秋则取之不穷，并可不费钱而得。凡劝人戒烟者，皆宜多取此汁，广贮坛瓮，留以济人，可谓不费之惠。[12]

林则徐在给大儿子的家信中，嘱其"速照方抄录，刊印三万纸，遣人散发乡里，庶使穷乡僻壤之地，舆台奴隶之微，苟一念知悔，无论有钱无钱，皆可立刻配合，则恶癖易除，而显戮可免矣"[13]。厥后，又在湖广地区大力推广，结果大获成效，使得"湖广之人，有积瘾三十年，日吸一两，而居然断去者，断后则颜面发胖，筋力复强，屡试屡验"[14]。此法后来风行各地，收效甚著。林则徐逝世后出现的一种戒烟成药，是在忌酸丸原方15味药的基础上加杜仲、枸杞子、炒枣仁，即世称"林十八方"。

林则徐一生为国为民到处奔波，积劳成疾，患鼻衄、脾泄、喘嗽、疝气诸症，由于病体衰弱，1850年春回福州养病。然"病未痊"，9月12日又奉诏"驰赴广西会剿"。时年66岁，且患病已久，到了"行坐亦不能自适"的地步，哪里经得起沿途的风霜劳顿。林则徐行至潮州时，"旧疾疝气大作""惫不能兴，日夜苦滞下数十次"。虽然病势格外加重，但他仍"力疾前往"，11月22日，林则徐勉强来到普宁，暂住于洪阳镇北面的"文昌阁"。其时沉疴在身，延医诊治，终因针药无效，"疾驾而薨"。他临死时，"以指

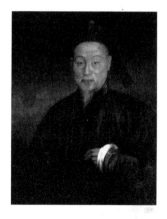

林则徐油画像

向天呼'星斗南'三字"。灵柩由其随行的儿子林汝舟护送回福建原籍，"公子汝舟太史扶梓归里，远近官绅士庶闻之，无不堕泪"，墓葬于马鞍山[15]。

林则徐临终前大呼"星斗南"，清人笔记述及此事，对这三字都"莫解所谓"。郭柏苍《林文忠公遗事》云："后刘孝廉述公弥留时，群见大星坠地，公举一指曰：星斗南。即逝。闻者不知所谓。"金安清《林文忠公传》、李元度《林文

— 7 —

忠公事略》《福建通志·林则徐传》等书均有"星斗南"的记载,但均未释其意[16]。朱维铮认为:"其实并不难解,所谓'星斗南',正是闽语'新豆栏'的对音。他因君命在身,将死时仍盼有医道高手施治,因而念及十一年前曾经解除他宿疾的新豆栏医局,应说是在情理之中。"[17]

要正确解读林则徐为什么在临终前大呼"新豆栏",还需要从他与西方传教士伯驾(Peter Parker)之间发生的一段饶有趣味的故事说起。

新豆栏医局是美国传教士伯驾创办的中国历史上第一个真正意义上的医院。伯驾出生在美国马萨诸塞州的一个基督教徒家庭,16 岁时成为公理会的成员,1834 年获耶鲁大学医学博士学位。在博士毕业前一年的 8 月,他就已取得布道的资格,博士一毕业即正式获准为美都会广州布道团传教士。1834 年 6 月 4 日,他与美国商人奥立芬一家人乘

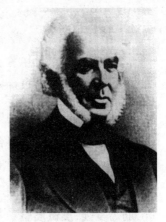

伯驾

"马礼逊号"邮轮离开美国,经过 3 个多月的海上航行,于 10 月 26 日到达广州。伯驾在广州活动了一个多月后,因水土不服,在年底经澳门去了新加坡,于 1835 年 9 月又返回广州。他决意开医院,遂与广州行商伍崇曜商量。伍应允以每年 500 元之低价将丰泰行租给伯驾,美商奥立芬则答应赞助医院的开办费用。就这样,经过约两个月的筹备,医院于 1835 年 11 月 4 日正式开张营业,伯驾给它取名"普爱医院"(或译"博爱医院"),西文资料一般称之为"广州眼科医院",中国的文献中则叫"新豆栏医局"[18]。

新豆栏医局在开设的第一年,就诊治患者 2152 人次,赢得了中国百姓的信任。更值得一提的是,很多清朝的官员也慕名前去造访。1838 年,行商首领伍秉鉴曾请伯驾为南海县知县看病,粤海关监督也选吉日约请洋医。1839 年初,患有疝气病的林则徐作为清廷的钦差大臣被派到广东禁烟,经伍秉鉴的介绍,很想试试西医的疗效,但钦差大臣的身份使他不便与外国人接触。伯驾十分重视这个机会,曾几次试图请林则徐到医局看病,都未能成功。于是,伍秉鉴便成为他们中间的媒介。林则徐与伯驾的第一次间接交往并不是为了看病,而是请伯驾翻译《各国律例》,这个近代的国际法规,就是这样第一次被介绍到中国。之后,林则徐又想了解如何治疗鸦片烟瘾,伯驾十分认真地用中文开列了鸦片

戒毒药方。

那年七月，洋行买办侯瓜带来林则徐的一封信，要伯驾配药给他治疗疝气。伯驾恭恭敬敬地回了一封中文信，详析疝气的病因，附以图解，并且建议可戴托带。林则徐不愿外国人近身来配带，似乎也怀疑装了是否有效。他派来一位已经装有托带的朋友，向医生再索一具。伯驾回称，这东西必须由医生亲自安装。于是林则徐又派来一名亦患疝气的副官，要医生装上托带。伯驾从命，那副官立刻感到舒畅。最后又来了一人，自称是钦差大人的"兄弟"，正巧体型也差不多，托带如果适合他，必然也适合钦差大人。此计果然妙绝，伯驾无奈，只好为来人安装疝带[19]。

伯驾后来在《中华医药传教会1839年医院工作报告》中，写道：

> 林则徐，疝病，钦差大臣，前湖广总督，即今广东、广西两大省。从医学上看，这个病案没有值得可以引起兴趣的地方。事实上，这位病人从来也没有见到过，但是我想，对于这样一位著名人物，他的行为是中英这样两个大国间破裂的近因。
>
> 他第一次申请是在七月间，不是为了看病，而是要我翻译滑达尔著的《各国律例》一书中的若干段落，是由高级行商送来的。摘译的段落包括战事及其附带的敌对措施，如封锁、禁运等等，是用毛笔写的。他还要我对有关鸦片的情况提出事实的陈述，并开列出鸦片受害者的一般性药方，我用汉文写了答复。
>
> ……
>
> 他通过南海县知事和高级行商向我索取"治疗他疝病的药品"，大约是在与他第一次派人来找我的相同的时候……他要求我送他一副疝带用来减轻他的疼痛。可是重要的是，第一次绑扎疝气带必须是由外科医生亲自为病人操作。这就遇到麻烦了，林则徐害怕同一个外国人有任何私自的接触。在此之后他即刻赴虎门办公，直拖到秋季才再来求医。这次他是通过一位他在北京时的老朋友，这位官员自己早已使用过疝带，并治愈了，他来请求我替钦差大臣带一副。
>
> ……
>
> 据报告，疝气带送去给钦差大臣之后，健康状况良好，只有当他咳嗽时肚子上的东西较易滑落。从他所说的症状看来，他似乎还有气

喘，我给他送去了一些药。为了向我道谢，他送来了水果等礼物。还要附带提一下，钦差大臣特别垂询了有关眼科医局的情况，他被正确地告知了这所医局的情况，说明这所医局是同别国的医局相似的，他听了之后表示赞许。[20]

正是因为伯驾的新豆栏医局给林则徐治好了当时中医尚无根治良方的疝气，传教士的医技给林则徐留下了极其深刻的印象。林则徐在弥留之际，仍盼望有医道高手前来施治，故而才念及11年前曾经为他解除痼疾的新豆栏医局。

可以说，在西医刚刚进入中国时，那些最初向西医求助的患者，大都是因为绝望。这些患者，或绝望于中医高昂的药资诊费，或绝望于中医的束手无措，在求生欲望的驱使下，他们便不得不投入了西医的怀抱。当时的教会医

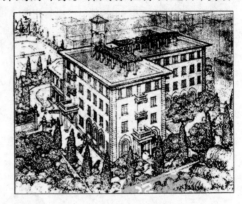

1935 年竣工的新博济医院

院为了吸引中国患者，不仅免费施治，而且还为重病患者提供食宿，对于中国穷苦的病家来说，这绝对是一种诱惑。诱惑力之强，足以使其"铤而走险"委身于他们一贯鄙夷的"番鬼"之手。而传教士们早就意识到："欲介绍基督教于中国，最好的方法是通过医药；欲在中国扩充商品的销路，最好的办法是通过教士。医药是基督教的先锋，而基督教又是推销商品的先锋。"[21]

首先，向中国人展示西方先进的医学技术，可以动摇其根深蒂固的"夷夏观"，使中国人重新认识西方。其次，在施医舍药的过程中可以博得中国人的好感，借此可以扩大基督教的在华传播。再次，以施医为名，可以建立和中国士绅乃至官僚阶层的联系。这一层，传教士医生做得极为出色。伯驾在广州赢得了林则徐的信任，德贞在北京和曾纪泽建立了深厚的友谊，马根济在天津被李鸿章聘为自己家庭的保健顾问，而合信在上海则得到了王韬的推崇。传教士医生的上层路线走得非常成功，他们使中国的精英阶层排斥西方医学的阵线开始动摇，从而"中医优于西医"的认知开始显现出裂痕。于是，"中医长于内科，西医则精于外治"，近代以来的中国一直流传着这样的说法。自此以后，中医的处境是一年不如一年了。

［1］《中国教育大系》编纂出版委员会.中国教育大系·历代教育名人志［M］.武汉:湖北教育出版社,1994:250.

［2］按清代规定,汉族官员在父母丁忧时要解职回家守孝二十七个月,但若皇帝认为需要,仍可在丁忧期间委派差使。

［3］林则徐.《金匮要略浅注叙言》//林慧光.陈修园医学全书［M］.北京:中国中医药出版社,1999:183.

［4］何书田《竹簳山人医案》云:"林少穆中丞于壬辰夏来抚吾吴,其冬十二月,以夫人病,遣辕弁见招,苏公子小鳌口荐也。时风雪严寒,星夜飞棹而往。公子导入内室,见夫人卧床呻吟,腹作痛而泄泻不禁。前一日,有投左金丸加味者,而痛益甚。中丞焦急,欲用补剂未决。山人诊其脉六部俱沉,左关微弦,右关尺细濡无力,就证而论,乃太阴脾土失司,肝木乘之为患,而下无命火,又不克熏蒸水谷,堤溃而痛且泻,理固然也,非大剂温补不可。中丞曰:服之果效乎? 山人曰:不效即有损矣,乌乎可? 遂以参、术、姜、附等味进,明日泄减,而痛未止。即原方重用参,复加肉挂进之,病去七八;五日后往视,已全瘳矣。中丞手书楹联为赠。山人于是名噪吴中,奔走官厅,不胜劳瘁矣。//何时希.清代名医何书田年谱(1829～1833)［J］.山东中医学院学报,1984(3):62.

［5］何书田《添岁记》云:"望后,中丞又招往复诊,逗留旬日,把酒畅饮。承垂询东南利害,山人尽意以对,中丞极当意,遂定交焉。岁杪返棹,四昼夜制《东南利害策十三道》,密以献。后中丞举而行之者九。并蒙手书楹联:'读史有怀经世略,检方常著活人书'及书籍笔墨为赠。"//何时希.清代名医何书田年谱(1829～1833)［J］.山东中医学院学报,1984(3):62 －63.

［6］梁拱辰《楹联四话》云:"青浦何书田茂才居北簳山下,工诗,家世能医,书田尤精其术,名满大江南北。侯官林则徐抚吴时,得软脚病,何治之获痊,公赠以联云云。由是投分甚密,而何介节自持,未尝干以私,人两重之。"//何时希.清代名医何书田年谱(1829～1833)［J］.山东中医学院学报,1984(3):63.

［7］原文:臣十余年来,目击鸦片烟流毒无穷,心焉如捣。久经采访各种医方,配制药料,于禁戒吸烟之时,即施药以疗之。就中历试历验者,计有丸方两种、饮方两种,谨缮另单,恭呈御览。可否颁行各省,以资疗治之处,伏候圣裁……臣向所采辑戒烟断瘾药方共十余种,而历试有效者,以此数种为最。忌酸、补正两丸,其法最正;四物、瓜汁两饮,其用尤便。不揣冒昧,一并恭录,随折进呈。是否可以颁行,伏候钦定。//林则徐全集编辑委员会.林则徐全集·第3册·奏折［M］.福州:海峡文艺出版社,2002:1158－1163.

［8］何时希.清代名医何书田年谱［M］.上海:学林出版社,1986:97.

[9] 林则徐云："凡戒烟者，先吞忌酸丸，至三五日后，每日减忌酸一丸，则以补正两丸替之，减两丸则以四丸替之，照此递推，互相加减。至忌酸丸减尽，再专服补正丸，十日或半月后，即连补正丸亦不用服，而瘾自断矣。此方历试历验，具有神效。缘有补中益气之药，日减有烟之一丸以去邪瘾，日增补正之两丸以助正气。正气日足，邪无所容。即使至重之瘾，果能痛自改悔，照法行之，不过略多数日，未有不能断绝者。全身命以保余生，懔国法而免刑戮，凡有血气心知之人，有不觉悟自新、迷途早返者哉！"//林则徐全集编辑委员会.林则徐全集·第3册·奏折[M].福州：海峡文艺出版社，2002：1164.

[10] 林则徐全集编辑委员会.林则徐全集·第3册·奏折[M].福州：海峡文艺出版社，2002：1166.

[11] 襟霞阁.清十大名人家书[M].长沙：岳麓书社，1999：115.

[12] 林则徐全集编辑委员会.林则徐全集·第3册·奏折[M].福州：海峡文艺出版社，2002：1166 – 1167.

[13] 林则徐.训大儿汝舟（嘱以简便禁烟药方传播乡里）[M]//襟霞阁.清十大名人家书.长沙：岳麓书社，1999：114 – 115.

[14] 中国史学会.中国近代史资料丛刊·第一种·鸦片战争·第二册[M].上海：神州国光社，1954：238.

[15] 李益杰.林则徐死所考略[J].理论学习月刊，1988（1）：42.

[16] 关于林则徐的死因，有一种颇为流行的说法是中毒。其说又有二：文廷式在《知过轩随笔》中作了如下的记载："林文忠之再起也，伍崇曜以数万金必欲毒之，不能得，乃贿通其家人以极毒之药，研末入之蜡烛中，文忠阅公牍每至四更，毒烟浸淫入于脏腑，遂不十日而毙卒。"另一种说法是：咸丰皇帝任命林则徐为钦差大臣，赴广西督办军务，林则徐在赴任途中被人投毒害死。凶手是广州"十三行"的外国行商，他们害怕林则徐东山再起，便派人贿赂林则徐的厨师，以巴豆投入药中，致使林则徐腹泻不止，委顿而卒。但据林则徐第五世孙女林子东说，被害致死的说法，不仅有口头传闻，有的书也这样写。可是她没有从祖辈父辈那里听到被害一说。据她分析，被害不大可能。林则徐接到急旨后，立即从福州动身，从11月5日（阳历）到22日死止，中间只有17天，按当时的条件，"十三行"的人下手也得有个过程，不会那么快。在其死因的不同说法中，病逝之说较为可靠。因为林则徐积忧积劳而致病由来已久。三年新疆遣戍，林则徐不甘闲居，遍历八城，行程三万里，又是兴办水利，又是拓荒垦田，羸弱之躯，已罹病多种。在云贵总督任上，发妻郑氏病逝，在精神上又是一大打击。妻亡后不到一年，他便向朝廷提出辞职，回原籍治病。咸丰皇帝任命他为钦差大臣赴广西镇压天地会，林则徐数次以病推辞，以致咸丰帝不满。所以说多年忧劳，旅途不适，引发急病而致死是比较符合实际情况的。//林则徐死因之谜[J].科技文萃，1997（9）：189.

[17] 朱维铮.走出中世纪二集[M].上海：复旦大学出版社，2008：214.

[18] 新豆栏医局后改名仁济医院。同治四年(1865年)建新院舍,易名博济医院。该院于1930年并入岭南大学为"孙中山纪念博济医院",1957年改名为"中山医学院第二附属医院"。1985年改名为"中山孙逸仙纪念医院"。中山医科大学与中山大学合并后,此院称"中山大学孙逸仙纪念医院"。

[19] 当时的广州教会月刊《中国丛报》,这样报道:"他通过南海知县和浩官向我索取治疗疝病的药品,我详细说明了这种病的性质,画了一幅病变部位的解剖图,还说明了欧洲人治疗这种病的方法,然后告诉他,为了减轻症状,必须带上一种拖带。在这之后,他立即赴虎门行事,一直拖到秋天才再来求医。"//李国荣,覃波,李炳.帝国商行:广州十三行[M].北京:九州出版社,2007:197.

[20] 马伯英,高晞,洪中立.中外医学文化交流史:中外医学跨文化传通[M].上海:文汇出版社,1993:335-336.

[21] 谷云.中国近代史上的不平等条约[M].北京:人民出版社,1973:14.

徐寿:西医之治病确有把握,
非如中医之徒讲阴阳五行生克为空虚之谈也

　　徐寿,字生元,号雪村。1818 年 2 月 26 日出生于江苏无锡。曾经参加过一次童生考试,没有成功,便毅然抛弃科举,专心研究博物、格致之学。通过"苦心

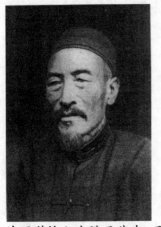

究索""目验手营",终于成为"通晓制造和格致之事"的西学专家。1862 年被曾国藩聘请到安徽安庆军械所主持枪炮制造,同时研制蒸汽机木质轮船"黄鹄号"。该船系我国自制的第一艘轮船。1867年到曾国藩、李鸿章创设的上海江南制造局主持工作。1868 年建议在制造局附设翻译处,获准后,分任"化学汽机"类的翻译工作,先后成书数百种。1874 年与傅兰雅等热衷科技的中西人士捐资筹创上海格致书院,于 1879 年 10 月正式招生开学,延聘中西科技人才讲习其中,开设天文、算法、制造、化学、地质等专门课程。又创《格致汇编》月刊,介绍西方科技新知和国人的发明创造。又与傅兰雅等人开办"格致书室",专门销售科技新书。1884 年 9 月 24 日病殁于上海,终年 67 岁。一生译书共计 17 部,105 本,168 卷;图解 2272 幅,专论 9 篇,校阅书 1 部,总字数达 287 万;代表作有《化学鉴原》《化学考质》《物体遇热改易说》《西艺新知》《汽机发轫》《测地绘图》《法律医学》等[1]。

徐寿对中医有所了解,并能临床施治。1862年闰八月间,著名诗人吴大廷患肠秘病,经徐寿精心治疗,病情逐渐得到了缓解。后来,吴大廷还把此事专门记载在他的自著年谱中[2]。说明这是吴大廷认为一生中不能遗忘的大事,也反映了对徐寿医学造诣的钦佩。但徐寿在《格致汇编》光绪二年三月(1876年4月)卷发表的《医学论》一文中,却认为"中医之徒讲阴阳、五行、生克,为空虚之谈也"。

这篇文章是徐寿在阅读了傅兰雅、赵元益合译的《儒门医学》之后写的,类似于我们今天的书评。他说:

西方人合信与中国人管茂才翻译的几种西医书籍,将疾病的根源、传变以及治疗方法详细地一一列出,看过这些书的读者都知道西医治病的确是有把握的,不像中医只讲阴阳、五行、生克这些空虚的言论。只是有人说西医精于外科而不精于内科,擅长用金石之药而不擅于用草木之药。嘘!这种说法是由于不深知西医原理的缘故。西医外科用刀针以及敷药等方法,治愈很快,人们容易看见效果,自然不怀疑西医外科的疗效。但是,由于内科病情千变万化,治疗方法种种不一,西医用听诊器来探知心肺方面的疾病,中国人不熟悉这种方法;西医用专门器械来测量肺活量的多少,以判断人体的强弱,中国人从来没有这样的器

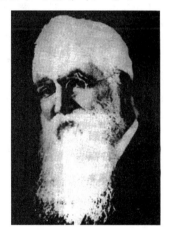

傅兰雅

械;西医用化学的方法来分析尿液中的成分,但中国人学习化学的人很少。其他如切脉则有专门的器械与表进行测量,行卧坐立时脉搏的快慢自有区别,询问病情则既有常规也有变通,疾病的真实状况与患者的讳隐之词,通过仔细诊察就可以明了。而中医则根据医生一呼一吸来确定患者的脉跳次数,这种方法与西医大为迥异。再加上中西语言交流障碍,通过不同的人传达,问的人与回答的人都各自以己意来理解,真是失之毫厘差以千里,这也难怪中国人不相信西医了。然而,西医内科未尝不精深,病的位置明确指出,先考察病的根源,再讲述病的治法,疗效有凭据,治病时间的长短有一定标准,药物不多,但是功

效却显示得很快，不像中药那样用药虽多但药力很小；即使是变换医生，但治疗方法与原则没有大的改变，不像中医那样更换医生后早上用温药而晚上用凉药，十个医十个法。西医内科方面的书籍所载方法清清楚楚，假如能将它们翻译成中文使人读之，这岂不是医学中令人高兴的事么？西医药品约 2800 余种，金石之药只占十分之二，而草木之药占十分之八，其中有专用金石之药的药方，也有专用草木之药的药方，还有金石与草木之药合用的药方，但其用意并无大的差别，哪种合适就用哪种药方。况且即使草木之药也有药性峻猛的，金石之药也有药性平和的，因此又何必因为害怕金石之药而不用它呢！西人傅兰雅，英国的鸿儒，我与他共事最久，他对算学、化学、声学、制造等知识，无不通晓，又旁及医学，为人治病往往有效，但是他不以医生为职业，因此对于别人的求治，他往往予以推辞。去年傅兰雅先生与赵静涵君翻译成《儒门医学》

《儒门医学》书影

一书，上卷论述养身的道理，中卷论述治病的方法，下卷论述方药的药性。其附卷《慎疾要言》，尤为言简意赅，颇得古人养生的真谛，因此嘱咐将其印入此书，并将其列于所翻译书籍书目的后面，相信阅览者应该是先睹为快啊。我曾经认为中西之学没有不可相通的，前人已会通的，只有算学一门而已。将来傅兰雅、赵元益二君将西医诸书翻译成中文，而让中西医学融会贯通后，那么中国医学必有能突破前人的地方，我将拭目以待。[3]

徐寿之所以"扬西抑中"，一是受西方传教士合信对中医看法的影响。合信在咸丰二年（1852 年）刊行的《全体新论》的"序"中说：

我来广东已经几年了，在行医的业余时间，经常学习中文，每当看

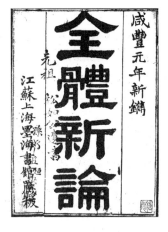

《全体新论》书影

见中国医书关于骨骼、肌肉、脏腑、经络的记载,大都不知其结构与功能为何,只好合上书本而为之感叹痛惜。医学这一门学问,需要下很大的功夫,人命所关,极其重要。不知道身体部位,就不知道病源;不知道病源,就不知道如何治疗。不知道怎么治疗而用平常的药物还不至于产生太大的伤害,如果捕风捉影,在不了解疾病的情况下试验性用药,后果将不堪设想。中华大国,能者固有很多,而碌碌无能、唯利是图的庸医也数不胜数,我为此深感痛惜。[4]

二是鸦片战争以后,随着西方列强的炮火,西方文化亦蜂拥而至,与中国的传统文化发生了激烈的碰撞。徐寿认识到西方国家之所以有"坚船利炮",关键在于它有实证科学的基础理论,欲求中国之"自强",除了引进先进的器械之外,还必须引进先进的科学。特别是在长期"翻译泰西有用之书,以探索根柢"的过程中,逐步发现以阴阳五行为理论基础的中国传统文化无论于个人、于国计民生都没有用处,一个人"皓首穷经",徒然耗费毕生精力,是很可惜的。应该"以实事实证"的"格致"[5]态度来进行研究。因此,他对"凡与格致有涉者,如数学、律吕、几何、重学、化学、矿产、医学,靡不穷源竟委"[6]。在二十岁那年,就为自己订下了"不二色、不妄语,接人以诚"的座右铭,并立下了四项戒律:"毋谈无稽之言,毋谈不经之语,毋谈星命风水,毋谈巫觋谶纬。"他家里的婚嫁丧葬大事都随事情发展的自然进程时间操办,不用阴阳先生选择黄道吉日;四季的祭扫只祭祖先,不祭其他神灵;死了人不请和尚、道士念经和吹鼓手,安葬时也不找风水先生相地。在日常生活中,对"所有五行生克之说,理气浮浅之言,绝口不道"[7]。

明乎以上两点,也就不难理解徐寿这位我国近代科学技术先驱、化学家、兵工学家、翻译家、教育家,为什么会有"中医之徒讲阴阳五行生克,为空虚之谈"的说法了。

[1]《中国教育大系》编纂出版委员会.中国教育大系·历代教育名人志[M].武汉:湖北教育出版社,1994:287.

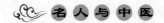

[2] 吴大廷《小酉腴山馆主人自著年谱·卷一》云:"十二日疾复作,甚轻,尚不觉也。十四日,复病。大肠秘辖,痛倒地,仍复寒热,余不作生望矣。二十二日,寒热复退,则皆自主方药,介唐参酌,而肠秘苦仍如前……闰八月,肠秘之症得徐雪村(寿)治之,渐轻减。二十二日病复作。"//汪广仁.中国近代科学先驱徐寿父子研究[M].北京:清华大学出版社,1998:157.

[3] 原文:昔西土合信氏与管茂才翻译西医书数种,病之根原传变以及治法朗若列眉,世之读者皆知西医之治病确有把握,非如中医之徒讲阴阳五行生克为空虚之谈也。顾或谓西医精于外科而不精于内科,善用金石而不善于用草木。噫!是说也,非深知西医之原者也。外科用刀针敷膏丹,计日而愈,共见共闻,自无所疑。内科病情千变万化,治法不一,西医用听法以知心肺之病,华人未习其法也;用器以测肺之容气多寡,定人强弱,华人未有其器也;用化学之法以分溺中之各质,华人习化学者甚少也。余如切脉则有器有表,行卧坐立迟速自异,问病则有常有变,真情诡语细察即明,吾华人用一息以定脉之至数,其法迥异。加以中西言语不通,藉人传达,问者答者均各以意为之,失之毫厘,差以千里,何怪乎华人之不信哉!然西医之内科未尝不精也,病之所在确有指明,先考其根原,后论其治法,微验有定凭,久暂有定候,药味无多,功效立显,非如中药之多用而少力也;医者虽更,治法不背,非如中医之朝进温而夕进凉。内科医书彰彰具在,诚能译成而读之,岂非医学中之一快事哉!西国药品约二千八百余种,金石居其二,草木居其八,有专用金石之方,有专用草木之方,有金石草木合用之方,其意并无轩轾,当用则用之。且草木之性亦有峻烈者,金石之性亦有和平者,亦何必震惊乎金石而不用哉!西士傅兰雅,英之儒者也,余与共事最久,算学、化学、声学、制造等,无不通晓,又旁及于医,为人治病往往得效,然不以医为业,人有求治者辄辞谢焉。去岁与赵君静涵译成《儒门医学》一书,上卷论养身之理,中卷论治病之法,下卷论方药之性。附卷《慎疾要言》,尤属言简意赅,得古人养生之大旨,兹嘱其印入此编,并附入翻译各书目于后,问者谅以先睹为快矣。余尝谓中西之学无不可通,前人所已通者,惟算学而已。异日者傅、赵两君将西医诸书译成而会通之,则中国医学必有突过前人者,余将拭目视之。//徐寿.医学论//汪广仁.中国近代科学先驱徐寿父子研究[M].北京:清华大学出版社,1998:8.

[4] 原文:予来粤有年,施医之暇,时习华文,每见中土医书所载骨肉、脏腑、经络,多不知其体用,辄为掩卷叹惜。夫医学一道,工夫甚巨,关系非轻。不知部位者,即不知病源;不知病源者,即不明治法。不明治法而用平常之药犹属不致大害,若捕风捉影,以药试病,将有不忍言者矣!然以中华大国,能者固不乏人,而庸医碌碌,唯利是图者,亦指不胜屈,深为惜之。//合信.全体新论[M].北京:中华书局,1991:1-2.

[5] "格致"是"格物致知"的略语,是当时传播西方近代科学知识的人对物理学、化学等自然科学的总称。

[6] 程芳.徐雪村先生序[M]//杨根.徐寿和中国近代化学史.北京:科学技术文献出版社,1986:352.

[7] 程芳在《徐雪村先生序》中说:"当弱冠时,书铭于座右云:不二色、不妄语,接人以诚。又云,毋谈无稽之言,毋谈不经之语,毋谈星命风水,毋谈巫觋谶纬。其见诸行事也,婚嫁丧葬概不用阴阳择日之法,四时祭祀专奉先祖而不祭外神,治丧不用僧道仟醮以及乐工鼓吹,营葬不用堪舆家言。居恒与人谈议,所有五行生克之说,理气肤浅之言,绝口不道。总以实事实证引进后学。"//杨根.徐寿和中国近代化学史[M].北京:科学技术文献出版社,1986:352.

俞樾:医可废,而药则不可尽废

俞樾,字荫甫,号曲园。1821年12月25日生于浙江省德清县东门外南埭圩(今城关镇金星村)。幼从母教,学《论语》《孟子》《礼记》等书。十岁,受业于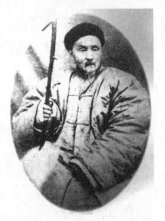戴贻仲,始习为时文。十五岁,随父至常州读书,粗通群经大义。十六岁,补县学生。十七岁,中乡试副榜。道光二十三年(1842年)乡试中举。道光三十年(1850年),中进士,授翰林院庶吉士。咸丰二年(1852年),散馆,授编修。1855年,简放河南学政。1857年因科考命题时割裂经义和触犯时忌,被御史曹登庸弹劾,本应加重惩处,因曾国藩的极力保奏,称他素有心疾,才免于处刑,被"革职回乡,永不录用",结束了8年的仕宦生涯。南返客居苏州,主讲于紫阳书院,专意治经。历主诂经精舍凡31年,"所造就者,蔚为通材",高足弟子有章太炎、黄以周、戴望、崔适、吴昌硕、袁昶等。平生将撰述与讲学融为一体,早年宗法王念孙、王引之父子,撰《群经平议》《诸子平议》《古书疑义举例》,是为乾嘉学派后期的代表作;所纂《春在堂随笔》《茶香室丛钞》《俞楼杂纂》等,搜罗甚富,辑录了有价值的学术史料甚多;所作诗词,"温和典雅,近白居易";善书法,"工篆隶";晚年重视小说、戏曲对教化的作用,改编石玉昆《三侠五义》为《七侠五义》,与原书并行,流传甚广。1907年2月5日病逝,终年86岁。平生著述500余卷,均收录于《春在堂全书》[1]。

文仕尚医是中国自古以来就有的传统，俞樾在专力经籍之余，对中医也有所涉足，且能处方治病[2]，常常以"精通"医学自居。俞樾认为在古代经、史、子、集四类书籍的"子部"中，以医书最为重要："窃谓诸子之中，其有益民生日用者，莫切于医家。宋元后诸家，师心自用，变更古义，立说愈多，流弊愈甚。宜多刻古本医书，如《难经》《甲乙经》《巢氏诸病源候论》《圣济总录》等书，俾学者得以略闻周秦以上之绪言，推求黄炎以来之遗法，或有一二名医出于世。"[3]而在中医书籍中，又以《内经》最为重要："《四库全书》中子书莫古于《黄帝内经》，而外间所有，不过马元台注本，于古义未通，故于经旨多谬。此书以王冰注为最古，而宋·林亿、孙奇、高保衡等校正者为最善，鄂局未刻，窃思医学不明，为日已久。江浙间往往执不服药为中医之说，以免于庸医之劫，亦无如何之下策也；若刊刻此书，使群士得以研究医理，或可出一二名医，补敝救偏，削除疹厉，亦调爕之一助乎！"[4]

在提倡刊刻古本医书的同时，俞樾于同治十年（1871年）写成《内经素问四十八条》，收录在《春在堂全书·读书余录》中。后改名为《内经辨言》，收录于裘吉生1924年刊刻的《三三医书》中。这是俞樾校读《素问》所做的札记，也是他用考据学方法对中医经典著作《素问》进行"探赜索隐""辨讹正误"的结晶。既有对《素问》讹、脱、衍、倒文字的审订和考证，又有经意未明或后人注释未当文句的阐释和考辨，考据精详，引证确切，对研读《素问》颇有裨益。

由于俞樾长期从事著述，患上了失眠症，为治不寐，自创《枕上三字诀》。他说，每当长夜不寐之时，行此"三字诀"，很快就能酣然入梦。《枕上三字诀》是俞樾于1879年用三言歌诀写成的"科普"作品。具体方法是[5]：

塑：使自身耳目口鼻、四肢百骸全然不动，如同泥塑木雕一般，无论坐或卧都可先使通体安适，气血和畅，然后严加约束，以使身心从静态中获得休息。

锁：紧闭口唇，如被锁住一般，勿使丝毫之气从口而出，则自然而然地从鼻细微、悠缓、均匀而出，通过调节呼吸，进一步入静。

梳：使一身之气顺而弗逆，犹如梳头发一般，使呼吸之气自鼻腔出入，悠缓地下至丹田，又悠缓地下达涌泉穴，自上而下，周流不息[6]。

此外，俞樾还为不少的医学著作写过序言，甚至在议论时事以及探讨阐发经义时也时常引用医生诊断用药的例子作为旁证。然而，有谁能想到，这样一位学富五车、成绩斐然，被誉为晚清"一代硕师"的俞樾竟然是近代"废止中医"

之始作俑者。

1879 年,俞樾开始撰《俞楼杂纂》,凡 50 卷,其中在第 45 卷专列《废医论》。以"本义""原医""医巫""脉虚""药虚""证古""去疾"七篇详细论述"废医"的理由。

《本义篇第一》是《废医论》的引言。以《周礼·天官》《春秋左传》《史记》等古书记载为据,追述中国古代曾有一段"医卜并重"甚至"重卜甚于医"的历史;后来渐渐"重巫而轻卜",东汉以后"卜日益衰";到了唐代,"卜竟废"。进而可笑地推论说:既然与医并重的卜可废,那么医也可以废:

> 古时医与卜同等重视。《周礼·天官》有医师,包括上士二人,下士四人,其中有食医、疾医,属中士;疡医、兽医,属下士。《周礼·春官》有大卜,下大夫二人,卜师上士四人,卜人中士八人,下士十六人,其中有龟人,为中士;華人,为下士。医与卜本是一门技艺! 而周公特意设置官职进行掌控,可见圣人对医与卜重视的程度。到了春秋时期,医与卜尤其为当世所重视。《左氏》记载的二百四十年中,自庄公二十二年齐大夫懿仲占卜而嫁女

《废医论》书影

于敬仲,到哀公十八年楚人出兵卜帅任将,所占卜的事非常多! 后世有人把这些事集成一书,即《汲冢师春》。而医生中则有医和、医缓这类名医,至战国时期,又出现了扁鹊这样的名医。《列子》书中记载有矫氏、俞氏、卢氏等医家。太史公作《史记》,扁鹊、仓公有传,龟策也有传,这时医与卜仍然并重。东汉以后,占卜日益衰弱。因为春秋时代有"筮短龟长"的观点,自从孔子推崇《周易》,学者都以此为宗,到了汉代将《周易》奉为经,重筮而轻卜成为人之常情。到了唐代,李华(遐叔)遂提出"废龟"的观点,这个观点一经提出,而卜竟然被废。唐宋以后,医仍然盛行,而占卜却衰退了。《周礼·春官》记载周王朝设太卜而不设太医,表明在古时重占卜甚于重医。占卜可废,医不可废吗?

只是因为医学流传有渊源，而且历朝历代学习医术而被记载在《方术传》中的也不乏其人，因此沿袭至今。我依据李退叔"废龟"之论而为"废医"之论，因此述其本意，放于本书之前。[7]

《原医篇第二》试图从源头上为其"废医论"找到立论根据。以《神农本草经》不见于汉代以前史籍，推断"本草之书不出于神农，"而是出于战国时扁鹊之徒子仪；认为《灵枢》和《素问》并不是真正的古代医学著作，只不过是占卜星象之书。否定了历代医家所持的中医创始于神农与黄帝的论点，指出所谓的神农尝百草以及黄帝撰《内经》等说法完全是出于后世医家自我夸耀的伪托：

> 上古时期元气弥漫，万物萌动滋生。有圣人出现，交替成为君主。他们的呼吸成为风，声音成为雷，喜成为晴，怒成为阴。虽然是人但是却能与天相通。他们实行和做的事情不是后世人能效法的。孔子删改《尚书》，年代自唐虞开始，并非只是因为之前的历史年代久远难以考察，而是因为他们神奇的事迹不是后世遵循的准则。后世传言神农开始尝百

《废医论》书影

药，得上品药一百二十种来延长寿命，中品药一百二十种来陶冶性情，下品药一百二十种来治疗疾病。其后黄帝遵循他，乃与岐伯、鬼臾区这些人编著成为医书，就是现在的《内经》。但是查考《汉书·艺文志》，农家有《神农》二十篇，阴阳家有《神农兵法》一篇，五行家有《神农大幽五行》二十七卷，杂占家有《神农教田相土耕种》十四卷，经方家有《神农黄帝食禁》七卷，神仙家有《神农杂子技道》二十三卷，却没有本草的名字。《汉书·平帝纪》记载：元始五年，征召天下通晓逸经、古记、天文、历算、钟律、小学、史篇、方术、本草的人到京师。《楼护传》也说楼护背诵医经、本草、方术十万字，那么汉代本来有本草了，但没说是出于神农。按：陆贾《新语·道基篇》记载：神农认为走兽等难以养育人民，于是寻求可以吃的东西，尝百草的果实，察辨酸苦等味道，教

人们食五谷。既然这样，那么所说的尝百草，不是尝药。上古之时，五谷混杂在百草之中，人民不知道分辨它们，神农氏在百草之中品尝其味道而得到这五种，认为适宜人类，可以长期食用，因而命名叫谷而教人们耕种，这是称为神农的原因。陆贾在汉初，可以看到先秦未焚的书籍，所说的应当是掌握了事实，后人因为陆贾有神农尝百草之说，而编著本草的人，遂把它归于神农，这不是事实。《汉志·经方家》只有《神农食禁》，大概是尝百草时既掌握了其中可以食用的，并且也掌握了其中不能食用的；其中可以食用的，让人们食用，就是五谷；其中不能食用的，禁止人们食用。汉代所流传的《神农食禁》一书一定有所根源，但是现在没有流传了。《本草》的书不出于神农，《周官·疾医》"疏"引《中经簿》记载：《子仪本草经》一卷。则知道编写《本草》的人是子仪。又引刘向记载说：扁鹊治疗赵太子暴疾尸蹶病，让子明煎煮汤药，子仪测脉调神，子术推拿按摩。既然这样，那么子仪是扁鹊的徒弟，也是战国时的人。刘歆《七略》不收录本草的原因是因为当时本草一书还不是很重要。黄帝的书在《汉书·艺文志》中记载固然很多，有在道家的，有在阴阳家的，有在小说家的，有在兵家的，有在天文家的，有在历谱家的，有在五行家的，有在杂占家的，有在医经家的，有在经方家的，有在房中家的，有在神仙家的，因为黄帝神通广大无不通晓，后世诸子百家都乐意附会为黄帝，以图尊大自己。因此写作校勘的儒生，厚古薄今；山林中的隐士，厌倦平常喜欢猎奇。即使是五行、杂占各家，均有所取用。至于坚持大道而打破小道的言论，推崇正学而断绝异端，那么《灵枢》《素问》亦不过与《容成阴道》《风后孤虚》《长柳占梦》和《随曲射匿》其中记载的方法作为同类看待。担心世上的人不清楚，认为医道的流传是从古代的仙圣而来，不可以讨论废医，所以大略阐述其源流本末在文章之中。[8]

《医巫篇第三》首先依据《素问·移精变气论》的只言片语推论出上古没有医，只有巫；又据《世本》《山海经》"海内西经""大荒西经"等古籍进一步论证医巫本为一体，称医为巫是古代的遗语，"医"字也作"毉"为古代的遗文；进而认为，世上的人认为巫低贱而医高贵，不知道古时的医巫是一样的，现在的医巫也是一样的，没有看到医胜于巫。再次论证了"巫可废而医亦可废"的"正确"性：

世上的人争着谈论医,却不了解医。古代的医就是古代的巫。《素问·移精变气论》:黄帝问:我听说古代治病,只是移精变气,可以用祝由治愈。现在治病,用药物在内治疗,用针刺砭石在外治疗,有时治愈有时不能治

《废医论》书影

愈,为什么呢?岐伯回答说:古人居住在禽兽之间,运动来避寒,居住在阴凉的地方来避暑,心中没有爱慕的拖累,外形也没有忧患的表现。这是人情恬淡的时代,邪气不能深入,所以疾病可以通过移精祝由治愈。因此说来,上古的医不用药石,只用祝由治疗人的疾病。因此上古没有医,只有巫。等到汤液醪醴应用广泛,而巫与医始分。然而在古书中,巫医还是通称。《世本》称巫彭作医,《山海经·海内西经》记载:开明东有巫彭、巫抵、巫阳、巫履、巫凡、巫相。郭璞注释说:都是神医。《大荒西经》记载:大荒之中有灵山,巫咸、巫即、巫盼、巫彭、巫姑、巫真、巫礼、巫抵、巫谢、巫罗十巫,从此升降,百药咸在。郭璞注释:群巫上下此山,采药往来。屈原《天问》:化为黄熊,巫何活焉。王逸注释:是讲鲧变化为黄熊进入羽渊,岂是医巫所能复活的。称医为巫是古代的遗语也。"医"字也作"毉"为古代的遗文。周公创制《周礼》,巫医已经分开。因此医师记载在《天官》,而巫记载在《春官》。但是男巫的职责,主招福弭祸来消除疾病,那么也是没有泯灭的古意。春秋时代,像医和、医缓这样的医生还能由医学推论治国之道,研究穷极精微的理论。而巫则如晋之梗阳之巫、楚之范巫,所为都没有深意,《列子》的书中称郑有神巫季咸,而他的技术浅陋不足称道,因为巫之道衰败了。到汉代巫蛊之狱发生后,巫就被世人所非议,从此之后,巫废弃而医独自存在。只有楚地之南还有把巫当作医生的,但是也不能

离开他们的家乡，而凡是江湖之士依靠巫术来谋生，都被士大夫所不齿。《王制》认为应用旁门左道就可以扰乱政事，杀郑康成就是用巫蛊作为借口。唉！就开始而言，那么巫与医都是圣人创制的，到了末流的弊病，那么巫可废弃而医也可以废弃。世上的人认为巫低贱而医高贵，不知道古时的医巫是一样的，现在的医巫也是一样的，我没有看到医胜于巫。[9]

《脉虚篇第四》认为《周官》《素问》《史记·扁鹊传》关于脉象的记载，相互矛盾，扁鹊开创的脉诊法只注重患者身体中部的手，而忽略了对其上部的头和下部的足进行诊察。扁鹊言脉是"功在一时，罪在万世"：

> 医可以废弃，为什么呢？因为医没有治疗疾病的方法。医治疗疾病，其要点在脉，查考《周官》"疾医"的职责记载："参之以九脏之动。"这就是所谓脉，是九脏之动，到现在也没有标准的解释。郑康成认为正脏五个，又有胃、膀胱、大肠、小肠，因此除肺、心、肝、脾、肾之外，又加上六腑中的四腑成为九脏。我不知道为什么舍弃胆与三焦？韦昭的解释是《郑语》的"九纪"的说法，把正脏以及胃、膀胱、肠、胆合为九个，大概是把大小肠合为一个，所以胆得以列入九者之中，但是三焦则仍然不在其中。人有五脏六腑，怎么可以凭主观做出取舍呢？既然这样，那么《医师》所谓"参之以九脏之动"，从汉代以后就没有对其做出正确的解释，还怎么能谈论脉呢？从《素问·三部九候论》考证，就知道古人诊脉实际上有九处，分为上、中、下三部：上部天为两额的动脉；上部地为两颊的动脉；上部人为耳前的动脉。天来诊察头角之气，地来诊察口齿之气，人来诊察耳目之气。这是上部在诊察证候中的应用。中部天是手太阴，中部地是手阳明，中部人是手少阴。天来诊察肺，地来诊察胸中之气，人来诊察心。这是中部在诊察证候中的应用。下部天是足厥阴，下部地是足少阴，下部人是足太阴。天来诊察肝，地来

《废医论》书影

诊察肾,人来诊察脾胃之气。这是下部诊察的三个部分的证候。由此言之,则所谓"参之以九脏之动",大概能够知道其梗概了,但是其中文字也不能没有错误。下三部即是足厥阴、足少阴、足太阴,则中三部自然是手太阴、手厥阴、手少阴,为什么中部地是手阳明呢? 至于三部的所在位置,也不能确切说明。王冰解释说下部天则有男女之分,解释下部人又有诊察脾、诊察胃的区别,下部的三部变为五部,恐怕不是古法。古法改变毁坏,大概始于扁鹊。司马迁说:现在天下谈论脉法的人,都遵循扁鹊的脉法。《史记》上文说扁鹊服用长桑君的药,能看见墙另外一边的人,用这种方法诊病,完全能看到五脏的疾病,只不过用诊脉为名罢了。大概扁鹊治病,最初不用诊脉,所以厌倦古法的复杂而专门取用手部的脉。这在古法中就是中部的三部。扁鹊用中部包容上、下两部,就是现在医家所遵循的寸、关、尺三部所的肇始。扁鹊本来是以诊脉为名,而后人却把他的方法奉为定法,不是颠倒错乱了吗! 郑康成很了解其中的内涵,所以他注释《医师》"以五气、五声、五色视其死生"时,就说能够周密应用这些方法的,没有比得上扁鹊、仓公的;而对于"两之以九窍之变,参之以九脏之动",则说能专门应用的,大概只有医和吧! 郑先生的意思,本来认为扁鹊不了解脉法,而谈论脉学的都遵循扁鹊,那么扁鹊则功在一时,却罪在万世。唉! 世上的医生,没有不说我知道治病的方法的,问他治病的方法是什么,就说是脉法。然而现在的三部,难道是古代所说的三部吗? 现在的九候,难道是古代所谓的九候吗? 我不知道他们治病的方法是什么。从前王充写《论衡》,有《龙虚》《雷虚》诸篇,我根据这些而写《脉虚》篇。《脉虚》篇写成,而废医的论断就确定了。[10]

《药虚篇第五》认为《神农本草经》分药物为上、中、下三品,但药效记载多荒诞,况且把炼丹之药列为上品,更是荒谬;《神农本草经》历经数代增补,屡有更改损益,许多药物古有而今无,异地栽植,药名、药性都有改变,加上江湖上滥卖假药,更使良莠难辨,至今已经难以辨别其药性寒、热并据以治病了:

　　《周官》中"医师"的职责是用五味、五谷、五药调养患者的疾病。郑康成说:五药是草、木、虫、石、谷。贾公彦认为:草为麻黄、芍药一类的东西,木为厚朴、杜仲一类的药物,虫指的是蜈蚣、蠃蟞类,石为磁石、白石类，谷为五谷之中的麻豆等，有入药的，大略举所见的例子，解释的体例就是这样。医家所推崇的有《本草》一书，《隋书·经籍志》记载的《神农本草经》，实际上是战国时人子仪所著，具体解释陈述在《原医篇》中。如果就其书而言，有上药、中药、下药的分别，有养命、养性、治病的说法。张华《博物志》解说其含义说：上药养命，是用五石修炼形体，用六芝延长寿命；中药养性，是用合欢消除愤怒，用萱草忘记忧愁；下药治病，是用大黄祛除实邪，用当归止痛。既然分为三品，那么则上品一定高于中品，中品一定高于下品。如果就中品言之，消除愤怒忘记忧愁，只是空话，从未听说冲冠的怒发对着合欢就能下垂，向隅而泣的人见到萱草就张嘴而笑。又对上品药来说，芝草难得，得到的也未必是真的，这姑且不论。至于五石修

《废医论》书影

炼形体之说，唐宋的士大夫往往受到它的危害。韩愈对于用水银炼金服食深以为戒，柳子厚对于服食钟乳讲出耸人听闻的言论。近代以来，众人对于服用五石已经很是觉醒，士大夫绝口不言了。上品药像这样，中品药又像那样没有效果，而只是拿着区区下品药，想要用来夺造化生育的功能，操纵生死的权力，不是很让人疑惑嘛！又况且《神农本草经》一书，屡经增补。陶弘景说：《神农本草经》中所出现的郡县，是后汉时的制度，怀疑是张仲景、华佗等人所记录。又有《桐君采药录》，说其花叶形状颜色。《药对》四卷，谈论其佐使相须。从魏晋以后，吴普、李当之等人更又有补充。有的将上中下三品互相混杂，寒热药性错误，草类药石类药不分，虫类兽类不能分辨，药物的主治功效都有不同，医家无法完全了解。又说：上古神农编著《本草》，其后雷公、桐君增加药物的主治、种类和类属，有的药物不同而名字相同，有的相同药物有不同的名字，药性的寒热错乱，甘苦的性味相悖，采摘的方法不同，出产的地域不同，像这样之类，大概很难作为根据。陶弘景的时

代,《本草》一书已没有定本,从此以后,每代都有增补和修改,各自坚持自己的看法。草木不能说话,桐君、雷公不再编写,我怎么知道所谓的热性药的药性果然是热? 所谓的寒性药的药性果然是寒吗? 至于人参,古时出自上党,现在则产自辽东;延胡索,古时出自西南夷,现在的产地是浙西,这是产地的不同。把木犀称为桂,把建兰称为兰,以柑混称梅,把芝叫作营,这是药名的差异。古时只有独活,现在则有羌活;古时只有芍药,现在却有牡丹皮,这是古今分合的不同。古方中有预知子,现在没有这个药名。燕窝、海参,现在都入药,古时没有这些东西,这是古今有无的不同。执古药来治疗今病,其治疗疾病有效的很少这种情况是必然的。更何况用蛇床冒充蘼芜,用荠苨冒充人参,自古人们都为此感叹。现在这些年取利益的人,更善于诳骗,把香药冒充枳实,用花草子冒充沙苑蒺藜,荩草的幼苗像禾苗,鼹牛的毛色像老虎,凭什么分辨呢? 医用来诊断疾病的是脉法,脉法却失传已久。医用来治疗疾病的是药,药又不可以作为凭借。脉虚药虚,那么医也虚。曲园先生因此愤然提出废弃医。[11]

《证古篇第六》列举周公、孔子重巫不重医的事实,借古讽今,想当然地认为,当今时代,做医生的一天天增多,而医生的技艺却一天天地粗疏,而且他们治疗而痊愈的,是不用治疗也会痊愈的患者;他们没治疗也没痊愈的,则是治疗也不会痊愈,岂止不愈而已,轻病变成重病,重病因此死亡:

> 从前周公编著《周礼》,有医师的官职。但是周公不懂得医学,假使周公懂得医学,那么武王患病,自然应当在内用汤药治疗,在外用针石治疗,又何必拿着璧和圭向祖先祈祷,请让自己替武王去死? 孔子有病,季康子馈赠药物,孔子说:我不了解,不敢品尝。这是孔子不懂得医学,假使孔子懂得医学,那么药是否适宜,自然应当知道,何必用不了解作为推辞? 又假使孔子懂得医学,那么孔子的儿子孔鲤也死了,学生颜回也死了,两个人都是在壮盛的年龄去世的,并非是八十、九十岁气血都衰败的年龄,为什么就不能救治了? 孔子有病,子路请求为孔子祈祷,这足以表明孔子不重视医。孔子如果重视医,那么在他患病的时候,他的弟子一定会以求医为急,子路不求医而请求祈祷,这是孔门不谈论医学。孔子谈论医见于《论语》,说:人没有恒心,不可

以作巫医。但是古时巫医通称，孔子这句话，论巫不是论医，所以说不占卜罢了。又有《礼记·缁衣篇》记述孔子这句话，说是不可为卜筮，用这个证实上文，那么这个文字是论巫不是论医的很明确了。孟子也说巫匠，不说医匠，因为自古相传，巫为重而医为轻。《春秋·昭十九年》："许世子止弑其君买"，谷梁氏认为是因为不尝药，研究礼学者因而跟从作为解释说：君有病服药，当大臣的应该先尝药；父母有病服药，子女应该先尝药。做君主的每次吃饭，一定让厨师先尝，害怕有毒。如果药物杀人，那么因为药与病相反，而不是一定有毒也。虽尝药，怎么足以知道呢？把许世子写成弑君，大概是责备他进献药物，不是怪罪他不尝药。《公羊传》说："止进药而药杀也"。止进献药而药物杀死了许国的国君，那么为什么说"加弑"呢？是讥讽他不尽为子女之道。讥讽他不尽为子女之道如何呢？说：乐正子春诊治疾病，增加一顿饭，则疾病豁然痊愈；减少一顿饭，则疾病豁然痊愈；增加一件衣服，则疾病豁然痊愈；减少一件衣服，则疾病豁然痊愈。既然这样，那么为人子女的侍奉父母，是在于增加减少衣食之中，详尽地尽他的心力，而不在于进献药物。进献药物而不得当，不幸父母因此而死，君之子，称之为弑。唉！在现在的时代，做子女的不成为像许世子这样的人的大概很少啊。《左氏传》说：许悼公患疟疾，服用太子止的药而死亡。记载说：弑其君。君子说：尽心力来侍奉君主，可以舍弃药物。左氏的解释与公羊氏相同，他们主张的舍弃药物，就是我废弃医的学说。当今时代，做医生的一天天增多，而医生的技艺却一天天地粗疏，而且他们治疗而痊愈的，是不用治疗也会痊愈的患者；他们没治疗也没痊愈的，则是治疗

《废医论》书影

也不会痊愈，岂止不愈而已，轻病变成重病，重病因此死亡。然而有病者没有不求医的，子孙对于父母，父母对于子孙，如果有病不为对方求医，那么别人就要议论说他们不慈爱不孝顺。不知慈爱孝顺实际上是在于调适其寒暑，使其饮食按时，在没有患病时谨慎调理。如果不幸患疾，就更加谨慎地调养罢了。不应该混乱应用药物，想要增益反而造成损害。《春秋》写许止弒君，唉！是流传给后世要严格地引以为戒。[12]

《去疾篇第七》武断地认为，疾病的产生是由于邪恶之心所致，由于"医之不足恃，药石之无益"，所以治疗疾病的惟一途径是"长其善心消其恶心"：

曲园先生既然创立了废弃医的理论，又因为人有疾病，不可以没有学说来治疗，于是推求疾病产生的原因，来推知除去疾病的方法，于是就有《去疾》这篇文章。其学说认为：易有太极，太极生两仪。两仪就是阴阳。天道不能有阳而无阴，所以人心不能有善而无恶。善者是什么？是我们心中的仁、义、礼、智、信。恶者是什么？是我们心中的嗜欲。孟子说人性善，是就我们心中的善而言。荀子说人性恶，是就我们心中的恶而言。其实是两者都有，不能没有其中之一。即使是上等圣人也不能没有恶的心思，即使是下愚之人也不能没有善心。上等圣人也不能没有恶的心思，犹如唐虞的时代，未必没有娱乐。下愚之人也不能没有善心，犹如桀纣的朝堂上，未必没有逢龙比干那样的忠臣。善治国的人，屏退小人而引进君子，所以天下不乱。善养生的人，消除恶心而增长善心，所以我们的身体不患病。患病的原因，难道是因为对于风雨寒暑不注意调节吗？对于风雨寒暑不注意调节疾病从外而来，犹如

《废医论》书影

周边的少数民族侵犯华夏、盗贼作乱，乘我空虚的时候发作。找不到我空虚的时候，他们本来不会发作；即使有发作，也不会造成危害。人的疾病由心产生，心是气的统帅。气是人生存的根本。善于养生的人，增长善心而消除恶心，好像在朝廷上引进君子而屏退小人。君子主持政事，天下人都顺应他；善心为主，四体都顺从它。气调和畅达，流行在营卫之间，而足以抵御风雨寒暑的变化。所以他不患病，即使有病也不会死亡。不善于养生的人，消除善心而增长恶心，好像在朝廷上引进小人而屏退君子。小人主持政务，天下违逆他；恶心为主，四体悖乱邪行，气乖戾而凝滞，不仅不足以抵御风雨寒暑变化，甚至还挟持我的本心胡乱作为，产生癫狂的疾病。所以他经常患病，轻症的因此而变成重病，重者因此而死亡。等他快死的时候，就血气消耗，筋骨解散，奄奄一息躺在床上，连着所说的恶心，也逐渐越来越微弱，不到十分之一了。此好比小人已经败坏国家，而他本身也随着毁灭了。所以古语说：人将要死了而说出的话是善良的。为什么将要死了而说出的话是善良的？因为他的恶心不复存在。既然这样，那么人患病的原因就可以知道了。君子知道医不值得依靠，药物没有好处，只有增长人的善心，消除人的恶心，使太和之气洋溢在身体中，熏蒸于四肢，使人面色润泽美好，须发黑，骨骼筋脉坚强，寿命长久，生命的极限已经到来，我就返回我的本真，寿命长短，随造化而定，称之为大顺。[13]

晚年的俞樾体弱多病，不得不营求"却疾"之方，依赖药物延年续命。加之不幸的家世和悲凉的生活逐渐改变了他对中医尤其是中药的看法，特别是在读了友人郑小坡所著医书《医故》后，俞樾对中医的态度有所改变。他为其书作序说："吾友叔问以治经大例，博考其源流，精别其真赝。六师九师，斥王勃《序》之诞语；外实内实，证《华佗传》之讹文……昔魏宣武以经方浩衍，诏诸医寻篇推术，务存精要，此书迨近之乎！悬壶之士，得此一编，奉为绳墨，审于四然，察于二反，阳盛调阴，阴盛调阳，处方用意，务合古人，而医道自此尊矣，医道亦自此难矣。医道尊则不可废，医道难则不知而作者少，亦不待废。余故曰：得君此书，吾废医之论可不作也。"为补《废医论》之失，"余固不信医也，然余不信医而信药，于是又有《医药》之说"。俞樾在《医药说》中改变了《废医论》中关于"药虚"的立场，基本观点是："医可废，而药则不可尽废。"

贗六師九師斥王勃序之誕語外實內實
證華佗傳之譌文房家原於禮經博極鄭
註石鍼廢於李漢說本服虞昔魏宣武以
經方浩衍詔諸醫藥篇推術務存精要此
墨審於四然察於二反陽盛調陰陰盛調
書殆近之乎懸壺之士得此一編本爲繩
陽處方用意務合古人而醫道自此尊矣
醫道亦自此難矣醫道尊則不可廢醫道

醫故敘　三

《苏小坡医故序》书影

但俞樾所信的药，"非使医生切脉处方，杂书药十数种或数十种，合而煮之而饮之也，药乃丸散之类也"。并对"丸散之类"的成药的发端和功效来源，有着这样的推理："原药之所以自起，盖天生五谷所以养人，人可常服，其余百果、草木则皆不可以常服，故亦不可以养人，然其性有与人之疾宜者。生民之初，皆食草木之实，遇有风雨、晦明、寒暑不时之疾病，偶食一草一木，忽然而愈，始犹不察，继而惊异，转相传告。或曝而干之，屑之为末，或合数种为一，以水和合之，此丸散之名所以始也。"[14] 这与现在中医学界关于药物起源还依然"公认"的说法——"原始人最初在寻找食物充饥的过程中，在饥不择食的情况下，自然会误食某些有毒的植物，因而发生呕吐、腹泻、昏迷，甚至死亡等情况，经过无数次的尝试，人们逐渐发现某些植物对人体有益，某些植物对人体有害，某些植物可以治病。这样便初步积累了一些关于植物药的知识"[15]，基本相同，诚可谓其最早张本。

尽管《废医论》基本上是一篇不通之作，"仅仅从考据角度，从古书到古书，由文献到文献，而对古今医药的实践却视而不见，听而不闻，则难免会形成违背科学的错误观点，得出荒谬的结论"[16]，且"涉于考据者，凡古籍记载不一即指为妄而议废。全文七篇几无一篇立论确实者，故其谬一望而知，不烦一一纠正"[17]。早在1931年名中医邹趾痕在《医学杂志》上发表《俞曲园废医论辨》一文即指出："其作'废医论'也，不过以其治经之暇余，旁骛及之，皆豹一斑之论，乌可据为彻底之判断哉。"并作七言长诗驳之："俞曲园是经学家，不懂医理也谈医……此是越俎代庖话，尸祝怎把庖事知……俞君引出《废医论》，要灭中医费心机，中医自有圣医理，不与俗医一般齐，是否圣学也要灭，明人公判免偏私。"[18] 但"医可废，药不可尽废"的基本观点和主张，却成为近代"废止中医"和"废医存药"思想之滥觞。

俞樾对中医"素未通晓",他在一封书信——"与胡荄甫农部书"中坦言:

> 辱以《素问》见询,《素问》乃上古遗书,向曾浏览,惮其艰深,且医药自是专门,素未通晓,若徒订正字句之间无关精义,故未尝有所论撰……[19]

自己承认不懂中医,却不惮"骇俗听"作《废医论》,其原因和动机到底是什么呢?

在目前诸多的说法中[20],比较可信的有两点:

一是当时庸医充斥,良医鲜少,医道颓靡。如他在《医药说》中曾说,当时多数行医者"皆不知医,苟求此一舆之值、一饭之资而已,而以治人之疾,名为行善,实则作孽",与其延请医生诊病施方,反"不如多购各处名药以施人"。从其所作其他文章中,亦可知其所处年代医风不振,医道衰颓,为医不慎、贻害病家者甚多。如在《右台仙馆笔记》中云:

> "有病不治,恒得中医。"贾公彦引此入《周礼疏》,非惟古谚,直是经义矣。潘玉泉方伯尝为余言,有病者延医治之,医言宜用麻黄少许以发汗。持方至药肆,而肆中适缺麻黄,以伪品予之,服之无效。次日医至,诧曰:"岂用麻黄太少,不足以发之乎?"乃倍其数。而肆中已购得真麻黄,如方服之,大汗不止而死。然此药之误也。又有兄弟二人,庚申、辛酉间,避乱于沪渎,同时而病,医者各授以方,且戒曰:"病异药异,切勿误投。"而其家止一爨,婢煎药竟误投焉,次日皆愈。设使不误,不将俱死欤!医之不足恃如此。余谓医所凭者脉也,而脉之失传久矣。《史记·扁鹊传》言扁鹊饮长桑君所与药,"视见垣一方人,以此视病,尽见五脏癥结,特以诊脉为名耳。"又曰:"至今天下言脉者,由扁鹊也。"夫扁鹊特以诊脉为名,则其精于医非精于脉也。而至今言脉者宗之,则是扁鹊特以为名,而后人乃真以治病,即此知其不足恃矣。《素问》有"三部九候论",所谓三部者,岂今所谓三部乎? 所谓九候者,岂今所谓九候乎? 脉法既已失传,医道亦可不讲,而悬壶之客,遍满通衢;衒推之名,被之屠酤。又以其书传自黄帝,其职列于《周官》,从古相承,莫之敢废。父母之于子女,子孙之于祖父,苟医药之不具,即慈孝之有亏,而人之不获终其年命者多矣。医师、卜师,并列《周

官》,卜亦圣人之所重,而唐李华有废龟之论。卜可废,医亦何不可废之有? 余曾有《废医论》,刻入《俞楼杂纂》,虽骇俗听,不顾也。[21]

二是家庭生活的不幸,晚年妻离子散的无助和无奈,引发他对医学的楚痛。俞樾丢官后,并没有因此而沉沦,"花落春仍在",达观脱俗的心境始终伴随着他。一部鲜为人知的《三侠五义》,经他改编成通俗可读的《七侠五义》,在世间广为流传;苏州的碧螺春茶,不时被他带到杭州,用西湖水冲泡,日子过得甚为滋润。他曾自我评价说:

> 生无补乎时,死无关乎数,辛辛苦苦,著二百五十余卷书,流播四方,是亦足矣;仰不愧于天,俯不怍于人,浩浩荡荡,数半生三十多年事,放怀一笑,吾其归乎。[22]

上联写自己的一生著述。说自己活着于时政教化无所补益,死了也无关乎定数。但自己勤勤恳恳,呕心沥血,一生惟以讲学、著述为乐事,共写了二百五十余卷书,于愿足矣! 下联写自己的品格与襟怀。引用《孟子·尽心》的话,表示自己"仰不愧于天,俯不怍于人",胸怀宽广,天性豁达。回首30多年的所作所为,都不过是过眼云烟,如今"放怀一笑,吾其归乎",思想多么开朗,态度多么洒脱! 然而大约从1860年开始,俞樾就接连不断地面对疾病对家庭造成的不幸和灾难。

先是大女儿婚后不久,丈夫便突然病故,于1864年改嫁王氏。1866年次子祖仁患大病后几近成废。1872年,时任福宁太守的俞樾长兄俞林溘然长逝。1879年4月,夫人姚氏病故。1881年,任直隶省北运河同知的长子绍莱又病故。夫人去世,两个儿子一死一废,俞樾自然深感痛伤。亲人多故,屡遭不幸,对自己没有找到高明的医生拯救家人感到十分的无奈和无助,使俞樾对中医逐渐丧失了信心,为了发泄丧亲之痛而迁怒于中医,遂愤然写出惊世骇俗的《废医论》。其弟子章太炎曾说过:"先师俞君侨处苏州,苏州医好以瓜果入药,未有能起病者。累遭母、妻、长子之丧,发愤作《废医论》。"[23]可以说,俞樾家庭生活的不幸,是他提出"废止中医"非常重要的内因。

此外,在俞樾的晚年,随着西学的不断传入,学术界已经出现了"人人争言西学"的风气。俞樾对待西学的态度,缪荃孙在《清诰授奉直大夫诰封资政大夫重宴鹿鸣翰林院编修俞先生行状》中说:"(先生)晚岁忧伤时局,常语人曰:形而上者谓之道,形而下者谓之器。以中学为体者道也,以西学为用者器也。病中犹以'毋域见闻、毋忘国本'垂为家训。"[24]所以,一方面认为西学的传播会动摇传统的儒家思想的统治地位,而对西学持敌视态度:"自从西学兴,舍道求之器。士习光化学,童写俄、英字,异学既风行,邪说乃日炽。分可君父忘,嫌不男女避。三纲行且沦,六经固当废。"一方面以旧学印证西学之确,感慨旧学必将逝去,对西方之"器"的神奇之力与便捷之利,是抱着欣赏的态度,进而愿意取以用之的。对于西医,俞樾在美国嘉约翰口译、莆田林湘东笔述的《中西内症玄机》"序"中指出:"吾华之争羡西医也,莫不称其精于外科,而不知其内科尤精。盖内科一道,未易轻言,苟非洞悉全体经络,自脑体、脑筋及脏腑、骨肉、血脉逐一详明,岂能善治。西医所以精内科者,实从剖视而知,非从推测而已也。夫天下事,心揣之虚,不如目击之确。是以他人只知其略,西医则并知其详;他人只知其粗,西医则尤知其精。"直至去世前不久,已卧病在床的俞樾还根据孙儿陛云的讲述,作了一首记 X 光机的长诗,赞叹西洋技术的先进与神奇:"泰西医士忽出奇,竟于腹内穷毫厘。一球大如碗,空明如琉璃。双管贮电气,输灌无休时。一人背球立,一人执镜窥。镜中所见惟何物,为心为肝为肺脾。虽有重裘不能隔,遑论其内肤与肌。吾孙亦得与寓目,惟见一心俨可掬。本小末大偏在左,始信明夷占左腹……吾闻秦镜高挂咸阳宫,照见五脏何玲珑。又闻唐时秦淮得一镜,亦能照见人心胸。此皆神物世间少,不过文人佐辞藻。西人光学何神奇,电气用来无不妙。一点灵犀伏此通,何必然犀方了了?倘教此法传人间,和缓仓公都拜倒。三部九候不须言,《脉诀》《脉经》皆可扫。扁鹊洞见症结未为难,华佗轻用刳割岂云巧?"(《美国医士柏乐文寓吴下二十余年矣,近得一奇术,能洞见人脏腑……》)中国传统的近乎神话的医学成就,在西人技术的对比之下,显得相形见绌了,西学实在是可谔复又可佩的。在弥留之际,俞樾更是留下遗言,谆谆叮嘱子嗣们要学习西人语言文字,要留心声、光、化、电之学[25]。可以说,其"废医"之论与西学的传入也不无关系。

---

[1] 1851 年,俞樾赴北京应礼部会试得中第 64 名进士,后在保和殿复试,试题是"淡烟疏雨落花天",俞樾依题作诗,独辟蹊径,首句为"花落春仍在,天时尚艳阳"。咏落花却无伤感衰败之气,得到礼部侍郎、阅卷大臣曾国藩的赞赏,认为"此与'将飞更作回风舞,已落犹成米面状'相似,他日所至,未可量也",称赞他"咏落花而无衰飒意",并向阅卷诸官作了推荐,于是取为第一名,赐进士出身,钦点翰林院庶吉士。为感谢曾国藩的知遇之恩,俞樾遂取这

句诗的"春在"二字,作为自己的堂名,并以此命名自己的著作总集为《春在堂全书》。

[2]俞樾"生平喜为丸药以施人",颇得亲友邻居的信任。《右台仙馆笔记》曾记载一治例:"余居吴下马医科巷,邻潘氏有一媪,其妻母也,食菌后觉腹中有异,乃至床上卧,俄而吃吃笑,俄而大笑,惊谓其女曰:殆矣!吾食笑菌死矣!其言虽如此,而笑仍不绝声。未几,起而立旋仆,遂伏地狂笑。其女见此状,惊惶失措,以余家时有药饵馈送邻比,乃踵门问焉。余二儿妇检视沪上所刊《经验良方》,知食笑菌矣,薜荔可以治之。墙头适有此物,乃采一束,煎汤与之饮之,须臾笑止,至今无恙。"//俞樾.右台仙馆笔记[M].济南:齐鲁书社.1986:351.

[3]俞樾.与刘仲良中丞[M]//沈云龙.近代中国史料丛刊第四十二辑·春在堂尺牍.台北:文海出版社,1969:745-746.

[4]俞樾.与杨石泉中丞[M]//沈云龙.近代中国史料丛刊第四十二辑·春在堂尺牍.台北:文海出版社,1969:679-680.

[5]钟锬.俞樾的医事活动及医著[M]//中国人民政治协商会议浙江省德清具委员会文史资料研究委员会.德清文史资料第3辑·教育文化医卫体育史料.湖州:德清县政协:170.

[6]《枕上三字诀》文字艰深,一般读者很难读懂。不过,俞樾在《与彭雪琴侍郎》的信中,曾对此法做过节述,文字深入简出,甚为明了:"弟杜撰有《三字诀》,曰:塑、锁、梳。所谓塑者,力制此身,如泥塑然,勿使有毫发之动,此制外养中之要道也。所谓锁者,谨闭其口,如以锁锁之,勿使气从口出,不从口出则其从鼻出者,亦自微乎其微,有绵绵若存之妙矣。所谓梳者,存想此气,自上而下,若以梳梳发然,不通者使之通,不顺者使之顺,徐而至于丹田,又徐而至于涌泉穴,则自然水火济而心肾交矣。此三字,至粗至浅,然当寒夜漏长,辗转反侧,不能成寐,行此三字,俄顷之间,自入黑甜。若无论日夜,得暇辄行之,其功效当不止此。"//沈云龙.近代中国史料丛刊第四十二辑·春在堂尺牍[M].台北:文海出版社,1969:698-699.

[7]原文:本义篇第一:古者医卜并重,《周礼·天官》有医师,上士二人,下士四人,其所属有食医、疾医皆中士,疡医、兽医皆下士。《春官》有大卜,下大夫二人,卜师上士四人;卜人中士八人、下士十六人,所属有龟人,中士;菙人,下士。夫医卜一艺耳!而周公特置官以掌之,是圣人重医卜也。至春秋之世,此二事犹为当世所重。《左氏》载二百四十年中,自庄公二十二年懿氏卜妻敬仲,至哀公十八年楚人卜师,凡卜之事多矣!后世有裒集其事为一书者,《汲冢师春》是也。而医则有医和、医缓之伦,及战国而扁鹊出焉。《列子》书有矫氏、俞氏、卢氏之医。太史公作《史记》,扁鹊、仓公有传,龟策有传,医卜犹并重也。东汉以后,卜日益衰。盖春秋有筮短龟长之说,自孔子赞《周易》,学者宗之,至汉而列于经,人情乃重筮而轻卜。至唐李华遐叔遂有废龟之论,此论出而卜竟废。唐宋以来,医犹盛行,卜则否矣。夫《周官》有太卜无太医,是古之重卜甚于医也。卜可废,医不可废乎?直以其流传有自,而历朝之

习于其艺,见于《方术传》者,亦不乏人,故沿习至今耳!曲园先生本退叔废龟之论而为废医之论,故述本意,冠于斯篇。//俞樾.春在堂全书·第三册[M].南京:凤凰出版社,2010:750.

[8]原文:原医篇第二:上古元气淇濛,萌芽始滋,乃有神圣人出,迭为君长。其气为风,其声为雷,其喜为晴,其怒为阴。虽人焉而与天通矣!其所施设,类非后人所能效法。孔子删《书》断自唐虞,非徒久远难稽,亦以灵奇之迹非率由之准也。世传神农始尝百药,得上药一百二十种以养命,中药一百二十种以养性,下药一百二十种以治病。而其后黄帝因之,乃与岐伯、鬼臾区之徒著为医书,今《内经》是也。然考之《汉·艺文志》,农家有《神农》二十篇,阴阳家有《神农兵法》一篇,五行家有《神农大幽五行》二十七卷,杂占家有《神农教田相土耕种》十四卷,经方家有《神农黄帝食禁》七卷,神仙家有《神农杂子技道》二十三卷,而无本草之名。平帝纪元始五年,征天下通知逸经、古记、天文、历算、钟律、小学、史篇、方术、本草者,召诣京师。《楼护传》亦云诵医经、本草、方术十万言,则汉世固有本草矣,而不云出于神农。按:陆贾《新语·道基篇》曰:神农以为行虫走兽难以养民,乃求可食之物,尝百草之实,察酸苦之味,教人食五谷。然则所谓尝百草者,非尝药也。上古之时,五谷杂于百草,民人未知分别,神农氏于百草之中品尝其味而得此五者,以为服之宜人,可以长食,爰命之曰谷而教民耕种,此神农之所以名也。陆贾在汉初,及见先秦未焚之书,所言当得其实,后人因陆贾有神农尝百草之说,而著本草者,遂以属之神农,此非实矣。《汉志·经方家》只有《神农食禁》之书,盖尝百草时既得其可食者,并得其不可食者;其可食者,使民食之,五谷是也;其不可食者,禁民食之。汉时所传《食禁》必有所本,而今无传矣。《本草》之书不出于神农,《周官·疾医》"疏"引《中经簿》云:《子仪本草经》一卷。则知作《本草》者子仪也。又引刘向云:扁鹊治赵太子暴疾尸蹷之病,使子明炊汤,子仪脉神,子术按摩。然则子仪者,扁鹊之徒,亦六国时人也。刘歆《七略》不收本草,盖其时本草一书犹不甚重。若夫黄帝之书,则《汉志》所载固甚多矣,有在道家者,有在阴阳家者,有在小说家者,有在兵家者,有在天文家者,有在历谱家者,有在五行家者,有在杂占家者,有在医经家者,有在经方家者,有在房中家者,有在神仙家者,盖黄帝神灵无不通晓,后世百家诸子咸乐依附,以自尊大。是故铅椠之儒,薄今爱古;山林之士,厌常喜奇。虽五行、杂占诸家,均有取焉。至于执大道而破小言,崇正学而绝异端,则《灵枢》《素问》之书亦不过与《容成阴道》《风后孤虚》《长柳占梦》之方、《随曲射匿》之法同类而视之矣。惧世人不察,以为医道之传由古仙圣,未可议废,故略具本末著于篇。//俞樾.春在堂全书·第三册[M].南京:凤凰出版社,2010:750-751.

[9]原文:医巫篇第三:世之人争言医矣,然而未知也。夫古之医,古之巫也。《素问·移精变气论》黄帝问曰:余闻古之治病,惟其移精变气,可祝由而已。今世治病,毒药治其内,针石治其外,或愈或不愈,何也?岐伯对曰:往古人居禽兽之间,动作以避寒,阴居以避暑,内无眷慕之累,外无伸官之形。此恬淡之世,邪不能深入也,故可移精祝由而已。以是言之,上古之医不用药石,只以祝由治人之疾。是故古无医也,巫而已矣。及乎汤液醪醴之用广,而

巫与医始分。然在古书,巫医犹为通称。《世本》称巫彭作医,《山海经·海内西经》曰:开明东有巫彭、巫抵、巫阳、巫履、巫凡、巫相。郭璞注曰:皆神医也。《大荒西经》曰:大荒之中有灵山,巫咸、巫即、巫盼、巫彭、巫姑、巫真、巫礼、巫抵、巫谢、巫罗十巫,从此升降,百药咸在。郭璞曰:群巫上下此山,采药往来也。屈原《天问》曰:化为黄熊,巫何活焉。王逸注曰:言鲧化焉,黄熊入于羽渊,岂医巫所能复生活也。称医为巫,古之遗语也。夫"医"字亦作"毉",古之遗文也。夫周公制《周礼》,巫医已分矣。是故医师在《天官》,而司巫在《春官》。然男巫之职,主招弭以除疾病,则亦古意之夫泯者也。春秋之世,若医和、医缓之伦尚能推论治道,究极精微。而巫则若晋之梗阳之巫、楚之范巫,皆无深意,《列子》书称郑有神巫季咸,而其术浅陋不足道。盖巫之道衰矣。及汉世巫蛊之狱起而巫且为世诟病,自是以来,巫废而医孤行。惟楚之南尚有以巫为医者,亦不能出其乡,而凡江湖之士挟其术以谋食,率为士大夫所不齿。考之《王制》执左道以乱政,杀郑康成即以巫蛊当之。呜呼!就其初而言,则巫与医皆圣人为之者也;极其末流之弊,则巫可废而医亦可废。世之人贱巫而贵医,不知古之医巫一也,今之医巫亦一也,吾未见医之胜于巫也。//俞樾.春在堂全书·第三册[M].南京:凤凰出版社,2010:751-752.

[10]原文:脉虚篇第四:夫医之可废,何也?曰:医无所以治病也。医之治病,其要在脉,考之《周官》"疾医"之职,曰:参之以九脏之动。此即所谓脉也,乃九脏之动,迄无正解。郑康成谓正脏五,又有胃、膀胱、大肠、小肠,是以肺、心、肝、脾、肾之外,取六腑之四而为九也。吾不知何以舍胆与三焦而不数也。韦昭之说,《郑语》"九纪"也。以正脏及胃、膀胱、肠、胆为九,盖合大小肠而一之,故胆得列于九者之中,而三焦则仍不数也。夫人有五脏六腑,岂可以意为去取乎?然则《医师》所谓参之以九脏之动者,汉以后固不得其说矣,尚可与言脉乎?以《素问·三部九候论》考之,则知古人诊脉实有九处,分上、中、下三部:上部天,两额之动脉;上部地,两颊之动脉;上部人,耳前之动脉。天以候头角之气,地以候口齿之气,人以候耳目之气。此上部之在候也。中部天,手太阴也;中部地,手阳明也;中部人,手少阴也。天以候肺,地以候胸中之气,人以候心。此中部之在候也。下部天,足厥阴也;下部地,足少阴也;下部人,足太阴也。天以候肝,地以候肾,人以候脾胃之气。此下部之三候也。依此言之,则所谓参之以九脏之动者,庶几得其梗概,然其文亦不能无误。夫下三部即为足厥阴、足少阴、足太阴,则中三部自当为手太阴、手厥阴、手少阴,何以中部地为手阳明乎?至于三部之所在,亦莫能质言。王冰解下部天则有男女之分,解下部人又有候脾候胃之别,下之三部化为五部,恐非古法也。古法之变坏,盖始于扁鹊。太史公曰:至今天下言脉者,由扁鹊也。其上文言扁鹊饮长桑君药,视见垣一方人,以此视病,尽见五脏癥结,特以诊脉为名耳。盖扁鹊治病,初不以脉,故厌古法之烦重而专取之于手。此在古法则中三部也。扁鹊以中部包上、下两部,今医家寸、关、尺三部所由始也。扁鹊本以此为名,而后人乃奉为定法,不亦慎欤!郑康成颇知此意,故其注《医师》"以五气、五声、五色视其死生",则云审用此者,莫若扁鹊、

仓公;而于"两之以九窍之变,参之以九脏之动",则曰能专是者,其惟秦和乎? 是郑君之意,固谓扁鹊不知脉也,而言脉者率由扁鹊,则扁鹊之功在一时,罪在万世矣。呜呼! 世之医者,莫不曰吾知所以治病也,问其所以治病者,曰脉也。然而今之三部,岂古之所谓三部乎? 今之九候,岂古之所谓九候乎? 吾不知其所以治病者何也。昔王充作《论衡》,有《龙虚》《雷虚》诸篇,曲园先生本此而作《脉虚》之篇。《脉虚》之篇成,而废医之论决。// 俞樾.春在堂全书·第三册[M].南京:凤凰出版社,2010:752-753.

　　[11]原文:药虚篇第五:《周官》医师职以五味、五谷、五药养其病。郑康成说:五药曰草、木、虫、石、谷。贾公彦曰:草谓麻黄、芍药之类,木谓厚朴、杜仲之类,虫谓蜈蚣、蠃鳖之类,石谓磁石、白石之类,谷谓五谷之中麻豆之等,有入药分者,略举见例,说经之体然也。医家所宗则有《本草》一书,《隋·经籍志》谓之《神农本草》,实则六国时人子仪所作,说具《原医篇》矣。今就其书言之,有上药、中药、下药之分,养命、养性、治病之说。张华《博物志》解说其义曰:上药养命,谓五石炼形,六芝延年;中药养性,谓合欢蠲忿,萱草忘忧;下药治病,谓大黄除实,当归止痛。夫既分三品,则上品必高于中,中品必高于下。今以中品言之,蠲忿忘忧,徒虚语耳,未闻冲冠之发对合欢而下垂,向隅之夫见萱草而启齿也。又以上品言之,芝草难得,得之亦未必真,此姑弗论。至于五石炼形之说,唐宋士大夫往往受其累。韩退之深戒于水银,柳子厚危言于钟乳,近世以来,颇知觉悟,士大夫绝口弗言矣。夫上药如此,中药如彼,而独执区区下药,欲以夺造化之权,操生死之柄,不亦惑乎! 又况《本草》一经,屡经增益。陶隐居云:《神农本草》所出郡县,乃后汉时制,疑仲景、元化等所记。又有《桐君采药录》,说其花叶形色。《药对》四卷,论其佐使相须。魏晋以来,吴普、李当之等更复损益。或三品混揉,冷热舛错,草石不分,虫兽无辨,其所主治,互有得失,医家不能备见。又云:上古神农作为《本草》,其后雷公、桐君广其主治,繁其类族,或物异而名同,或物同而名异,冷热乖违,甘苦背越,采取殊法,出处异所,若此之流,殆难按据。夫陶隐居之时,《本草》一书已无定本,自是以后,代有增修,各执所见。草木无言,桐、雷不作,吾安知所谓热者果热乎? 寒者果寒乎? 至于人参,古出上党,今则辽东;延胡索,古出西南夷,今则浙西。地之异也。以木犀为桂,以建兰为兰,混梅以柑,呼芝为莒。此名之异也。古惟独活,今则有羌活;古惟芍药,今则有牡丹皮。此古今分合之异也。古方有预知子,今无其名。燕窝、海参,今皆入药,古无其物。此古今有无之异也。执古药以治今病,宜其中病者尟矣。又况蛇床乱蘼芜,荠苨乱人参,自古叹之。今则牟利之夫,善于诳豫,以香药为枳实,以花草子为沙苑蒺藜,骊虎莠禾,其何以辨? 夫医之所以知病者,脉也,脉则久失其传。医之所以治病者,药也,药则又不可恃。脉虚药虚,斯医亦虚矣。曲园先生所以愤然而议废医也。// 俞樾.春在堂全书·第三册[M].南京:凤凰出版社,2010:753-754.

　　[12]原文:证古篇第六:昔周公作《周礼》,有医师之官。然周公不知医也,使周公知医,则武王有疾,自宜内治以汤液,外治以针石,何必植璧秉圭,请以身代也? 孔子有疾,季康子

馈药,曰:丘未达,不敢尝。是孔子不知医也,使孔子知医,则药之宜否,自当知之,何必以未达为谢也? 又使孔子知医,则鲤也死,回也死,其人皆壮盛之年,非八十、九十气血并衰者,何遂不能救也? 孔子有疾,子路请祷,此足明孔子之不重医矣。孔子若重医,则其疾病之时,门弟子必以求医为急,子路不求医而请祷,是孔氏之门不言医也。孔子言医见于《论语》者,曰:人而无恒,不可以作巫医。然古者巫医通称,孔子此言,论巫非论医也。故曰不占而已矣。又,《礼记·缁衣篇》述孔子此言,云不可为卜筮,以彼证此,则此文论巫不论医明矣。孟子亦言巫匠,不言医匠,盖自古相传,巫为重而医为轻也。《春秋·昭十九年》:许世子止弑其君买。谷梁子以为不尝药,礼家因从而为之说,曰:君有疾饮药,臣先尝之;亲有疾饮药,子先尝之。夫人君每食,必使宰夫尝之,惧遇毒也。若药之杀人,则以药与病之相反,而非必其有毒也。虽尝之,亦何足以知之哉? 许世子之书弑,盖罪其进药,非罪其不尝药也。《公羊传》曰:止进药而药杀也。止进药而药杀,则曷为加弑焉? 尔讥子道之不尽也。其讥子道之不尽奈何? 曰:乐正子春之视疾也。复加一饭,则脱然愈;复损一饭,则脱然愈;复加一衣,则脱然愈;复损一衣,则脱然愈。然则,人子之事亲,在乎加损衣食之间,曲尽其心,而不在乎进药。进药而不得其当,不幸而亲以之死,君子谓之弑。呜呼! 方今之世,其不为许世子者盖寡矣。《左氏传》曰:许悼公疟,饮太子止之药,卒。书曰:弑其君。君子曰:尽心力以事君,舍药物可也。左氏之说盖与公羊氏同,其曰舍药物,则即吾废医之说也。今之世,为医者日益多,而医之技则日益苟,且其药之而愈者,乃其不药而亦愈者也。其不药不愈者,则药之亦不愈,岂独不愈而已。轻病以重,重病以死,然而有病者无不求医,子孙之于父母,父母之于子孙,苟有病不为求医,则人且议其不慈不孝。不知慈孝之实,在于适其寒暑,时其饮食,以致谨于未病之先。不幸有疾,则益加谨焉,如是而已。不宜妄进药物,欲益而反损也。《春秋》书许止以弑君,呜呼! 其垂戒严矣。//俞樾.春在堂全书·第三册[M].南京:凤凰出版社,2010:754-755.

[13]原文:去疾篇第七:曲园先生既为《废医》之论矣,又以人之有疾,不可无说以治之也。乃推疾之所由来,以知疾之所以去,于是有《去疾》之篇。其说曰:易有太极,是生两仪。两仪者,阴阳也。天道不能有阳而无阴,故人心不能有善而无恶。其善者何? 乃吾心中仁、义、礼、智、信也。其恶者何? 乃吾心中嗜欲也。孟子曰人性善,就吾心之善者言之也。荀子曰人性恶,就吾心之恶者言之也。其实兼而有之,不能无也。虽上圣不能无恶心,虽下愚不能无善心。上圣不能无恶心,犹唐虞之朝,未尝无其欢也。下愚不能无善心,犹桀纣之廷,未尝无龙比也。善治国者,退小人而进君子,故天下不乱。善养生者,消恶心而长善心,故吾身不病。夫所谓病者,岂风雨之不时、寒暑之不节欤? 风雨之不时、寒暑之不节,病之自外至者也,犹夫四夷之猾夏、盗贼之作乱,乘吾闲而作也。不得吾闲,彼固不作;虽有作焉,不为害也。夫人之病由心生也,心者,气之帅也。气者,人之所以生者也。善养生者,长善心而消恶心,犹朝廷之上进君子而退小人也。君子为政,天下顺之;善心为主,四体从之。其气和调而

畅达,流行于营卫之间,而足以御风雨寒暑之变。故其为人也不病,虽有病也不死。不善养生者,消善心而长恶心,犹朝廷之上进小人而退君子也。小人为政,天下逆之;恶心为主,四体违之,其气缪戾而底滞,非但不足御风雨寒暑之变,甚者挟吾心而妄行,为狂易之疾。故其为人也恒病,病轻者以之重病,重者以之死。及其将死,则血气消耗,筋骨解散,奄奄于床第之间,并向所谓恶心者,亦浸微浸弱,十不存一矣。此犹小人既败坏其国家,而其身亦从之也。故古语曰:人之将死,其言也善。夫将死而言善,何也? 其恶心不复存也。然则,人之所以病者可知矣。君子知医之不足恃,药石之无益,惟有长其善心,消其恶心,使太和之气洋溢于其中,而熏蒸乎四肢,颜色悦怿,须发鬒黑,骨筋坚强,寿命久长。大命既至,吾归吾真,修短随化,命之曰大顺。//俞樾.春在堂全书·第三册[M].南京:凤凰出版社,2010:755.

[14] 医药说:余有《废医论》五篇,刻入《俞楼杂纂》。余固不信医也,然余不信医而信药,于是又有《医药》之说。夫医师诸职列于《周官》,医不可信,何也? 曰:《周官》非周公之书也。周衰,有志之士私为一家之言以立后世之法者也。古之圣人,未始言医。王季有疾,文王不为求医也;文王有疾,武王不为求医也;武王有疾,周公不为求医也;孔子有疾,子路不为求医也;伯牛有疾,孔子问之,鲤也死,回也死,孔子深悼之,不为求医也。夫使古人而尚医,则以周公之多才多艺、孔子之圣又多能,岂不知医乎? 孔子曰:人而无恒,不可以为巫医。是孔子亦尝言医,不知非言医也,言巫也。上古治疾,祝由而已。故古之医,实古之巫,无恒之人,朝暮二三,虽巫者能通神达明,而不能测其意,故曰不可以为巫医。《礼记》引其文,则不为巫医,而为卜筮。故知孔子此言,非言医也。医术之盛行于世也,盖始于春秋不学无术之诸侯,彼皆身都富贵而惟恐失之,一旦有病,闻有道术之士能以术治之,则不惜重币以求之,和、缓之徒所以出也。就和、缓二人言,则和为优,彼医缓者乃后世方士之流,结交宦官宫妾,刺探人君阴事,以自神其说。故晋侯梦疾,为二竖子在膏之下、肓之上,而缓即云:疾在膏下肓上。殆晋侯尝以梦告近侍之人,缓刺探而得之也。故虽能言之,而不言何以知之。晋侯闻其言与其梦合,即以良医称之。方士之徒所以欺世主者,类如此也。和之言稍稍近理,然与汉以后医家之言皆不合,即与世所传黄帝《素问》诸书亦不合,故知《素问》诸书,春秋时未有也。且和、缓皆秦人,盖秦人多能为医者,晋与秦近,且婚姻之国,故有病即求之,他国固不然也。齐景公疾,梁邱据请诛祝固史嚚,使其时已重医,何不杀一二庸医以谢诸侯,而惟祝史是问乎? 可知当时治疾,犹以巫不以医,乃自古相传之说。子路为孔子请祷,不为孔子求医,亦此意也。至战国时,齐固有医矣,孟子有疾,王使医来,然孟子云巫匠亦然,不云医匠亦然,是仍以巫为重,古之遗言也。药出于医,医不可信,何以信药? 曰:所谓药者,非使医生切脉处方,杂书药十数种或数十种,合而煮之而饮之也,药乃丸散之类也。丸散之类,由来久矣,康子馈药,药者,丸散也。不然,则其性之为温为寒,其用之为攻为补,圣如孔子岂有不知而云未达乎? 谚云:神仙不识丸散。故孔子未达而不敢尝也。《曲礼》云:医不三世,不服其药。天下有祖为名医,至其孙而失传者矣。又有身为名医,而其祖若父则皆不能者矣。而云医不

三世,不服其药,岂理也哉！药亦丸散也,医者卖药之家也,故必三世之后,人皆知其药之善,然后敢服之。宋·孟元老《东京梦华录》所载,有李生荣小儿药铺。吴自牧《梦粱录》所载,有修义坊三不欺药铺。近时如京师之同仁堂、苏州之沐泰山堂、杭州之叶种德堂,皆近之矣。余次子娶于唐棲姚氏,其家以致和堂痧药名天下二百余年,此非特三世之医,乃十世之医也。若必切脉处方,然后谓之医,则《曲礼》之文万不可通矣。原药之所以自起,盖天生五谷所以养人,人可常服,其余百果、草木则皆不可以常服,故亦不可以养人,然其性有与人之疾宜者。生民之初,皆食草木之实,遇有风雨、晦明、寒暑不时之疾病,偶食一草一木,忽然而愈,始犹不察,继而惊异,转相告传。或曝而干之,屑之为末,或合数种为一,以水和合之,此丸散之名所以始也。其名盖出于勺药,古语:和调五味,谓之勺药。《文选·子虚赋》"勺药之和具"、《七命篇》"和兼勺药",其义皆同丸散之类,皆以调和而成,故取勺药之义名之曰药。合众味而为药,犹合众音而为乐也。许氏《说文》以药为治病草,未得其义。然其字从草,则知后世医家杂用金石,弥失古意矣。既有丸散之类,因有世以为业者群,谓之医,而三世之医遂以有闻于世,医和、医缓即其人也。其尤工者,则能运以己意,不拘成法,始以医名,盖医与药自此分矣。其初不为无功,而其后流弊益滋。许悼公饮世子止之药而卒,《春秋》谓之弑君。传《春秋》者,因有舍药物之说,余《废医》之论本之此也。然医可废,而药则不可尽废。余每岁配合所谓普济丸者数十料,又于京师、于广东、于上海买膏、丹、丸、散,无虑数十种,有求者,问所患而与之,往往有神效,而世之延医切脉处方以治疾病者,则十而失之八九也。此余所以不信医而信药也。药之始,固出于医,然此等医皆神而明之,非世俗之医也。余亦岂敢谓世间必无良医,然医之良不良,余不知也,必历试而后知焉。身岂可试乎哉？不如其废之也。世之好行其德者,夏秋之间辄设一局,以施医施药,余谓施药可,施医不可。彼高手之医,不屑入局,其来局者,皆不知医,苟求此一舆之值、一饭之资而已,而以治人之疾,名为行善,实则作孽,不如多购各处名药以施人之为得也。余是以又出《医药》之说,以告世人。至医之可废,则具在《废医》论,兹不具说。//俞樾.春在堂全书·第三册[M].南京:凤凰出版社,2010:856-858.

[15] 北京中医学院.中国医学史讲义[M].上海:上海科学技术出版社,1964:3.

[16] 盛蓝.俞樾与医药[J].医古文知识,1995(1):28.

[17] 赵洪钧.近代中西医论争史[M].合肥:安徽科学技术出版社,1989:53.

[18] 盛蓝.俞樾与医药[J].医古文知识,1995(1):32.

[19] 沈云龙.近代中国史料丛刊第四十二辑·春在堂尺牍[M].台北:文海出版社,1969:571-572.

[20] 刘泽生认为:家庭不幸是俞樾提出"废医"的内因。而西学东渐,曾国藩、李鸿章幕府洋务派师友的影响、入室弟子的命运、日本学者带来的信息及百日维新时光绪帝的谕旨等背景,都是他后来未改变自己废中医主张的不可忽视的外因。//刘泽生.俞樾废止中医思想

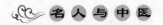
根源探索[J].中华医史杂志,2001(3):171－174.郝先中认为:造物弄人,命途多舛。百般不幸频频照临,家庭的灾难,医药的无助,使俞樾不得不哀叹人生噩运,怀疑甚至迁怒中医。在经受接二连三的重创之后,俞樾步入情感生活的低谷,在撰写《俞楼杂纂》时已感"意气颓唐,衰病交作"。在这种对生活几乎失去信心的无奈心态下,有感而发,专列"废医"一章,"愤然"提出废除医药,是合情合理的情绪化流露,也是俞樾废医思想最顺理成章的注脚。//郝先中.俞樾"废医论"及其思想根源分析[J].中华医史杂志,2004(3):187－190.

[21]俞樾.右台仙馆笔记[M].济南:齐鲁书社,2004:52－53.

[22]苏渊雷.绝妙好联赏析辞典[M].上海:上海辞书出版社,1994:597－598.

[23]章太炎.章太炎全集·第八卷[M].上海:上海人民出版社,1994:19.

[24]《中华大典》工作委员会,《中华大典》编纂委员会.中华大典·文学典·明清文学分典·清文学部三[M].南京:凤凰出版社,2005:575.

[25]俞润民,陈煦.德清俞氏:俞樾·俞陛云·俞平伯[M].北京:中国人民大学出版社,1999:99.

李鸿章:以意进退,
病机凭虚构象,非实测而得其真

　　李鸿章,本名章桐,字渐甫,一字子黻;号少荃,亦作少泉;晚年自号仪叟,别号省心,谥文忠。1823 年 2 月 15 日生于安徽省庐州府合肥县东乡(今肥东县)磨店庄。1840 年中秀才,1844 年中举人,1847 年中进士。1859 年 1 月,入曾国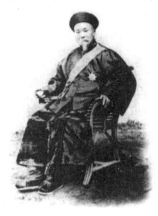藩幕府帮办营务。1862 年,署江苏巡抚。1863 年聘英人马格里创办上海洋炮局,以对付太平军。1863 年 3 月 28 日,奏请仿京师同文馆之例,创设上海广方言馆(初亦名同文馆),获准后于同年底开办。1865 年,署两江总督,于 9 月奏准成立江南制造总局,引进西方大机器生产方式。1866 年 12 月,授钦差大臣,专办"剿捻"。翌年署湖广总督。1870 年调补直隶总督兼北洋通商事务大臣,成为洋务派的首领。1881 年 12 月 15 日,开办天津医药馆,1894 年扩充易名为天津医学堂,专门造就海陆军外科医生。1895 年 2 月,勒令"作为头等全权大臣"赴日议和,4 月签订《马关条约》,割地赔款,丧权辱国。1896 年 3 月 28 日,受命出访欧美;6 月,收受贿赂后在莫斯科签订《中俄密约》。1900 年义和团运动兴起后,于 7 月被调任直隶总督兼议和全权大臣,次年代表清廷签订《辛丑条约》。1901 年 11 月 7 日病逝,终年 79 岁。著作有《李文忠公全集》[1]。

李鸿章这位权倾一时的晚清重臣，有学者认为他是"最早明确提出中西医学汇通思想的人"[2]，这主要是因为他在1890年为美国医学传教士洪士提反(S. A. Hunter)的《万国药方》所做的"序"中所说的一句话的缘故。

美国浸礼会传教士洪士提反在山东烟台行医、传教、研究中国医药多年，认为李时珍《本草纲目》中所载的1892种药物，有很多是出产于外国的。鉴于"临症如临敌，必思有以制之；用药如用兵，必思有以胜之……如药不对症，亦何益之有……近来由泰西诸国的药物运至中邦者，难知其性，苟不条分缕析，

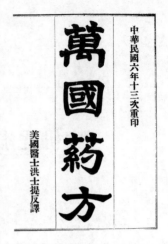

《万国药方》书影

拾利陈害，将不免以剽悍之品，视为寻常之剂，则利人者转以害人"[3]，于是就以思快尔(Squire)的《英国药典参考》(Companion to the British Pharmacopoeia)为基础，参考斯密思(Povter Smith)的《中国药物学》(Materia Medica of China)、嘉约翰的(J. Kerr)的《药物学与化学》(Materia Medica and Chemistry)和傅约翰(Fryci)的《傅氏化学》(Frycis Chemitry)等书，于1886年编译成一本中文书籍，定名为《A Manual of Therapeutics and Pharmac》(按照英文，应翻译为《英译药物和药剂学手册》)。1890年，上海美华书馆出版时，冠名为《万国药方》。前有1890年9月李鸿章写的"序"，其中最著名的一句话就是中医"以意进退，病机凭虚构象，非实测而得其真也"。

《汉书·艺文志》将"方技"分为四种，其中"经方"共十一家，是根据药物的寒热属性，衡量疾病的轻重程度，辨别药物的各种性味，制成寒热温凉的药剂，用来疏通郁闭，解除蕴结，使身体恢复正常。但只是综合谈到在四季不同气候下的用药方法，没有涉及事物常理的变化，所以张仲景选用《神农本草经》的365种药物，制成113个方剂。考察其所撰录的内容，不能不说是非常杰出而雄伟的，但是凭借主观想象来决定疾病的发展和消退，病机凭空揣摩想象，并非是实测而得到的真实情况。泰西医学有专门的管理机构，有学堂，又有很多世代相传的专科，脏腑结构和功能都是经过考核检验而来，药物剂型更是精细翔实。再说中国上古俞跗治病，也曾施行手术，剖腹清洗肠胃，但这些

方法失传已久，而泰西医学对于肿疡、金疡、折疡、溃疡的治疗则敷药物于患处，刮除恶疮脓血，以药物除蚀腐肉。而且对于草木金石的化学单质和化合物，都一一研究微妙精细，务必尽其实用，不仅仅是用炮制的方法来深入使用药物的特性，则尤其是中国医生所达不到的。我很久以来就对其在医学上的用心精微、设立方法之完善而感到敬佩。美国人洪士提反（S. A. Hunter）先生把所著的《万国药方》一书给我看，并且要我撰写序言。这本书记载的方药配置，都是遵从英国的药学著作，对于液体药物用容积单位衡量，固体药物使用天平称量，凡是性味猛烈的药剂都使用林士测量，极小用量药物的容量与重量计量深合中医刀圭、铢两的意义。其所划分药物的方法十分精细，有金石、酸盐等各类，改病剂（alteratives）、改血剂、解酸剂（antac-

《万国药方序》书影

ids）、补卢剂等数十类药剂，又绘制各种制药器具图，使阅读者心中清楚，没有探询摸索道路的忧虑。其理论可以得到验证，真是太了不起啦！我曾经感慨中国医学藏书的内容丰富，现存的藏书量几乎可以和道教和佛教的藏书相等，但是海外的医学几乎没有看到著录。近来日本书禁大开，所藏的医书往往流入到我国，继此旧观，各种船舶往来在海中之后，奇异的书籍接踵而至，西医的学说逐渐兴盛起来，而我非常喜欢罗雅谷的《人身图说》，最能和中医书籍相互印证，比如以脑髓筋为运动的激发，就是《素问·五脏别论》'予闻方士或以脑髓为脏'、《灵枢·海论》'脑为髓海'的意思，而俞正燮（字理初）反而认为是不正确的。其他像循环于血络的血与《内经》相符合，心肝的系带居右与郑玄注《周礼》相符合，都可以增长奇异的见闻，至其所说的脉络、血络、经络的不同，肝叶、心窍方面的不同，更可补充《针灸铜人图》所不完备的部分。这本书光辉灿烂，阐发挖掘了虞舜、大禹等圣人未开发的领域,怎么能因为其学说与众不同而排斥它呢?这本书专门阐明方药的应用,也如同葛洪《肘后备急方》、孙思邈《备急千金要方》的体例,便于查询了解。倘若学者能够融合中西医的理论来达到极其精微的境域,对于医学难道是小的补益吗?而先生使世人长寿的先行功劳,是无以计量的![4]

该"序",确实是旗帜鲜明地表达了李鸿章的中西医观。首先,指出了中医、中药的不足之处;其次,认为西医在医学教育、医药、解剖学上有其所长,是超出中医之处;再次,在比较中西医的同时,对中西医在中国的发展态势做出了评判;最后,还表明了中西医应该汇通的主张[5]。

作为一个从小即接受中国传统文化教育,在西医传入中国之前,家人、子女及本人罹病也都请中医救治并深受其嘉惠的李鸿章,为什么在1890年就有这样的"扬西贬中"之论呢?这是我们今天不得不探讨寻绎的地方。

李鸿章较早即接触西医。他在镇压太平军时与外国人组建的常胜军有所联系,而该军中就有英国人马格里等担任军医。不过在此前后,李鸿章并没有对西医产生太大的兴趣。一个明显的表征就是马格里后来并非被李鸿章聘来从事医疗工作,而是制造枪炮,以后又被聘从事外交活动。其二,我国最早自西方学医归国的黄宽,于1862年受聘于李鸿章幕府而不为所用,未几辞职,足见这时李鸿章对引进西方医学毫无兴趣[6]。

李鸿章由对西医不太关注到笃信西医的变化过程,可以认为与下列几件事情关系较为密切:

1876年7月28日,清政府谕令李鸿章"全权便宜行事",前往烟台参加"马嘉理事件"[7]谈判。当时李提摩太正负责浸礼会在烟台的医院。因为不能适应当地的水土,李鸿章手下的很多士兵因患热病和痢疾来医院诊治。李提摩太遂将一些奎宁丸和止痛药作为礼物送给李鸿章,让他分发给他的随员和士兵们,李鸿章为此特地致信答谢[8]。这是李提摩太第一次见到李鸿章。之后,李鸿章与李提摩太多次晤面,并对李提摩太非常信任,于1890年7月任命李提摩太担任天津《时

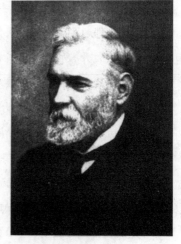

李提摩太

报》主笔。两人相交数年，建立了颇为密切的关系。李提摩太对李鸿章的评价是："可以肯定的是，他是我所遇到的无数官员中最伟大的一个。从体形上看，他比绝大多数人都高；从智力上看，他更在众人之上，能越过他们的脑袋看到遥远的地方。"[9] 可能是在李提摩太的影响下，"李鸿章喜欢给那些翻译过来的系列科学初级读本写序言"[10]。同时，李提摩太这次为李鸿章士兵诊病及赠药事件，可以说在一定程度上影响了李鸿章对待西医的态度。

1879 年，李鸿章的夫人患病，几近病危。李鸿章派遣幕僚找了许多中国顶尖的大夫，吃了不知多少副药，然而其妻的病就是不见效，"大率漫无把握，非以方探病，即以病试方"。结果总共延请了 17 名中医，其夫人的病不仅未能治好，反而加重了。在这种情况下，他认为所请之人都是庸医，于是"幡然变计"[11]：请西洋医生给自己妻子看病，或许会令她痊愈。于是李鸿章写了一封信，派幕僚送往美国驻天津领事馆。美副领事毕德格接到李鸿章的信后，不敢怠慢。立刻请在北京的美以美会女医生郝维德来津。赫维德到天津后，华子明向她作了详细交待。郝维德只是笑笑，作为医生，看病是她的职责，治好病是她的本分，然而，在毕德格面前，她还是"OK！OK"地答应着。李鸿章对郝维德热情招待，派幕僚多方照应。郝维德对这些已是习惯了，她坐在李鸿章妻子面前，寻问病情，并不像中医那样诊脉。然后，这位外国女医生以她的程序为李鸿章的妻子做了全面检查。"会好的！"郝维德检查完后说。果然经过郝维德的一番治疗后，李鸿章妻子的病竟奇迹般痊愈了[12]。

1887 年 11 月，李鸿章在天津病重，当地医生诊断为"舌癌"，都认为病将不治。李鸿章急召香港西医书院院长孟森，孟森日夜兼程到达天津，确诊为"舌下脓肿"，经引流霍然而愈[13]。

这些切身经历使李鸿章感受到了近代西医的灵验，也看到了中医的无助，彼此的强烈反差对李鸿章的观念变异产生了很大影响。于是乎，竟引申出了另一个想法：能不能在天津建一所西医医院？其实，天津早已有西医医生，那还是1860 年天津开埠之后，英法联军进天津后建立的一个随军医疗所。于是，李鸿章解囊自筹款项，通过英国伦敦教会聘请马根济来天津。实际上，马根济在这年的三月已达津门，主持英国基督教伦敦医院。李鸿章请郝维德给其妻治病，是通过美领事毕德格，因而不好介入。但在治疗过程中，马根济给郝维德提出了非常中肯的建议。这事李鸿章后来才听说，聘请马根济成为理所当然。看到医院设备陈旧而简陋,资金也匮乏,马根济便上书李鸿章,请求协助。李鸿章接到马根济的报告后,又为其广筹资金,天津卫的一些官员、商人、洋人买办在李鸿章的号召下,纷纷捐款,原医院建在天津河北区药王庙,根本无法解决重症患者住院治疗问题,于是重新选址,建立一所

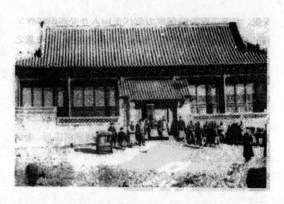

1860 年建成的马大夫医院

全新的医院。新址坐落在天津劝业场一带(今大沽路),临近海河马家渡口,距海河大连码头较近,交通极其方便。光绪六年(1880 年)十一月一日,新建医院正式落成。开幕式那天,李鸿章等在津文武官员、外国驻津使馆人员以及全部在津传教士悉数参加。当李鸿章到来时,马根济出门迎接,然后陪李鸿章等文武官员参观了医院的门诊部、病房和手术室。其中,李鸿章等人对手术室最感兴趣。对此,马根济写道:"外科手术室激起了参观者的最大兴趣。手术室的墙壁上挂着解剖图和人体生理图,手术台上摆满了成套崭新的手术器械,同时室内还有一具人体模型和一个心脏模型。"[14]马根济看到李鸿章心情喜悦,于是说:"李中堂,请您主持开幕仪式,可否?""可以,当然可以!"李鸿章爽快地答应了。李鸿章主持开幕仪式完毕后,应马根济之邀,欣然提笔,写下了这么几个字:

> 有治人,有治法,不妨中外一家。[15]

自此以后,李鸿章笃信西医。他的母亲生病,李鸿章邀请赫慧德为之治疗[16]。醇亲王因两臂疼痛,"京城医士未有以《肘后方》治愈之时",李鸿章"即特派西医马根济高足麦君等晋京为王疗治"[17]。翁同龢在光绪十八年正月十三日(1892 年 2 月 11 日)的日记中说:"合肥相国之幼子(颂阁之婿,今年十五,极聪慧)于初六病卒,三日病耳。相国初五日寿,将吏云集,致祝之物争奇竞异,亦已泰矣。倚伏之理可畏哉!相国笃信洋医,此亦为其所误。"[18]但李鸿章并未因此而改变对西医的态度,七十寿辰时,张佩纶说李鸿章得了"道家的纯阳之术",李鸿章听了"大笑之",张佩纶因此说李鸿章"笃信洋医"[19]。原因即在于中医"医者疗疾,不问何症,概投之以古方,诚未见其效也"[20]。

在接触西医、信奉西医的情况下,李鸿章对中医和西医都有了新的认识,遂形成了他对中西医的独特看法——合中西之说而会其通以造于至精极微之境,于医学岂曰小补。这与李鸿章的文化观和科技观也完全吻合。

从镇压太平天国发家的李鸿章,一开始就对西方的东西表现出浓厚的兴趣。当1862年4月8日,李鸿章率第一批服装不整、武器简陋的两千淮军到达上海时,外国人见之,辄加以讥笑。起初,李鸿章尚颇自信,说:"军贵能战,非徒饰观美,迨吾一试,笑未晚也!"[21]但他的思想变化很快,仅仅十天之后,当目睹了洋枪队同太平天国作战之后,他的看法很快就改变了,当时致函曾国藩说:"连日由南翔进嘉定,洋兵数千,洋炮并发,所当辄靡。其落地开花炸弹,真神技也!鸿章遵师训'忠信笃敬'四字与之交往,密令我营将弁随队学其临敌之整齐静肃,枪炮之施放准则,亦得切磋观感之益。"[22]钦慕之情溢于言表,并流露出"从而学之"之意。此后,他便一面函托其兄李瀚章在广东购买洋枪,一面请常胜军统领华尔帮他物色洋匠,以制造炸弹。再以后,在与洋人和西方坚船利炮的频繁接触中,逐渐认识到西方近代科学具有先进性,学习西方科技是中国富强的关键:"中国欲自强,则莫如学习外国利器。欲学习外国利器,则莫如觅制器之器。"[23]"西人所擅长者,推算之学、格物之理、制器尚象之法,无不专精务实……必能尽阅其未译之书,方可探赜索隐,由粗显而入精微。我中华智巧聪明,岂出西人之下?果能精熟西文者转相传习,一切轮船火器等巧技,当可由渐通晓,于中国自强之道似有裨助。"[24]但又认为外来的科学文化与中国传统学问不相悖,而且可补中国之不足,"中国文武制度,事事远出西人之上",虽"洋学实有逾于华学者",但"师彼之长,去我之短",中西文化有差异,却并不认为二者非此即彼、势不两立,相反,他声称:"余喜西学格物之说,不背吾儒。"[25]也就是说,西方"格致"之说与中国传统学问是相通的,可以借鉴西方文化中有价值的部分来弥补中国文化之不足,吸收西方近代科学文化改造传统文化,汇通中西,创造旧中有新的新文化。

但是也要看到,在李鸿章思想中确实存在着对西方科技的盲目崇拜,在军事上他有"武器至上"的思想倾向,认为西方的洋枪洋炮所向无敌,战无不胜,西方诸国"轮船电报之速,瞬息千里;军器机事之精,功力百倍;炮弹所到,无坚不摧,水陆关隘不足限制,又为数千年来未有之强敌"[26]。因此,李鸿章提出"外须和戎"的主张,反对与西方交战,认为中国积贫积弱,战则必败,积极主张妥协。李鸿章在历次战争中几乎都是主和派,反对战争的因素除了他认为中国贫弱,缺乏实力外,就是震慑于西方强大的军事科技力量。

此外,李鸿章还是中国第一个拍 X 光片的人。事情的经过还得从《马关条约》的签订说起。

1895 年 3 月 14 日,李鸿章率团从天津出发,乘坐德国的"礼裕"和"公义"两船前往日本所定议和地点——马关。3 月 20 日下午,到达日本马关。3 月 24日下午 4 时,中日第三次谈判结束后,满怀心事的李鸿章步出春帆楼,乘轿返回驿馆。就在李鸿章的轿子快到达驿馆时,人群中突然蹿出一个名叫小山丰太郎的日本浪人,照准李鸿章就是一枪。李鸿章左颊中弹,血染官服,当场昏厥。一时之间,现场秩序大乱,行人四处逃窜,日警迅速出动。小山丰太郎也马上趁乱躲进人群,逃到路旁的一个店铺之中。李鸿章的随员们赶快将其抬回驿馆,随行的西医马上进行急救。幸好子弹没有击中要害,过了不久,李鸿章就苏醒过来。李鸿章表现得异常镇静,还嘱咐随从们将换下来的血衣保存下来,不要洗掉血迹。面对斑斑血迹,73 岁的李鸿章不禁长叹:"此血可以报国矣!"李鸿章的伤势经诊视后确认是伤在左眼下一寸,子弹虽留在体内,并没伤到眼睛。当时数国医生会诊,日本医生建议

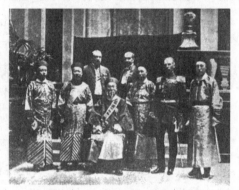

李鸿章的主要随员和外国顾问

开刀取出子弹,法国和德国医生则反对,担心贸然开刀会有危险,会危及已经七十几岁的李鸿章的性命,既然眼睛无碍,还不如暂时保留,最终未施手术取出弹头。

李鸿章因甲午战败及签订《马关条约》,遭到国人的唾骂,朝野上下口诛笔伐,被剥夺了北洋大臣、直隶总督的职位,只保留了文华殿大学士一衔。但慈禧念他过去的功劳,1896 年 2 月决定让李鸿章出访欧美。1896 年 3 月 18 日,乘坐法国游轮"爱纳斯脱西蒙"号从上海出发,10 月 3 日回到天津,历时 190 天。其间,经过四大洲,横渡三大洋,水陆行程 9 万多里,遍访欧美 8 个国家,尤其是访问了当时欧美五大强国,可以说他是清代大臣中第一个进行环球访问的人。

1896 年 6 月 13 日,李鸿章乘火车前往德国进行访问,下榻于柏林豪华的凯

撒大旅馆。德国方面殷勤款待,并充分考虑到了李鸿章的嗜好,房间茶几上摆着雪茄烟,庭院长廊中挂着画眉鸟。寝室墙壁上高悬照片,左边是李鸿章,右边是德国前首相俾斯麦。6 月 14 日,他前往皇宫晋见德皇威廉二世,呈递国书,并致颂词,对德国介入归还辽东、帮助中国训练军队、购械铸船表示感谢。15 日,李鸿章应德皇之邀,到行宫参加国宴,随后德皇请他参观德国军队。德国政府建议李鸿章到医院拍 X 光照片检查身体。经旁人的劝告,李鸿章接受了 X 光机对他受伤的头部照相,亲眼在一张胶片上看见了日本制造的铅弹以何种姿势镶嵌在他左眼下的骨头上。李鸿章对新检查术感到十分稀奇,称之为“照骨术”。李鸿章在 X 光被发现后仅 7 个月就体验了这种新技术,成为拍 X 光片的第一个中国人[27]。

[1]《中国教育大系》编纂出版委员会.中国教育大系·历代教育名人志[M].武汉:湖北教育出版社,1994:319 - 320.

[2] 赵洪钧.中西医汇通思想初考[J].中华医史杂志,1986(3):146.

[3] 薛愚.中国药学史料[M].北京:人民卫生出版社,1984:333.

[4] 原文:《汉书·艺文志》列方技为四种,凡经方十一家,谓本草石之寒温,量疾病之浅深,辨五苦五辛,致水火之齐,以通闭解结,反之于平。然互言气感之宜,未及物理之变,故撰用《本草》三百六十五品,制为一百十三方。迹其撰录,非不棐然雄观,然以意进退,病机凭虚构象,非实测而得其真也。泰西医学有专官,有学堂,又多世业孤学,脏真腑俞悉由考验,汤液酒醴更极精翔。且俞跗治疾,割皮解肌,湔浣肠胃,此法久佚。而彼方于肿疡、金疡、折疡、溃疡之祝药劀杀,尤得其传。且于草木金石之原质化质,一一格致微妙,务尽实用,非仅以炮制为尽物性,则尤中土医工所未逮者。予久伟其用心之精,而立法之善矣。美人洪士提反君以所著《万国药方》一书见示问序,其为书方药配制,悉从英国本草,而于流质之用量、定质之用秤与凡猛剂之用林士,极小之数深合刀圭、铢两之义,其所分药精、金石、酸盐各类改病、改血、解酸、补卢等数十剂,又绘列药器各图,俾阅者心目洞然,无索涂摘埴之患。甚矣,其言之可征也。予尝慨中国医藏一目综今存者,几与释、道二氏埒,而海外之方绝一见著录。近时日本书禁大开,所藏医书往往流入吾土,仍是旧观舶交海中,异籍踵至,西医之说甚盛益兴,而予深喜罗雅谷之《人身图说》,最与吾书相印证,如以脑髓筋为激发,即《素问·五脏别论》“予闻方士或以脑髓为脏”、《灵枢·海论》“脑为髓海”之意,而俞理初反非之。他若罗络之血与《内经》合,心肝之系居右与郑注《周礼》合,皆足以广异闻。至其谓脉络、血络、经络之异,肝叶、心窍之殊,更可补吾《铜人图》所未备。奇光灿然,发于舜迹禹踵未届之域,乌得以其说之畸傥而斥之哉?是书专明用药方剂,亦如葛洪《肘后》、思邈《千金》之体,以便循省。

倘学者合中西之说而会其通以造于至精极微之境,于医学岂曰小补。则君嚆矢之功,其寿世寿人,讵可量欤? 光绪十六年九月合肥李鸿章序//敬录李少荃伯相《万国药方·序》[M]//林乐知.万国公报(十八).台北:华文书局股份有限公司,1968:11652 - 11653.

[5] 李传斌.李鸿章与近代西医[J].安徽史学,2001(3):21 - 24.

[6] 赵洪钧.近代中西医论争史[M].合肥:安徽科学技术出版社,1989:60.

[7] 马嘉理事件,是英国在云南制造的边境事件,史称"滇案"。英国早在 1820 年代,就对中国的西南邻邦缅甸发动侵略战争,逼迫缅甸割地赔款。1850 年代,英国侵占仰光,夺取了整个下缅甸地区。随后,英国处心积虑地策划打开中国西南大门。1868 年曾派赖斯登率武装探路队探测由缅甸到云南的路线。1874 年,英国再次组织了以上校军官柏郎为首的近200 人的庞大武装"探路队",驻北京英国公使馆特派翻译官马嘉理从北京经云南前往缅甸接应。1875 年 1 月,马嘉理到缅甸八莫与柏郎会合后,引导武装"探路队",由缅甸分两路越境,深入云南腹地。1875 年 2 月 21 日,遭到驻守曼允山寨的景颇族人民的盘询和阻拦。"探路队"根本无视中国主权,竟然开枪打死打伤边境群众数人。这一猖狂挑衅激起当地群众的反抗怒火,他们自卫还击,当场击毙马嘉理等 6 名侵略者,将"探路队"赶走。

[8] 李提摩太.亲历晚清四十五年:李提摩太在华回忆录[M].天津:天津人民出版社,2005:59.

[9] 李提摩太.亲历晚清四十五年:李提摩太在华回忆录[M].天津:天津人民出版社,2005:224.

[10] 约翰·濮兰德.李鸿章传[M].天津:天津人民出版社,2008:254.

[11] "直隶总督李爵相之夫人,前月患病,势颇危殆,凡津城内外之五吊请封、四名飞轿,自命为国手者延请几遍,大率漫无把握,非以方探病,即以病试方,求其对症发药者,渺不可得。总共计之,医经十七人,而病益沉重。爵相概以庸医目之,因蟠然变计"。//西医神技[M].申报第 2274 号,1879 年 8 月 30 日//上海申报馆.申报.台北:台湾学生书局,1965:17424.

[12] 郝维德"只先用犀利银刀,就夫人臂上剔皮挖肉,穴一小孔,视种洋豆略为深钜,穴上插一玻璃管,灌以药水,水性下注如泉,未几已浃髓沦肌,药性由外达内。时夫人病已剧,偃息在床,几于不动不息。至是,腹中雷鸣。西医称有转机即退出,医士始审问病原,知因怒气而作,随用西国平肝散气之剂,药水每用不过一两匙,药末不过一刀圭三两,日后竟进饮食,现时霍然矣。"//西医神技[M].申报第 2274 号,1879 年 8 月 30 日//上海申报馆.申报.台北:台湾学生书局,1965:17424.

[13] 慕景强.西医往事:民国西医教育的本土化之路[M].北京:中国协和医科大学出版社,2010:25.

[14] 古津贤,李大钦.多学科视角下的医患关系研究[M].天津:天津人民出版社,

2009:78.

[15]齐植璐.李鸿章与马大夫医院[M]//中央文史馆.津沽旧事.北京:中华书局,2005:150.

[16]常茂.西女精医[M]//申报第3170号,1882年3月2日//上海申报馆.申报.台北:台湾学生书局,1965:17424.

[17]西医进京[M]//林乐知.万国公报(十六).台北:华文书局股份有限公司,1968:10638.

[18]陈义杰.翁同龢日记·第五册[M].北京:中华书局,2006:2500.

[19]李传斌.李鸿章与近代西医[J].安徽史学,2001(3):22.

[20]李鸿章全集·第十二册[M].长春:时代文艺出版社,1998:1063.

[21]二十五史全书·第十册·清史稿[M].呼和浩特:内蒙古人民出版社,1998:922.

[22]李鸿章全集·第十二册[M].长春:时代文艺出版社,1998:3034.

[23]李鸿章.致总理衙门书[M]//陈景磐,陈学恂.清代后期教育论著选·上册.北京:人民教育出版社,1997:188.

[24]李鸿章.请设外国语言文字学馆折[M]//陈景磐,陈学恂.清代后期教育论著选·上册.北京:人民教育出版社,1997:186.

[25]李鸿章.增订格物入门七种七卷序[M]//张晓.李鸿章对西方近代科学的认识.社会科学论坛,2010(24):10.

[26]李鸿章全集·第十二册[M].长春:时代文艺出版社,1998:1063.

[27]林乐知等编印的《李傅相历聘欧美记》说:"中堂在马关议约之际,猝遭不知教化人之毒手,枪弹留于面部,至今未出,心颇忧之。此次道出柏灵,知有操朗德根之术者,乃延摄其面影;即见枪子一颗,存于左目之下,纠毫毕现。闻中堂将商知名医,剖颧出弹。"//林乐知,蔡尔康.李傅相历聘欧美记[M]//走向世界丛书第一辑第九种,长沙:岳麓书社,1986.73.林乐知等报告李鸿章欧美之行的另一版本《傅相游历各国日记》有一则1896年9月1日写于美国的日记也提到此事,情节大致相同:"美官陪侍使节,询及前年(按即'前一年')奉使东洋议和,颧受枪伤,现复何如?节相答以尚留子弹于内,日前赴德,道出柏灵,有操奥人朗德根照骨之术者,延摄面影,即见枪子一颗存于左目之下,纤毫毕现,将请名医剖而出之,尚未果定。"//林乐知,蔡尔康.傅相游历各国日记[M]//走向世界丛书第一辑第九种.长沙:岳麓书社,1986:199.

王韬:名为医,而实则
藉医以自活,徒足以害人而已

　　王韬,原名利宾,字兰卿,亦字紫诠,号仲弢,别号弢园老民、天南遁叟、蘅华馆主等,1828 年 11 月 10 日生于江苏府长洲县甫里村(今苏州市吴中区)。十二岁学诗,十三岁学篆札,十四岁学文。1845 年,以第一名入县学,督学张筱坡称其"文有奇气",然"自少性情旷逸,不乐仕进,尤不喜帖括,虽勉为之,亦不中绳墨"。1848 年夏父亲王昌桂去世,家益贫,乃赴上海谋生。1849 年入英国传教士麦都思之墨海书馆,任编译达 13 年。与馆中李善兰、蒋敦复、管嗣复等为莫逆交,并与姚燮、张文虎、周弢甫、龚孝拱等文士相往来。太平天国运动与第二

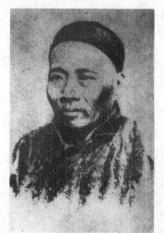

次鸦片战争发生后,曾于 1858 年与 1860 年,两次向清政府献对付之策,未被采用。1861 年冬天回乡探亲,化名"黄畹",向太平军献攻取上海之策略,旋被清朝当局获悉,下令缉捕,经英国领事庇护,于 1862年逃往香港。又由麦都思介绍,入英华书院为英国传教士理雅各译中国经书。1867 年,随理雅各抵英国译书,并游历英、法、俄等国。1870 年,返香港,为《华字日报》撰稿。1873 年,香港诸同人集资创印书局,王韬总司其事。1874 年,《循环日报》创刊,王韬任主编,并撰写政论,开近代中国报章体文之先河。主张学习西方,变法图富强。1879 年出游日本。结识黄遵宪及日本诸文士,后返香港。1884 年春,经丁日昌疏通,在李鸿章默许下,复返居上海。旋任《申报》编纂主任。1885 年,主持上海格致书院,并在沪设弢园书局,以木刻活字印书。后与丁日昌、盛宣怀等交往,常为洋务派献策,但对其活动也有批评。1894年春,于上海接见来访的孙中山,为其上书李鸿章作了引进。1897 年,病卒。著有《瀛壖杂志》《漫游随录·扶桑游记》《弢园文录外编》《弢园尺牍》等。

王韬是近代中国知识分子中最早走向世界、主张向西方学习的代表人物之一。他没有专门论述医学的文章,但在其文集和日记中,有着不少的散论。他在《论游民》一文中说:

> 古代设立医官,必须是屡试有疗效的人,才能行医救人。所以医术相传,必须具有精诚之意。古语有云:家世行医不超过三代,不能服他所开的药。当今确不是这样,稍微认识一点字的人,偶然阅读方书,居然就敢自称有行医的本领。在门市接诊看病,来的人也很多。但是问他们脉法理论的浮沉迟速,他们不知道;问他们病证的虚实死生,他们也不知道;问他们药性的寒凉温热,他们也不知道。只不过是指下杀人,草菅人命而已。这些人虽然自命为名医,实际上是借着医生的名义养活自己,只会白白地害人而已。[1]

以后,王韬到上海结交了雒魏林、合信等医学传教士,特别是亲自参观了英国的医院,对西方医学有了直观的了解后,十分称颂西人对医务工作的严谨态度:"西人于医学最严,必先于其国中考证无讹,然后出试其技,惧以疏庸杀人也。"明确指出:"西人治疾,大半乞灵于器,精妙奇辟,不可思议,不仅如华医之用针灸已也。即如治肺疾者,有听肺木,亦曰审气筒,以一端枕病者胸前听之,随听随移,审其呼吸,辨其部位,即知病之所在,而亦能察治妊妇各证。"但王韬也注意到,当时的西医治疗伤寒内症"往往不效,且转增剧",原因在于西医"不讲切脉,专用补、泻二法,盖实者泻之,虚者补之,只就其人秉体强弱言之耳。至于病之所在,则有宜攻者,有宜散者;用药又有寒凉温热之异,原非一定;苟执此以治,鲜有不蹶矣"[2]。

王韬上述医学观念的形成,与其由上海到香港、由香港到欧洲的独特经历不无关系。他从小受到传统的儒家教育,不但学习了大量的儒家经典,还饱览了诸如"二十二史"、《资治通鉴》、野史稗钞、笔记小说、诸子文集、诗赋词章等各类书籍。早年认为"中国,天下之宗邦也,不独为文字之始祖,即礼乐制度、天算器艺,无不由中国而流传及外"[3]"祖冲之能造千里船,不因风水,施机自运;杨幺之轮舟,鼓轮激水,其行如飞;此非欧洲火轮战舰之滥觞乎?指南车法则创自姬元公以送越裳氏之归,霹雳炮则已见于宋虞允文采石之战,固在乎法朗机之先。电气则由试琥珀法而出者也,时辰钟则明扬州人所自行制造者也。此外,测天仪器,何一非由璇玑玉衡而来哉?"[4]"由是观之,可知器物之精,中国已先西人而为之"[5]。但于1853—1858年间，与艾约瑟、伟烈亚力等人合作翻译了《重学浅说》《西国天学源流》《西学图说》《西学原始考》等西方科学著作后，就对当时颇为流行的"西学中源说"提出了批评："或又曰：西人测天之学固精，然安知非先有于中国而后流传至彼耶……呜呼！此何异攘人之美据为己有也！西国历法虽始于周末，而递加更改，历代以还，岂无可考？其转精于中国者，由用心密而测器审也。其所云东来法者，乃欧洲之东天方国耳，非指中国言之也。"[6]即使如此，此时的王韬仍对西方科学持怀疑、甚至否定的态度。他在1859年1月25日的日记中写道："壬叔（即数学家李善兰）谓少于算学，若有天授，精而通之，神而明之，可以探天地造化之秘，是最大学问。予颇不信其言，算者六艺之一，不过形而下者耳。于身心性命之学何涉？"[7]断言："至其器械造作之精，格致推测之妙，非无裨于今日者，而我中国绝不能行。"[8]1867年，随理雅各游历欧洲，亲身感受到了科学所带来的巨大变化，对西方科学及西方文化的态度发生了改变，提倡学习与引进西方科学。"呜呼！至今日而欲办天下事，必自欧洲始。以欧洲诸大国为富强之

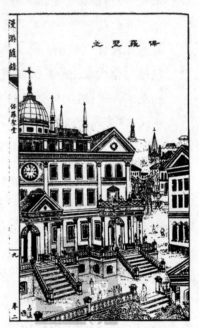

点石斋石印本《漫游随录》插图

纲领、制作之枢纽。舍此，无以师其长而成一变之道。中西同有舟，而彼则以轮船；中西同有车，而彼则以火车；中西同有驿递，而彼则以电音；中西同有火器，而彼之枪炮独精；中西同有备御，而彼之炮台水雷独擅其胜；中西同有陆兵水师，而彼之兵法独长。其他则彼之所考察，为我之所未知；彼之所讲求，为我之所不及。如是者，直不可以偻指数。设我中国至此时而不一变，安能垺于欧洲诸大国，而与之比权量力也哉！"[9]所以，明确提出废除八股的主张，倡议设立新型学校，学习自然科学，"当今计者，当废时文而以实学"[10]。这是因为"西人于学，有实证可据，然后笔诸书册。如天学必以远镜实测得此星。医学必细剖骨络、脏腑，以穷其病之所在。动、植之学，必先辨虫鱼草木之状，而以显微镜察其底里，苟有一毫未信，不敢告人"[11]。

　　王韬年轻时患有久治不愈的脚气病,1857 年病情加剧,致使他无法行走,请中医名家治疗,足疾毫无改善。友人建议他去找西医诊治,但王韬此时不信西医,对此置之不理。然而机缘巧合,主持上海仁济医院的西医合信发现了王韬的脚病,主动提出给他医治,数月之后病情便得到控制,"霍然若失"[12]。由此亲身经历和体验后,王韬对西医的态度大为改变,自此以后开始推崇西方医学。在 1858 年 12 月 18 日的日记中赞扬说:"合君精于医理,为人浑厚朴诚,亦泰西医士中之佼佼者。所著有《博物新编》《全体新论》《西医略论》《妇婴新说》《内科新说》五种,笔墨简洁,讲论精核,真传作也。"[13]以后,与合信结下了深厚的友谊。他又说:"合氏前时行医于粤东,著有《全体新篇》,讲论脉络脏腑,殊为精详。其目击多由于剖割,虽逊于仁者之用心,而审治较切,或鲜至误。叶遂初封翁为之刊入《海山仙馆丛书》中,流传最广。第书中不载治疗方药,殊为憾事。至沪后,延金陵管君小异为师,专事著述,译有《西医略论》《内科新说》《妇婴新说》三书,然后西国医学,大明于中土。"并且对合信自言其书必定享誉百年之后的说法,深信不疑,"询非虚也"[14]。合信去世后,王韬非常悲痛,书写《英医合信氏传》以示纪念:

　　　　西医合信氏,英之伦敦人。明于医理,于十三科咸所精究,而尤能以新意变通。在英伦医院考列超等,后欲行其道于中土,遂至粤东,设院于羊城西关外金利埠,曰惠爱医馆。舍药施医,至者甚众,无不应手奏效,而去求医者几于其门如市,户限为穿。于是合信氏之名遂遍粤东人士之口。

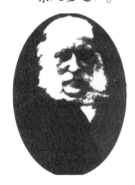

雒魏林

　　　　在粤时著有《博物新编》,词简意尽,明白晓畅,讲格致之学者,必当由此入门,奉为圭臬。以中国向有《铜人明堂图》,辨窍穴之方位,证脉络之流通,华医家皆以此为金科玉律。合信嫌其语焉不详,挂漏殊多,未足为法,乃别撰《全体新论》一书,外而筋骸节干,内而腑脏络包,无不精详赅备,洞见要处。潘君仕成特为之刊入《海山仙馆丛书》中,一时脍炙人口。

　　　　咸丰六年,中外交涉事起。西关之人喜于生衅,选事者集众举火遽焚其馆,医书图画绘于石版者悉成灰烬。合信避兵至上海，公余之暇，著书自娱。时金陵管君小异方旅寄邓尉，西士艾约瑟偶游其地，一见悦之，载之至沪，偕合信翻译各书。两年间著有《西医略论》，专讲疮疡，外科之正宗也；其次有《妇婴新说》《内科新说》，于后附以西国药石，亦泰西本草之别行本也。

合信自至中国二十余年，活人无算，艺术之精，近日罕埒。其为人谦逊和蔼，谨默朒笃，有古君子风。以咸丰九年春，言旋梓里，游橐中所蓄无赢资，家居况味萧然，门可罗雀。旋患牙风，几毁其半面，而自以药石治之始愈。顾其脑受病已深，每遇事若有所忘，或无端独自笑语。同治十二年正月二十一日，以疾终于家，寿六十有四。

认为合信"虽寂寞于当时，必显扬于身后。其所著五书，今已风行海内，不胫而走，没世之称可为操券也已"[15]。此外，王韬与另一位医学传教士雒魏林也非常熟识，对雒魏林精湛的外科技术非常钦佩。"施医院，即今仁济医馆也。与墨海毗连，专治华人疾病。主其事者，为西医雒颉，称刀圭精手……雒君尤精于眼科，藏有空青数枚，光滑如鹅卵，摇之中有水声。他如痈疽恶疡、跌折损伤，治之多立愈"[16]。

总之，王韬既是一位深受中国传统文化熏陶的知识分子，又是一位对西学有深入了解的思想家，一生的大部分时间生活在"西化"程度较深的上海和香港，并曾旅居欧洲和日本，这是其形成"抑中扬西"医学观念极为重要的原因。

----

[1] 原文：古者设有医官，须历试之有验而后可医人，故医术相传，具有精意。古语有云：医不三世，不服其药。今则不然，稍知字义者，偶阅方书，即居然自命为能医。悬壶市上，其门如市。而问以脉理之浮沉迟速，不知也；问以病证之虚实死生，不知也；问以药性之寒凉温热，不知也。徒以指下杀人，草菅人命而已。此则名为医，而实则藉医以自活，徒足以害人而已。//王韬.弢园文录外编[M].沈阳：辽宁人民出版社，1994:103.

[2] 王韬.瀛壖杂志[M].上海：上海古籍出版社，1989:119－120.

[3] 王韬.弢园文录外编[M].沈阳：辽宁人民出版社，1994:6.

[4] 王韬.弢园文录外编[M].沈阳：辽宁人民出版社，1994:7.

[5] 王韬.瀛壖杂志[M].上海：上海古籍出版社，1989:120.

[6] 柯文.在传统与现代性之间——王韬与晚清革命[M].南京：江苏人民出版社，1998:161.

[7] 方行，汤志钧.王韬日记[M].北京：中华书局，1987:69－70.

[8] 方行,汤志钧.王韬日记[M].北京:中华书局,1987:84.

[9] 王韬.弢园文录外编[M].沈阳:辽宁人民出版社,1994:22-23.

[10] 王韬.弢园文录外编[M].沈阳:辽宁人民出版社,1994:16.

[11] 王韬.瀛壖杂志[M].上海:上海古籍出版社,1989:124.

[12] 王韬自述云:"嗣后,瀚即患足疾,敛门不出。遍谒良医,罔能奏效,药饵所费,箱箧一空。跬步之地,不能自主,几无复有生人之乐。丁巳四月,养疴返里,不遇折肱之良技,将为凿齿之半人。自分槁饿穷乡,沦落朽壤,九死余生,无所冀望。然白发高堂、红颜弱妇,皆今生未了之缘也。况复米珠薪桂,家食殊艰,不得已重来沪上,作旧生活。幸而西人犹思往谊,加意体恤。粤东施医之合信先生,特出良剂治此顽疴。数月之后,霍然若失,殆天犹未欲死我也。"//方行,汤志钧.王韬日记[M].北京:中华书局,1987:15-16.

[13] 方行,汤志钧.王韬日记[M].北京:中华书局,1987:55.

[14] 王韬.瀛壖杂志[M].上海:上海古籍出版社,1989:119-120.

[15] 王韬.弢园文新编[M].北京:生活·读书·新知三联书店,1998:171-172.

[16] 王韬.瀛壖杂志[M].上海:上海古籍出版社,1989:119.

翁同龢:余不知医，
勉赘数语,以质世之善读书者

翁同龢,字声甫,号叔平,晚年号松禅。1830 年 5 月 19 日生于北京城内石驸马街罗圈胡同,其父翁心存时任翰林院侍讲,翁家籍贯为江苏省苏州府常熟

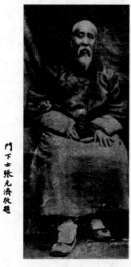

翁文恭公遗像

门下士张元济敬题

县,所以史书上也多有以"常熟"来代称翁同龢的。1856 年以状元入翰林,1865 年受命在弘德殿行走,1876 年在毓庆宫授读。历任户部侍郎,都察院左都御史,刑部、工部、户部尚书,协办大学士,军机大臣兼总署大臣。中法战争时,主张抗法,反对李鸿章卖国。中日战争时,亦力主抗战,反对李鸿章割地求和。支持康有为的维新运动,企图通过变法维新,使光绪皇帝为首的帝党掌握军政实权。但他对改良派倡民权、行君主立宪的主张,内心憎恶,而为利用改良派,又不得不暂时容忍。1898 年 6 月被西太后免官回籍,戊戌政变后,又被交地方官严加管束。1904 年夏带着未竟之愿,怀着满腔孤愤和哀怨离开了人世,时年 75 岁。他的墓碑上刻着"清故削籍大臣之墓"几个字,此外除却一堆黄土,一无所有。以书法著称于世,遗著有《瓶庐诗稿》《翁文恭公日记》等。

谈到翁同龢与中医，要从其"人参状元"雅号的来历说起。关于这段轶事，不论是在近几年十分流行的中医科普著作中，还是文化界人士撰写的关于名人趣闻的书籍中，都有收录，并且还都尽其所能做了润色和加工。其实，最早的版本是刘成禺 1946 年在上海《新闻报》副刊发表的《爆竹声中争状元》一文，现全文直译如下：

> 孙毓汶，咸丰六年一甲二名进士，授编修。他是大学士孙玉庭的孙子，尚书孙瑞珍的儿子，道光二十四年状元孙毓溎的弟弟，山东济宁州人。翁同龢，咸丰六年一甲一名进士，授编撰。他是大学士翁心存的儿子，江苏常熟人。孙、翁两家，状元宰相，同列清要。咸丰六年，毓汶、同龢同考进士，毓汶书法学翁方纲，几乎学得相差不多。同龢书法甚佳妙，实能成为馆阁领袖。这科状元，无第三人敢争，本来就是非这两人不可，他人休想。孙家一心想让毓汶当状元，使他和毓溎成兄弟状元，与陈其昌三元，同为科举佳话。殿试前夕按照惯例，赴殿试进士，住家较远的，当夜寄宿朝阳门附近。孙府则近皇城，翁家稍远。孙家当晚以两家的友好关系，请同龢来家吃夜饭，孙瑞珍以翁同龢父亲老朋友的身份，与同龢畅谈，将到深夜，才让他睡觉。同龢将要睡着，宿舍四周爆竹声响成一片，整夜不断，一宿没睡着觉。而毓汶在孙瑞珍同翁同龢谈话时，早已就寝了。天还没亮翁同龢入朝，已经困倦，没有气力了。殿试时，执笔毫无精神。自以为这次状元，肯定是孙毓汶的了。正在无可奈何之时，忽然想起卷袋中有两枝人参，便含入口中，顿感精神气力流贯全身，神志奋发，振笔疾书，手不停笔，一气呵成，无一败笔。写完，看着自己的卷子说："这个可以压倒孙毓汶了。"这时才悟到孙家请吃饭、深谈入夜、大放爆竹的目的了。没想到人参赶巧救急。所以当时有人称呼翁同龢是"人参状元"。孙、翁两家，因为这个事件，芥蒂很深，彼此心里不痛快。谈这事的人，都说孙瑞珍不该这样做，不是君子的行为。[1]

翁同龢自戊戌政变革职为民后，遣返常熟故里，闲居无事，闻听柳宝诒弟子金兰升才名、医名，遂与之交，偶患小恙，亦请金兰升诊治，金兰升时常留宿翁家。因此，金、翁两人情深意笃，遂成忘年之交。《柳选四家医案》是晚清名医柳宝诒所编撰的一本医案佳作，包括尤在泾《静香楼医案》二卷、曹仁伯《继志堂医案》二卷、王旭高《环溪草堂医案》三卷、张仲华《爱庐医案》二十四则。1901 年，柳宝诒谢世后，及门弟子王吉臣、柳颂馀、金兰升三人集资刊印《柳选四家医案》，为壮声望，金兰升就请翁同龢为该书作序，翁同龢欣然允诺：

> 有人问：古代有医案吗？答曰：古代有诊治疾病的记录簿，见于《史记·扁鹊仓公列传》。又问：可以验证吗？答曰：年代久远，古今不同，其药品剂量之轻重，不能详细知道了。既然古今不同体，那么柳宝诒先生为什么要选《四家医案》，岂不后之视今，犹今之视昔，不足为法吗？辑《四家医案》又有什么用呢？我认为，时代相近，文章内容与实质就易明易知，而且有疑义需要商榷的地方也少，经过度量斟酌后出而问世，无异于自己亲自撰述。柳宝诒先生所汇辑者有八家，现在先刊行四家，其门弟子王吉臣、柳颂余、金兰升集资刊行问世。三位先生遵守老师原有的章法，忠于道

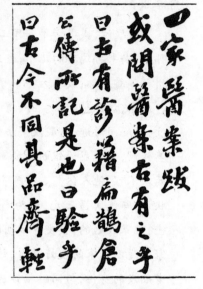

《四家医案》跋

义，非常值得称赞。金兰升先生嘱我写一篇序，我不懂医，勉力赘述数语，以就正于世上之善读书者。[2]

我们现在见到的"翁序"，在《柳选四家医案》卷首书为"四家医案跋"五字。推测其原因：一是翁同龢已经革职为民，无意显露自己；二是"余不知医"，有自谦之意。因为跋文照例应置于书末。但后来装订成书时，冠之书首，仍作序文看待，这是对翁同龢的推崇，后人仍称作"翁同龢序"[3]。

翁同龢在光绪三十年（1904 年）夏季避暑常熟城外白鸽峰时，正值西瓜上市。他吃过西瓜后，兴之所至，作西瓜诗一首，不幸染疾，溘然长逝，距其写"序"的时间仅三个月左右。这篇"序文"也就成了翁同龢晚年的传世文章。

此外，因翁同龢是同治、光绪皇帝的"两朝帝师"，且有每天书写日记的习惯。现存《翁文恭公日记》，起自咸丰八年七月（1858 年 8 月），迄于光绪三十年五月（1904 年 6 月）。对同治皇帝载淳从得病到死亡，逐日都有记载，所记都是亲历之事，为我们今天揭开同治的病情与死因提供了大量第一手资料。

同治于 1874 年 11 月 29 日在西苑怡游时着凉，"连日圣体违和，预备召见者皆撤"[4]。12 月 8 日，开始"发疹"。次日，经御医李德立、庄守和诊断后，确定是天花。12 月 10 日，翁同龢清早到内务府大臣坐处，即按皇帝出天花时大臣须换穿花衣，悬红绢于胸的规矩易服。上午约 9 点钟，会见请脉后回来的御医李德立、庄守和，得知皇帝患天花已经 3 天[5]。此后，翁同龢每天进宫问安，回家后都在《日记》中详述脉案和药方。同治病情似有起色，天花渐见放白行浆[6]。到 12 月 15 日，天花已逐渐发出，但体质仍然虚弱[7]。12 月 16 日，传下圣旨令翁同龢与军机大臣、御前大臣等一同觐见。这是自同治得病以来，翁同龢第一次被召见，他和诸臣先至养心殿东暖阁，见两宫太后正坐于御榻，手持蜡

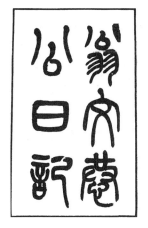

《翁同龢日记》书影

烛在察看皇帝天花病况。太后命诸臣上前瞻仰，同治舒臂令观。如果说，在此之前，翁同龢只是从御医的脉案和处方中了解同治的病情，那么，这次是他亲眼所见病中的同治。他看到了"花极稠密"的真相，看到了同治"天颜温晬""目光微露"的虚弱憔悴样子，看到了两宫太后秉烛观察的焦虑神态。这一切在他心头抹上了一层挥之不去的阴影，以致当天"彻夜不得寐"[8]。12 月 17 日，又在东暖阁召见翁同龢与军机、御前大臣，见同治的天花，灌浆饱满，"颗粒极足"，正在全面出痘，而且精神也较前为好，说话"声音有力"。其实，这天的同治病情并没有真正好转，天花未能顺利发出，反而因同

治身体虚弱逐渐向着毒热内扰方向转化[9]。1 月 6 日，翁同龢与军机大臣、御前大臣及内务府大臣同时被传召见，入养心殿东暖阁，见同治倚于病榻，面容憔悴，痂一半未落，自诉"胸中觉热"。视毕，诸臣与两宫太后同至东暖阁明间。慈禧说同治现在流汁过多，精神委顿，问大家有何良法？边说边哭，涕泗交下。大家认为"择医为上"。荣禄推荐一位 89 岁专治外症的名医祁仲，太后同意传来诊治。少顷传诸人皆入。同治侧卧于榻，御医揭药膏挤脓，"脓已半盅，色白，稠而气腥，漫肿一片，腰以下皆平，色微紫，视之可骇"。想必病情严重，致使这位素以笔墨谨慎的帝师不自觉地写出"视之可骇"的真切感受。退至明间，慈禧悲伤得涕泪直流，泣不成声，"群臣皆莫能仰视"。约在 11 时，祁仲到达，与御医李德立等入内诊治，半小时视毕，命云西暖阁问状，两太后与恭王、醇王入，其他人

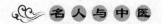

不得与闻而退。结果是祁仲的处方未用,"存案而已"[10]。捱至1月12日,同治终于无药可救,下午6时,一命呜呼,年仅19岁[11]。

---

[1] 原文:孙毓汶,咸丰六年一甲二名进士,授编修,大学士玉庭之孙,尚书瑞珍之子,道光二十四年状元毓淮之弟,山东济宁州人。翁同龢,咸丰六年一甲一名进士,授编撰,大学士心存之子,江苏常熟人。孙、翁两家,状元宰相,同列清要。咸丰六年,毓汶、同龢同举进士。毓汶书法翁覃溪,几入室。同龢书法甚佳妙,实能领袖馆阁。是科状元,无第三人敢争,固非两人莫属也。孙家锐意欲使毓汶获状头,俾与毓淮成兄弟状元,与陈其昌三元,同为科第佳话。殿试前夕,向例,赴殿试进士,住家离殿廷稍远者,当夜寄宿朝门附近。孙府则近皇城,翁家稍远,孙家当晚以通家之谊,延同龢来家夜饭。孙氏以父执世谊,与同龢畅谈,将至深夜,始促归宿,同龢已有倦意,毓汶早就宿矣。同龢将入睡,宿舍四周大动爆竹之声,彻夜不断,终夕不能成寐。未明入朝,已困顿无气力矣。殿试,比策稿就,执笔毫无精神。自以为此次状元,属孙莱山必无疑问。忽忆卷袋中有人参两枝,乃含入口中,精液流贯,神志奋发,振笔直书,手不停挥,一气到底,无一懈笔。书毕,展卷视之曰:此可压倒莱山,笔意妙到秋毫颠,尚在兴酣落笔时也。翁后始悟孙家延饭,深谈入夜,使之疲倦,燃大爆竹终宵,使不能入睡,皆为翌日书殿试策,无精采气力地步,孙莱山可独占鳌头矣;不意人参巧能救急,故当时有呼同龢为"人参状元"者。孙、翁两家,因此事件,芥蒂甚深。说者谓瑞珍不应出此,非君子所为。//刘禺生.世载堂杂忆[M].北京:中华书局,1960:43 - 44.

[2] 原文:或问:医案古有之乎?曰:古有诊籍,《扁鹊仓公传》所记是也;曰:验乎?曰:古今不同,其品剂轻重,不可得而悉也。然则柳先生奚为辑是书也?曰:时近而文显,时近则阴阳之诊同,文显则质直而易晓,抑且商榷微眇,称量而出,不啻其自为之也。先生所辑者八家,今先刊者四种,其门人王君吉臣、柳君颂余、金君兰升,勾资成之。三君守师法,笃风义,良足称述。金君嘱叙于余,余不知医,勉赘数语,以质世之善读书者。时光绪甲辰四月,常熟翁同龢。//柳宝诒选评.柳选四家医案[M].上海:上海卫生出版社,1957:1.《瓶庐丛稿·柳谷孙医书序二篇》中的"跋"与此略有不同:"或问:医案何自昉乎?曰:古有诊籍,《扁鹊仓公传》所记是也。曰:验乎?曰:古今异宜,其量剂品物不可得而悉数也。然则柳先生何以辑医案也?曰:时近而辞达。时近则阴阳沴气不相珠,辞显则文字浅近而易晓,且又商榷订正,称量而出。不特古方不可治今病,即今病亦未可概以今方治也。所辑八家,今先刊尤、曹、王、张四家。其弟子王君吉臣、柳君颂余、金君兰升,勾资成之。诸君守师法,笃风义,皆能得先生之传者。余不知医,而金君速余文,乃漫书之,以质世之善读书者。时光绪甲辰四月翁同龢。"《瓶庐丛稿》还保留有翁同龢为《柳选四家医案》写的"叙":"智足以知世变者,类能探天地,洞阴阳,参酌古今之宜而不为物所囿,治世宜然,治身宜然。江阴柳谷孙先生,博推君子人也,喜藏书,通辞章训诂,而尤粹于医,名满江介矣!犹锐意著书不辍,读其书,奥衍明辨,

发人所未发,书凡数十卷。其已刊者曰《温热逢源》,专明伏气与暴感之同异。谓暴感之温,三焦病也,叶香岩、吴鞠通之说备矣;伏气之温,六经病也,而人多抹杀,于法为疏,于文为阙,故推本而极论之。又辑近人医案,且疏且订,未尝墨守一说,信乎通人之书矣。余不解方书,顾尝与先生上下其议论。又数过散墩,指君庐在万树梅花之侧,而又惜其终老艺事,不克一用于世也,故感慨而书之。光绪三十年四月常熟翁同龢。"//沈云龙.近代中国史料丛刊·第九集[M].台北:文海出版社,1966:49–61.

[3] 俞志高.翁同龢为《柳选四家医案》作序始末[J].江苏中医杂志,1987(2):40.

[4] 《翁同龢日记·同治十三年·十月三十日》:"连日圣体违和,预备召见者皆撤(廿一日西苑受凉,今日发疹)。今日于养心殿见枢臣也。"//陈义杰.翁同龢日记·第二册[M].北京:中华书局,2006:1073.

[5] 《翁同龢日记·同治十三年·十一月初二日》:"圣恭有天花之喜,余等入至内务府人臣所坐处,扎案上人请安,送天喜,易花衣,以红绢悬于当胸。辰正二刻请脉,巳初见御医李德立、庄守和,方用凉润之品(脉案言:天花三日,脉沉细,口渴腰疼,懊侬,四日不得大便,项颈稠密,色紫滞干艳,证属重险云云。不思食,咽痛作呕)。昨日治疹,申刻始定天花也(昨日方亦同,芦根、元参、蝉衣、金银花等,吉更、牛蒡、紫草、葛根、酒军)。"//陈义杰.翁同龢日记·第二册[M].北京:中华书局,2006:1074.

[6] 《翁同龢日记·同治十三年》:"十一月初三日……知昨日申初大便已通,进鸭粥二次,得眠,咽痛亦减。见昨晚方……方大致如昨(芦根、牛蒡,酒军二钱,吉更、元参,余不记,引用蚯蚓)……初四日……诸症皆退,眠膳皆安(进饭卷四个,粥)……药照前方,无蚯蚓也……初五日……又看昨晚方(芦根、元参、酒军、吉更、焦曲、射干、紫草)……脉气浮数,天花六朝,渐有放白之象,亦渐光润,惟根艳紫滞,尚欠松绽,时而咽痛作呛,由于胸次气滞停饮,用宽中化毒法(葛根、酒军、枳实、厚朴、紫草茸、砂仁)……初六日……见昨晚方(去酒军,申亥二次请脉,亥进化毒利咽汤,起居甚细,见大外四次,进粥,进鸭粥两半盂)……天花七日渐已行浆,亦见饱满,而根晕未收,饮食亦佳,惟咽痛音哑,咳呛堵塞,由于花过稠密,气滞胸中,进清咽化毒(当归、元参、白蔻、牛蒡、连翘、艮花、花粉)。药味较昨为多,去酒军未用)。擦破处用胭脂膏……"//陈义杰.翁同龢日记·第二册[M].北京:中华书局,2006:1074–1075.

[7] 《翁同龢日记·同治十三年·初七日》:"现在天花八朝,浆未苍老,咽痛音哑,呛颏胸堵腰酸等尚未骤减,若得肾精不动,胸次宽通,即为顺象云云。又言阴分未足,当滋阴化毒,大致如此,凡二百许字(当归、元参、沙参、麦冬,花粉、黄芩、白芍,引用赛金化毒散)。看起居,昨日大外行一次,进稀饭多半盂,元宝汤(即馄饨)多半盂(似两次)而已。"//陈义杰.翁同龢日记·第二册[M].北京:中华书局,2006:1075.

[8] 《翁同龢日记·同治十三年·初八日》:"有顷传与军机、御前同起进见……两宫皇太后俱在御榻上持烛,令诸臣上前瞻仰,上舒臂令观,微语曰:谁来此伏见·天颜温晬,偃卧

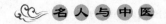

向外,花极稠密,目光微露……是日李德立等按脉,九日之期,浆渐苍老,根脚红色渐退,惟浆后虚乏,兼略感风凉,是以鼻塞咳嗽,心虚不寐,浸浆皮皱,似有停浆不靥之势云云。药参补气(当归、生芪、朱茯神、前胡、苏梗,无甚凉药)。昨日大外三次,带溏。昨酉刻一方,亦有脉按,略言神虚不寐也。出时闻李德立云,今日似不如昨日之顺,今晚亦然,私心过虑,以为药当用温补而不敢创言……彻夜不得寐。"//陈义杰.翁同龢日记·第二册[M].北京:中华书局,2006:1075 – 1076.

[9]《翁同龢日记·同治十三年》:"十一月初九日……辰初一刻又叫起,与军机、御前同入,上起坐,气色皆盛,颜面皆灌浆饱满,声音有力……上举臂以示,颗粒极足,不胜喜跃而退……初十日……上今日脉气更好……歇着时却不多,而饮食亦不少(元宝汤进六碗,一昼夜九碗,又老米粥一碗),可庆也……十一日……诸症皆减,惟结痂间有抓破流血,少寐多梦,系气血虚弱、心肾不交,用保元汤(炙芪三钱、熟地三钱、鹿茸一钱、肉桂,龙骨)。起居称进元宝汤三次(或两碗半,或三碗,馒首每次半个,老米粥每次半碗)……十二日……用药如前,而去肉桂,加桂枝、延胡索、青皮,又用三仙,不识其故……十三日……头面手指结痂,安睡时多,惟肢体痂薄干白,抓破肉色微红,串气胀痛……十四日……歇时甚多,饮食亦增(昨一日见大外五次,不知何故)……十五日……饮食渐增(萝卜汤烫饭一碗,元宝汤两碗),眠时亦多,惟闻稍有感冒……十八日……脉息浮数,痂落七成,肉色红润,惟遗泄赤浊,腰痛腿瘘筋挛(系毒热内扰所致),用保元清毒法(有白芷、杜仲)等……十九日……痂已落,泄渐止,而头眩发热,腰腿重痛,便秘筋挛,系肾虚停食感寒所致(云苓、熟地、苍术、炒柏等)……二十日……头眩发热均惟余毒乘虚袭入筋络,腰间肿痛作痛流脓(仍有筋挛字),项脖臂膝皆有溃烂处。药用保元化毒法,仍以膏散敷之(生芪、杜仲、金银花、款冬、丹皮之类)……廿一日……痘痂已落,而余毒在腰,重痛漫肿流汁,脖项手膝亦成痘痛,筋挛,烦躁少寐,药用去毒之品,而芪、归、熟地、党参仍用……廿二日……昨日瞻仰,神情兴致皆可,腰间两小穴,一流水一干,起坐略不便也……廿三日……晤太医李竹轩、庄某于内务府坐处,据云:脉息皆弱而无力,腰间肿处两孔皆流浓(亦流腥水),而根盘甚大,渐流向脊,外溃则口甚大,内溃则不可言,意甚为难,此时只用保元托里之法,外敷则赛金拔毒及紫草膏之类而已。"//陈义杰.翁同龢日记·第二册[M].北京:中华书局,2006:1076 – 1081.

[10]《翁同龢日记·同治十三年·十一月廿九日》:"辰正见于东暖阁,上拥座榻上(枕一中官),两宫太后亦坐,命诸臣一一上前,天颜甚悴,目光炯然,痂犹有一半未落。谕今日何日?并谕及腊月应办事。枢臣奏毋庸虑及。臣奏圣心宜静。上曰胸中觉热也。退至明间,太后立谕群臣,以现在流汁过多,精神萎顿,问诸臣可有良法?圣虑焦劳,涕泗交下,臣因进曰:择医为上。臣荣禄曰:有祁仲者,年八十九,治外证甚效,可传来诊视。太后颔之,语甚多,不容记。退坐奏事处,有敕勿即散直。有顷传诸臣皆入,上侧卧,御医揭膏药挤脓,脓已半盂,色白(比昨稍稠)而气腥,漫肿一片,腰以下皆平,色微紫,视之可骇。出至明间,太后又

立谕数语,继以流泪,群臣皆莫能仰视。午初祁仲到,命诸臣随入殿,良久,祁仲与李德立等入,半时许视毕,宣召至西暖阁问状,余等未与,恭、醇两王入……祁仲言此痘痈发处尚非肾俞穴(在肾俞下),冀可治,药用十全大补汤。俄而传闻令李德立仔细请脉,祁仲方未用,存案而已。见昨日申刻案,云晡时发热,少寐恍惚,系肾俞发,流汁太多云云。所用青蒿、地骨、竹茹、花粉、银花,一派凉药也。"//陈义杰.翁同龢日记·第二册[M].北京:中华书局,2006:1083-1084.

[11] 沈渭滨.从《翁同龢日记》看同治帝病情及死因[J].探索与争鸣,2006(1):54-56.

薛福成:虽古之扁鹊、华佗,无以胜之

薛福成,字叔耘,亦作叔芸;号庸庵,或庸盒,1838 年 4 月 12 日生于江苏省无锡县宾雁里一个书香门第。1865 年夏,曾国藩奉命北上剿捻,沿途张榜招贤,薛福成将酝酿许久的见识整理成篇,写成了万言的《上曾侯书》。不久,曾国藩

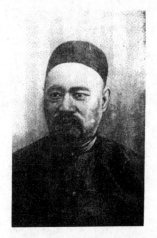

行经宝应,薛福成冒雨上书。曾国藩阅毕,嘉赏不已,遂延揽入幕。薛福成跟随曾国藩前后约 7 年,结识了黎庶昌、张裕钊、吴汝纶等人,除办文案外,朝夕晤谈,视为师友,后有人称为"曾门四弟子"。1872 年曾国藩死后,薛福成一度在苏州书局任职。1875 年,慈安、慈禧诏谕内外臣工,"博采谠言,用资治理"。福成应诏陈言,呈山东巡抚丁宝桢代奏《治平六策》。同时他又提出《海防密议十条》。这是薛福成效法西方"自强之道"而提出的洋务主张。条陈送上,大部分内容被朝廷采纳,薛福成亦因此见重于时,政治上初露头角。薛福成的才干,李鸿章早有所闻,应诏陈言不久,便被延请入幕。自此,他又在北洋幕府 6 年。不仅代李鸿章起草重要奏稿、书牍,还参与一些重要事件的谋划。1884 年,薛福成在浙江宁绍台道任职 4 年,刻印了《重编天一阁见存书目》4 卷。1888 年秋,因功擢升湖南按察使,未及任,旋又被清廷特简出使英、法、意、比四国大臣。1890 年春,薛福成出洋赴任,凭借自己卓越的识见,使中国在外交上挽回不少利权。在任 4 年期间,往返于英、法、意、比之间,接触了许多新事物,眼界大开,思想也发生了重大变化。1894 年 4 月,薛福成离欧回国。在回国之前,他已积劳成疾,回国途中又饱受旅途颠簸之苦,7 月 1 日一到上海就病倒于床,7 月 21 日因染时疫在上海天后宫行辕逝世,享年 57 岁。薛福成一生著述颇丰,先后撰写了大量的政论、公牍、奏疏、史料、史论等。1898 年由其子薛慈明汇刻成《庸庵全集》。

薛福成是一位"风气略开之后，异学未兴之前"的重要过渡人物。在出使外国期间，用日记形式写了许多见闻录和杂感，刊为《出使英法义比四国日记》[1]，其中不乏非常精彩的篇章。虽然薛福成极力赞美西方的文化、制度，但他对西方的各种事物都是在进行了考察、研究后才作取舍，决不盲目崇拜，反对"惊骇他人之强盛而推之过当"。或许由于其兄薛福辰[2]曾任御医，给慈禧太后治病的缘故，薛福成初至西欧，便留意中西医学比较，认为西医所长在实事求是，在外科手术方面即使扁鹊、华佗也无以胜之；然而在调理方面，中医的深妙之处，也为西医所缺乏。认识到中医失传的原因是名医没有相应的传承机制，导致好的医术失传；而西医的研究成果能报请国家验核给以"凭照"，获得专利权，从而使先进技术公开化，为社会所共享，进而促使"其医学能渐推渐精，蒸蒸日上"。

针对西医外科精湛的技术，如人的腿脚得了不治之症或者跌倒损伤，西医治疗之法即为截肢，安装一木脚，乍一看，与常人无异，薛福成在光绪十六年五月二十四日的日记中写道：

中西医理不同，大抵互有得失。西医所长，在实事求是。凡人之脏腑、筋络、骨节，皆考验极微，互相授受。又有显微镜，以窥人所难见之物。或竟饮人以闷药，用刀剜人之腹，视其脏腑之秽浊，为之洗刷，然后依旧安置，再用线缝其腹，敷以药水，弥月即平复如常。如人腿脚得不可治之症，或倾跌损折，则为截去一脚，而以木脚补之。骤视与常人无异。若两眼有疾，则以筒取出眼珠，洗去其翳；但勿损其牵连之丝，徐徐装入，眼疾自愈。此其技通造化，虽古之扁鹊、华佗，无以胜之。然亦间有不效者，如曾惠敏公之丧其一子，黎莼斋之损其一目，人颇咎其笃信西医之过。余谓西医之精者，其治外症，固十得八九，但于治内症之法，则得于实处者多，得于虚处者少。其用药，但有温性，而无寒凉、

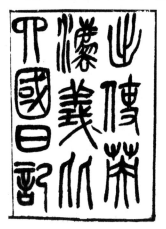

《出使英法义比四国日记》书影

敛散、升降、补泻之用。以视古医书之精者，如张仲景、孙思邈、王叔和之方，金元四大家之论，近代喻嘉言、陈修园之说，其深妙之处，似犹未之得也。惟中国名医，数世之后，往往失其真传。外洋医家得一良法，报明国家，考验确实，给以凭照，即可传授广远，一朝致富，断无湮废之虞。所以其医学能渐推渐精，蒸蒸

日上也。其他诸学之能造深际，率恃此道，又不仅医学也。[3]

薛福成看到西方的医书上都说人是靠大脑来记忆和思考的，心只是输送血液的器官，但是数千年来中国古代圣贤则说"人之灵明，多在一心"。这个难题曾使他大费思酌。他虽然整日在思虑、记忆，但这究竟是在用脑，还是在用心，连他自己也实在搞不清楚。因此，起初他只能暂置不论。在光绪十八年正月十七日的日记中说：

> 凡人之心，虚灵不昧，非若肝、脾、肺、肾之仅各司一职。故能用心者可至于圣，不能用心者可至于狂。诚以人之灵明，多在一心。其所以能思虑、能记忆者，皆心也。此中国数千年来相传之训也。近古以来，亦有验得悟性在心，记性在脑者。乾隆年间，齐次风侍郎博学多识，《十三经》《二十四史》几于背诵如流，后因翻车倾跌，脑浆迸流；高宗使名医治之，补以牛脑，虽完复如旧，从此健忘，过于常人，经史及一切典故，无复记忆，于是记性在脑之说乃益审矣。泰西医书及格致诸书，咸谓人之记性、悟性皆在脑。余每晤西士，诘以人之记性、悟性在脑，有何证据？西士云：人死之后，每称其脑。凡其人生平愈睿智者则脑愈重焉，愈愚蠢者则脑愈轻焉，试之百而无一或爽。又征之于物，牛虽大于猴，然猴灵而牛蠢者，以牛脑实轻于猴也。兔虽大于鼠，然鼠黠而兔惷者，以鼠脑稍重于兔也。亦试之百而无一或爽。至心之为用，不过能由大小血管送血以通于脑，以充于周身，而身之百骸活焉，而脑之精气足焉。精气既足，而脑之思虑自益锐，记忆自益牢。或有用思过度，以致血管迸裂者，则心血不能送入于脑。大抵血管尽裂，则其人立死；或裂其半，往往有中风不语、偏瘫不仁诸症，稍久亦终致不治。其有调养得宜，使血管绝而复续者，不过十之一二耳。西士之说，大旨如此。果若所言，是心不过顽然一物，虽与脑有相为维系之用，而其不获自擅思虑记忆之能可知，似与中国千古圣贤之说相背。然人虽终日思虑记忆，其妙用究竟在脑与否，在心与否，人亦不能自知也。余既不能实指脑之能思虑记忆以证西说之确，亦不能实指心之能思虑记忆以辩西说之诬，只有暂置不论而已。西士又言：人之神明在脑，人死则脑腐，脑腐则冥漠而无知，澌灭而无存矣。是中国之所谓鬼神，外洋之所谓灵魂，实皆无有也。余诘以鬼神灵魂，既皆无有，何以耶稣有天堂地

狱之说？西士默然不能对。[4]

三个月后，在仔细研读了西方的医书后，薛福成看到人通过呼吸使血液"吐浊而纳清"，心脏通过动、静脉使血液在全身运转，而脑则主管知觉和运动。因此，他对脑和心的关系，得出这样的结论："人之所恃以生者，血气而已。脑主气而非血不足以充之，心主血而非气不足以养之。心与脑者，皆人身之主宰也。"这样的认识，虽不完全符合西方科学，但足以说明他既不迷信古代圣贤，也不盲从西方学说，而是对各种事物都采取了分析、研究的治学态度。在光绪十八年四月二十八日的日记中又说：

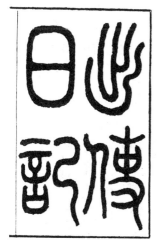

《出使日记》书影

西人既有聪明在脑之说，余复考究其书，大抵谓心主周身之血，喜怒哀乐爱恶之情生焉。脑有气筋二条下垂，一主知觉，一主运动。如将知觉之筋割断，则肌肤之痛痒，不能自知；如将运动之筋割断，则手足不能行动。人之所以瘫痪不仁者，盖运动之气筋断也；其或中风不语、思虑不灵者，盖知觉之气筋断也。至心之血管，亦有两条，一则送血使出以运行于周身；一则收血使入以还聚于一心。惟血之初出者本清，而血之还入者变浊。借气息之一呼一吸，可以吐浊而纳清，则血之浊者复变为清焉。夫人之所恃以生者，血气而已。脑主气而非血不足以充之，心主血而非气不足以养之。心与脑者，皆人身之主宰也。[5]

薛福成是晚清"早期维新派"的代表，在出使外国之前，就积极主张学习西方。早在1865年，薛福成就已注意到了"西人学问"的先进性而产生了学习的渴望，并向曾国藩递呈《上曾侯书》，提出向西方派遣留学生学习西方语言文字的主张："招后生之敏慧者，俾适各国，习其语言文字，考其学问机器，其杰出者，旌以爵赏。"[6]薛福成在给《格致汇编》作序时，表达了自己的中西文化观："使古今中西之学，会而为一。"[7]认为西学是人类文明共同的财富，不必分所谓夷夏。在《庸庵文编·凡例》中，薛福成说："近今西洋人纷来互市，如英吉利、法兰西、俄罗斯诸国，与古之所谓蛮夷戎狄者，其地皆相去数万里。而文人执笔，往往称英吉利曰英夷、法兰西曰法夷，此不学之过也。"[8]出使外国之后，通过对中西文化的比较，不断颠覆、修正对西方的认知。认识到西方各国工商业发达、国富民强，是建立在先进的科学技术基础之上的，"西洋制造之精，以汽学、重学、化学、电学为本原。人人用力格致，实事求是，斯其体也；国家定例，凡创一器者，得报官核给凭单，专享其利，斯其用也"[9]。而中国当时在政治、经济、文化、军事上已经远远落后于西方，面临着全面的社会文化危机。欲求自强，就必须首先认真学习对方的长处，变革自己的短处，提出"宜变古以就今""变而后能胜"[10]的主张。

为了给自己学习西方科技制造舆论，薛福成沿用当时流行的"西学中源学"说。长篇累牍地论述"凡兹西学，实本东来"，或颇与"中学"暗合。在他看来，无论是器物层面的艺器制造、枪炮舟车、格致诸学，还是制度层面的议会民主，甚至是精神信仰，皆首创于中国。如光绪十八年十二月十一日日记说："机器之用，始于中国，泰西特以器力助人力之不足耳。非特机器也，即化学、光学、重学、力学、医学、算学，莫不自中国开之……所谓西学者，无非中国数千年来所创，彼袭而精究之，分门别类，愈推愈广，所以蒸蒸日上，青出于蓝也。"[11]

总之，薛福成的中西文化观，以一言蔽之曰："宜考旧，勿厌旧；宜知新，勿鹜新。"[12]他的"考旧知新"说打上了时代的先进性与局限性的双重烙印，既恪守中国文化本体，又以开放的心态迎接西方文化的挑战；既看到了中西文化的差异，又看到了二者之间的起承辩证关系，力图融合中西，是一种"返本开新"的中西文化观。

"中西融合会通"是薛福成处理中西文化的基本价值判断，对待中西医学也是如此。在考察了西洋的医院，参观过外国的医学博物馆，向西医请教西医理论，派遣医官赵元益去德国学习治疗瘰病的方法后，从西学学科体系

薛福成手迹

上肯定了西医的价值,认为:"西学之最有用者,曰几何学、化学、重学……医学、动植物学、公法学、律例学。"[13]在承认西医外科技术胜过中医的同时,主张要学习和引进西医;同时,也认识到西医"治内症之法,则得于实处者多,得于虚处者少",尤其对内科病症的治疗,尚不及中医"深妙",也应当继承中医传统精华。

此外,薛福成还有《名医治中消病》与《猛药不可轻尝》两则笔记与中医有关。前一则笔记讲述的是名医用砒霜毒杀肠道寄生虫的故事,说明了中医讲究"以毒攻毒"治病救人的中医药理[14]。后一篇则叙述益阳汤海秋"高才博学",少年得志,诸友集会而逞能,不信中医"大黄最为猛药,不可轻尝"之说法,恣意逞能而吞食过量大黄,"以戏服猛药,杀其身,年仅四十有四"[15]。这两则笔记,告诫国人要相信中医中药理论,不可以身试药,拿生命开玩笑。

最后,还要指出的是,清末"新政"时期,薛福成的著作曾一度是人们接受西方思想的启蒙读物,甚至成为科举制度废除后士子们晋升仕途的新型知识阶梯。从同时代的启蒙思想家王韬,到后来改良和革命时代的谭嗣同等人,无不对薛福成的著作推崇备至,视为进入西学的门径。因此,王韬、谭嗣同等均有与其相似的观点和主张。

[1]薛福成在伦敦时,将1890年正月至1891年二月的日记整理为《出使英法义比四国日记》6卷,在国内刻印;他去世后,其三子薛莹中将1891年三月至1894年五月的日记整理为十卷,1897年付梓,名为《出使日记续刻》。1981年岳麓书社之《走向世界丛书》将二者合为一册,书名为《出使英法义比四国日记》。

[2]薛福辰,字振美,号抚屏。著有《素问运气图说》《风劳鼓膈试验良方》《医学发微》《临症一得》等医学书籍。

[3]丁凤麟,王欣之.薛福成选集[M].上海:上海人民出版社,1987:583-584.

[4]丁凤麟,王欣之.薛福成选集[M].上海:上海人民出版社,1987:598-599.

[5]丁凤麟,王欣之.薛福成选集[M].上海:上海人民出版社,1987:606.

[6]徐素华.筹洋刍议:薛福成集[M].沈阳:辽宁人民出版社,1994:20-21.

[7]薛福成.出使英法义比四国日记[M].长沙:岳麓书社,1981:73.

[8]薛福成.庸庵文编[M].台北:文海出版社,1973:9.

[9]丁凤麟,王欣之.薛福成选集[M].上海:上海人民出版社,1987:492.

[10]丁凤麟,王欣之.薛福成选集[M].上海:上海人民出版社,1987:555-556.

[11]徐素华.筹洋刍议:薛福成集[M].沈阳:辽宁人民出版社,1994:140.

[12]丁凤麟,王欣之.薛福成选集[M].上海:上海人民出版社,1987:424.

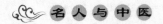

[13] 薛福成.出使英法义比四国日记[M].长沙:岳麓书社,1981:590.

[14] 名医治中消病:祥符孙雨农孝廉(育均)尝为余言,昔汴人有得中消病者,日食米一二斗,腹日以彭亨,面日以黄瘦,而身日以饥惫,人无能救药者。闻某县有名医,往就之诊。医开一方,仅砒霜四两,别无他物。且戒之曰:"汝忍饥不食两日,然后食之。食必尽,否则不救。"众无不骇且怪者,又以其名医也,姑减半食之,则哕然大殼,吐出白虫数十枚,其长六七寸不等,皆死矣。于是腹稍小,饥稍瘳,而尚未霍然也。复诣名医请诊,医嗒曰:汝必食药未尽也。凡汝之一食即消者,皆此虫为之,今仅杀其半耳,余不能救矣。问再食之可乎?医曰:不可。夫虫既食人之食,亦有知识。吾之开砒霜四两者,乃酌量虫数而投之。虫惯食人之食,故于久饥之后,一见即食。彼已见前虫之死,肯再食乎?虫既不食,则砒毒汝当之。今汝食之则以砒而死,不食则以虫而死,均之死也,复何言!病者不听,食之果死。//薛福成.庸盦笔记[M].南京:江苏人民出版社,1983:74—75.

[15] 猛药不可轻尝:益阳汤海秋侍御(鹏),雄于制举文。道光年间,以少年捷科第,登言路,高才博学,声名藉甚。一时胜流,如曾文正公及王少鹤、魏默深、邵位西、梅柏言诸君子,皆与之交。侍御气甚豪,旬日间章屡上,遂由御史改部曹,颇郁郁不乐,然不见于面也。乃研精著述,所著《浮邱子》,尤自喜。一日,诸友集其舍,或言大黄最为猛药,不可轻尝,如某某为庸医所误,皆服大黄死矣。侍御曰:是何害?吾向者无疾,常服之,谓予不信,请面试之。命奚奴速购大黄数两来,诸友苦止之,不可。及既购到,诸友竟起止之,侍御已连取大黄六七钱吞之矣。一友飙起夺之,侍御复攫吞大黄一块,且骂夺之者,遂皆反唇,诸友不欢而散。抵暮,闻侍御泄泻不止。黎明,诸友趋往问疾,始知侍御已于中夜暴卒矣。故曾文正公祭文有曰:一呷之药,椓我天民。惜哉!侍御以戏服猛药,杀其身,年仅四十有四。不然,则所就固未可量也。//薛福成.庸盦笔记[M].南京:江苏人民出版社,1983:75.

吴汝纶：到死不肯一试中医

吴汝纶，字挚甫，1840年10月15日生于安徽省桐城县高甸刘庄（今枞阳县会宫镇）。1864年中举人，1865年中进士，授内阁中书。工古文，师事曾国藩，

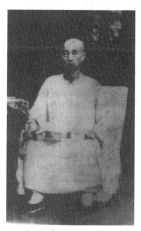

与张裕钊、黎庶昌、薛福成同称"曾门四弟子"；久客曾国藩、李鸿章幕，掌奏议。性恬淡，官直隶州知府，又曾任深州、冀州、寿州知州。1902年5月，不惜年老，扬帆出海，东渡日本考察教育制度。后称疾引归。文宗法桐城派，气势较为纵肆，曾为严复所译《天演论》作序，备称其道。是桐城派古文的积极追随者，不愿在宦海沉浮，厌恶官场的角逐，后弃职专心致志地提倡和从事桐城古文的写作，成为桐城派后期的大师。早在同治初年，外国学说尚未大行于中国，他独能洞明时事，不以斤斤考据义理为然，而独专力于经世有用之学。他看到西学势在必行，认为"不师人长，不足以除弊图新"，于是大力提倡西学，将赴日考察所得编成《东游丛录》一书，堪称我国向外国学习新教育的第一部著作。1902年9月，他邀日本人早川新次取道马关，乘船抵上海，转回安庆；为了把自己的教育思想变成现实，立即邀集地方人士，筹办创建安徽省第一所普通中学——桐城县中学堂。1902年底，亲自为中学开学典礼撰写楹联一副：后十百年人材奋兴胚胎于此，合东西国学问精粹陶冶而成。横联：勉成国器。1903年春，在故里生病不起，1903年2月12日溘然辞世，未能参加桐城中学开学典礼。有《诗文集》《东游丛录》《深州风土记》《易说》《诗说》等；民国年间，刊行《桐城吴先生全书》共18卷，分说经、诗文、尺牍三类。

1902年5月，清廷拟任命吴汝纶为京师大学堂总教习，他坚辞不就，在管学大臣张百熙的一再请求下，要求先到日本考察学制。他以清朝五品官的身份在日本考察三个多月，1902年9月回国时还聘请了日本教师同行，计划在故乡安徽桐城办一所实验小学，作为推行新学制的试验田。1902年底，因为已"二十余岁未归度岁"[1]，吴汝纶决定回老家过春节。此时，吴汝纶的父母和三个兄弟均已谢世，老家只剩亲友和族人。吴汝纶十一月九日从安庆乘船至枞阳，然后经陆路回到会宫老家。十日，"亲族闻吾归，皆来相见，极欢，应接不暇"[2]。从十一日至十八日，吴汝纶冒着雨雪，去各处祭扫先人墓地，并到县城以及杨树湾等地拜见亲朋至友。十一月十九日，"雨雪交作，与绍伯同往全庄，康伯亦至，略议康之兄立嗣事"[3]。吴康之就是民国名媛吴芝瑛的父亲，只有吴芝瑛一个女儿，早已出嫁，为他从族人中过继一位后人，也是吴汝纶本次回乡应办之事。十二月二十七日，因有急事需要处理，吴汝纶又返回省城安庆。十二月二十八日，除夕将至，"是日风雪交作"，吴汝纶还是由安庆乘船至枞阳。吴汝纶的儿子吴闿生回忆说："先公实以此行冒寒得疾。""二十九日乙卯，风雪益甚，自枞阳启行，过官埠桥，抵暮到家。"[4-5]光绪二十九年大年初一，"祭先祖后，家人争持茶点相奉。下午身体不适"[6]。吴汝纶故乡枞阳的"茶点"是将鸡肉、鸡蛋、猪肉以及面条等物，烧熟后盛一海碗，名曰"敬茶"。吴汝纶是族中长辈，加之二十多年不在家中过年，族中人自然将他当作贵客看待，争相"献茶"。每家献来的"茶"多少要吃一点，否则会让主人感到没有面子。吴汝纶可能吃油腻食物过度，造成消化不良。第二天，"体中仍不适。先约今日往全庄，竟不能赴约"[7]。吴汝纶赴全庄就是为了吴康之立嗣之事。正月初五，吴汝纶感觉身体稍微好一点，即前往全庄，"召集族姻为郓城君(指吴康之)议继，用君昂次子超为郓城嗣孙"[8]。但为吴康之立嗣一事办的并不顺利，吴闿生说："先公自元日得病，至今日益健，能进饭矣。以立继议定，家人之忤愚者妄起争衅，先公忿不能制，病乃加甚，疝气大作，剧痛，不复食。"[9]六日，吴汝纶病

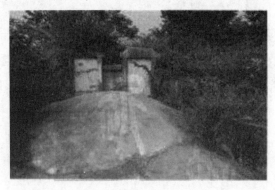

吴汝纶墓

情已很严重,但一直拒绝请中医看病,拖延至正月初九,族人见他病情严重,赶紧派人到安庆,向吴汝纶聘请的日本教员早川新次报告病情,让他从安庆请懂点医学的美国传教士来桐城为吴汝纶看病。这位美国人日夜兼程赶到病榻前,但他只会外科,腹胀病是内科,表示束手无策,到了十二日,吴汝纶终于不治身亡。日本人早川新次述其经过云:

小生去秋随吴先生到安庆,从事桐城县学堂。今兹所经营者,报名入学生千名内外,已考取七十人,阴历正月二十日开校。不幸先生病逝,诸事阻滞,悼恨何限!

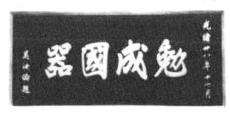

先生归国后谋设桐城县学,会诸绅于安庆,说以教育之切要,力排纷议,定学堂资本。安徽巡抚亦赞成之,借安庆旧武备学堂为校舍。先生乘退归桐城旧宅,扫父祖墓。十二月初旬,再来安庆,为开学准备。余暇应故友之请,著序文、碑文四五篇,有《李文忠公墓道碑墓

吴汝纶题写的桐城学堂匾额

铭》等。十二月二十八日,先生离学堂,冒风雪,乘小汽船至枞阳镇,又冒风雪归家。小生等力劝留住学堂,先生必欲归家度岁。此发病之近因也。

先生由安庆至本宅,凡百清里。其前半过枞阳湖,平波渺然;后半山路崎岖,方今晴暖,寒风尚烈,而乡曲所用竹轿,不能遮障寒风。先生六十四岁之高龄,自以壮健,风雪中行此长路,固平生精悍之气象,亦由怀旧之情深也。

先生之家室在保定,一男子今在早稻田大学。桐城惟兄弟遗族,兄弟皆久逝。此次开宗族会议,定其兄之嗣子,先生卒前八日之事也。

正月九日,突有先生兄子某遣使送书,报先生病状,且言先生不信汉医,专望西医之诊视,乞伴米国医偕来。

小生不敢暇,即与米医交涉。十日晨发安庆,夜半到吴氏宅,直抵病床询问。见其容态,已非现世之人,惊其病势之急激,知非等闲之病。亲戚辈具述疴气之亢进,腹部膨胀如石,热度高,米医不能确定病名,小生疑为肠膜炎也。是夜及次日,米医种种治疗,病势益恶。先生

自觉难起，招小生及门人李光炯至枕边，握小生之手，抚胃肠心脏之上，为长叹息，托以学堂后事及三四要件。小生酬知己之恩。正在此时，与米医议良策，奈传教兼通医术之人，内科非所长。先生病势益恶，至十二日早朝，呼吸全绝。小生之遗憾，殆无可喻。兼又不通言语，真有断肠切齿之思。

先生于卫生医术，生平注意。小生译学堂章程中禁室内咳唾一条，先生加笔云：此各国所兢兢也。又嘱译文部省发布学校清洁法一节，大扫除至少每年一度实行。先生改云：至少两三次。又，前时寄书保定家人，言中国房舍不适通风采光之法，强小儿终日读书习字其中，乃小儿早逝之一大原因。警告亲戚小儿，宜以为戒。今兹之病，斥一切汉医不用，辩汉医之不足信，特由安庆奉迎西医，闻生等一行到宅，甚为欣喜。岂料米医毫无效验！米医云：若在上海或日本，得与他医协议良法。小生亦觉此地有日本医士一人，或可奏功。遗憾何极！[10]

对于吴汝纶之死，早在1934年徐一士就说过："盖笃行其志，到死不肯一试中医也。"[11] 今人谢蔚明也说："吴汝纶主张学习西方，提倡'格致'之学，倾倒于船坚炮利西方物质文明，甚至对中国民族医学遗产采取彻底否定的虚无主义态度，实在达到很可笑的程度了。""桐城本是文人荟萃的地方，中医也不乏名手，他要是能及近延请中医诊治，沉疴脱体，不是没有可能。只因他固执地迷信西医，六十三岁便逝世了，这是可悲的。"[12]

其实，这没有什么好惋惜的。因为吴汝纶是一位激烈反对中医的人物，"信仰西医最深，于中医则极端诋斥，不遗余力"[13]。不仅自己笃信西医，而且通过书信、演说等渠道，力荐亲戚友朋就西医、弃中医，不遗余力地诋毁中

吴汝纶手札

医中药的原理和功用。友人萧敬甫患病，用中医诊治半年之久而不见效，吴汝纶极力劝说改从西医，并将自己笃信西医、贬斥中医的认识清楚地表达了出来：

> 来信说您自去年十月开始生病，到今年五月中旬还未好，我很是挂念。您的体格向来强健，为什么会这样呢？大概是因为服用中药延误所致吧！现今西医盛行，理论确凿而方法简单便捷，如果不是肺结核之类久治不愈的顽固疾病，绝对不会有延期不愈的事情。但是朋友们至今仍多坚信中国含混的医术，乐于接受寻常熟悉的事情，而抵触自己所不熟悉的东西。宁愿被中医所延误，也不肯一试西医，实在是让人悲愤感叹！您长期客居上海，见闻广泛，眼界开阔，不会把握不住自己的。为什么宁愿长时间被病魔困扰，也不去看西医呢？难道至今还囿于成见吗？把贵重的躯体托付于庸医之手，像您这样学识渊博通古达今的人怎能这样做呢？试请屈尊采纳我粗浅的意见，若有什么病的话，不访问问西医，就知道我说的并不荒谬。[14]

女婿柯凤荪患咳疾，中西药皆不用，吴汝纶认为可以不用中药，但弃而不用西医则未免荒谬：

> 上次来信说，疾病初愈，但是咳嗽还没好，最近情况如何？又说中西医药不用，这似乎没错，其实不然。中药不足以依赖，不用是应该的；但如果不用西药，则是因为你不知西医技术何如的缘故。仍然是死守中医而不能摒弃。其实医学这门学问，中医是万万不可以用的。东汉郑玄的学说尤其不能用。中医五脏理论荒谬，都是郑玄的错误注释造成的。咳嗽本身是一种小疾病，但是也可以耽误大事。中医没有治疗咳嗽的药，也不知道与咳嗽相关的病症是最重的。这些都是不能明确了解西医的人所不能自我养护的。[15]

廉惠卿四弟患肺疾，吴汝纶建议就西医诊治，因为中医不了解肺结核：

> 您四弟所得疾病如果是肺病，应该去西医处就诊，并且宜于移居到海滨，借助海风中含有的碘元素来补益肺脏，服用麦精、鱼油来调养肺脏，仍然是不能用心操劳，不要感受外邪。这种病很不容易治疗，中医不了解，也没有经过验证是疗效很明显的药物。中医说可以治疗，乃是隔膜之谈。如果西医用听诊器细心检查，判断为可以治疗，这才

足以让人信服。[16]

好友吴季白之侄患病，吴汝纶不仅批评吴季白思想保守，抱残守缺，劝用西医治疗，而且认为中医阴阳五行的理论基础、三部九候的诊断体系、四气五味的药性理论，都是"含混谬误之旧说，早已一钱不值"：

> 您的侄子回京后，想通过补益调摄使体质强壮。不知是否还在服用西药？时常遗憾您在文学上那么锐意进取，而对医学的研究却很平平，身处僻壤而安于接纳闭塞见解，却不了解现在世界各地所盛行的医学，早已认为我们中国医学的含糊谬说一钱不值。现今西医书籍翻译刻印的不少，您却竟然不过一目，只是迂腐地死守《素问》《灵枢》《伤寒论》《金匮要略》《千金要方》《外台秘要》等书的观点，为何不寻求更进一步研究呢？平心而论，这些所谓阴阳五行的学说真的有把握吗？用寸口的脉象诊视五脏的病症，真的能明确疾病吗？《本草》中药物的药性真的已经考证检验没有错误吗？五行分属五脏的理论果真没有错误荒谬之处吗？人的死生可是大事啊！能犹豫不决而用这些不自信的医术来尝试治病吗？[17]

孙子患眼病，写信给儿子，嘱咐不要服用中药：

> 我的孙子得了眼疾，即使中药有一定的疗效，我也不主张使用。因为中药难以依靠，惟恐贪图其治疗效果而忽视了其弊端，中医不能透彻究明药物作用的程度。孙儿的障翳如果还没有妨害到瞳仁的话，可以放置在一边不予过问，时间长了也可能自行消退，这比用不太明确功效的药物要好得多。仅从西医不见患者就不肯给药这一点，就知道中医用一种中药去医治百病是十分荒诞的。[18]

以自己的亲身经历，对西医的解剖、生理、病理以及化学药物推崇备至，宣扬西医，针砭中医：

> 有官位在身的我，因病正退隐在家，怎敢贪他人之功为己有？只是平时明确知道中医不足以信赖，自《灵枢》《素问》就已经这样了，至于《针灸铜人图》则尤其不能作为依据，《本草》讨论药物又都不明确而牵强附会。不如西医考证核对脏腑血脉，都有确凿的证据，由此而推论病情，绝对没有含糊不确切的言论。西医所用的药品又多由化学

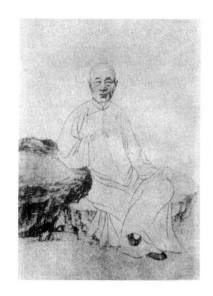

吴汝纶画像

家所定，屡用屡有效果。然而令人痛惜的是，中国读书的官宦人家，乐于接受寻常熟悉的事情，而抵触自己所不熟悉的东西。那些以中医为生计的人，又惟恐西医的盛行导致自己失去巨大的利益。因此，相互勾结党羽排斥摈弃外来医学，却不知道他们这种做法导致误治致死的多得数不胜数。现今我用西药收获了良好的效果，自此京城及京城所辖南部的士大夫们差不多渐渐明白了西医不是荒谬之术，不至于患病后还讳疾忌医，或者遭受庸医杀人的危害。这种情况稍稍缓解了吧！[19]

认为中医与西医的差别是一天一地，让人唾弃中医而信奉西医，中医书籍应该付之一炬：

> 说中医不如西医，就如同说孟贲和夏育之类的勇士不如儿童一样。来信说仲景所讨论的三阴三阳是牵强进行名目细分，这真是高超的见解。六经学说在仲景之前就已经有了，仲景只是遵循了前人的说法而将其命名而已。其书中根据所见病状而给予的方药，都不以六经为主要原则，这书不读也行。西医讥笑仲景，例如，五淋中所谓气淋的病实际上是没有的。又所谓气行于脉外者，实际上也没有道理，而所谓支饮、留饮等病症，实际上也是没有的。这些大概是仲景之前就已有之常谈，未必是仲景所创立的。自《史记·扁鹊仓公传》始，就没有详尽地说明其真实理论，何况《千金要方》《外台秘要》这些书呢？更何况宋朝以后道听途说的那些书？所以，刘河间、朱丹溪、李东垣、张景岳等人的著作，都可以一把火烧了。您说他们各有独到之处，我认为不符合实际情况。[20]

吴汝纶的得意弟子直隶武强籍人士贺涛患目疾，中医治疗终不能愈，吴汝纶写信力劝其及时戒绝中药，对中医疗效嗤之以鼻，并激烈批评中医的阴阳五行说和脏腑开窍说：

> 听说眼疾今年有所加重，很是挂念。又听说最近服用中药，医生夸口说服用百付药后就会恢复原先的样子。以前的下属张楚航等传话说，倘若已经服用百余付药，医生所言没兑现，希望不要再服用了。因为中医所说的阴阳五行等学说，绝对与治病没有关系，这是公理。至于说眼睛的疾病与肝肾二经有关系，更是相去甚远。我料定你现今所服用的药物大多都是治肝补肾的药品，即使是肝肾都治，它们与眼睛的疾病也没有关系。何况所谓治肝补肾的中药，哪知实际上就不会对肝肾产生损坏的作用？然而，我之所以劝您不要长时间服用中药，是因为中药的性质对每个人产生的作用都不一样。他们所说的应当补益的却不能产生补益作用，应当疏泄的却不能产生疏泄作用，则是因为中药另有偏性与弊病，而本草家们又不知晓，只是相率承用，偶尔几次侥幸有效，却又往往是病还没有治好，但药物的不良反应又加重了，这是不能不慎重防备的。尊甫先生不是很精通西医的学说，他对中医好像学习涉猎的比较多，经常抄录收集经验良方，让我传阅抄录。现今如果和他说中药是没有用处的，肯定不会相信，然而眼疾只是一种病痛，如果因为服用中药而导致其他的疾病，则整个身体都会得病。这是不可以尝试的！[21]

《桐城吴先生全书》书影

不信燕窝、鹿茸补益：

> 令堂上次嘱咐买燕窝、鹿茸等药物，一时间没有人给捎去。西医精通物质理论研究，知道燕窝等药物全然没有好处；至于鹿茸，则树上

生的阿磨利亚及骆驼粪中所提取到的阿磨利亚,都与鹿茸的功力相等,但价钱便宜好几百倍,何必再用这些昂贵的药物呢? 西医不但不用鹿茸,也不用阿磨利亚,是因为它补益的效力很小。你平时不查看考究西医的书籍,仍然认为鹿茸是补养的药物,多么的错误啊![22]

盛赞西医、西法、法医:

> 前几日,第一次见到文部大臣菊池君,当即劝说要兴办医学。昨天,外务大臣小村君也谆谆教导说医学是思想开化至关重要的部分,并且说其他的政事都可以独立,惟独医学必须向西方人学习,并且与西方人交流谈论医学,彼此联络,新学才能因此进步,所取得的效果才能更大。这天晚上,医学家开同仁会,款待毓将军和他的弟弟等人,长冈子爵、近卫公爵、石黑男爵都在演说中希望中国人能学习西医,态度很是诚恳。东京的医生集会有近百人,可以说是盛会。而我所心服的尤其是法医。法医检验生死伤病,作为断定罪犯出狱与入狱的依据,近几年询问刑部衙门的人由此所获得的好处尤其多。我们国家凭借《洗冤录》验死伤的差役们的所为,简直如同儿戏! 恐怕谈议者认为与医学没有太大的关系,所以全部记录下当时的所见所闻,以备张尚书采纳选择。[23]

在日本西医界欢迎他的招待会上致答辞,完全否定中医:

> 我国医学之所以衰落,根本是坏在儒家手中。因为我国古代列在《汉书·艺文志》中的医书都已经亡佚了,现今流传于世的《难经》《素问》大抵都是伪书,书中记载的五脏部位都是错乱的。其错乱的原因是由于我国汉朝有古文、今文两家学说。古文家都是有名的儒士,今文家则是些重利禄的人。古文家所说的五脏合乎今日的西医学说,今文家所说的五脏学说则是自己创立的左肝右肺等邪说。到了汉朝末年,郑玄本来是古文家,惟独其论述五脏的时候反而采纳了今文家的说法。自此以后近两千年里,几乎都是用

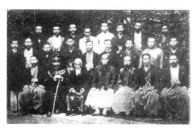

吴汝纶(前排正中)应邀出席日本富士见轩的招待会合影

今文的五脏说。这是郑玄给古书作注一言不慎，贻害无穷，他的过错实在不小。我国名医以张仲景、孙思邈最著名。仲景《伤寒论》所称谓的十二经，现今西医解剖考察验证发现并没有这十二经络。苏东坡论述医学，只是注重孙思邈，如今看《千金方》所论述的五脏，也都是今文学家的内容。这是我国医学这门学问不能振兴的原因。[24]

吴汝纶对待中西医的态度，表现为对西医的笃信、热衷乃至迷信，对中医的怀疑、排拒乃至诋毁，呈极端化、绝对化、情绪化的偏执。个中缘由，耐人寻味[25]。早年的吴汝纶相信中医，而且有比较深入的了解。按他自己的说法，水平不逊色于一般的职业中医。光绪十九年(1893 年)在给王西渠的信中说："若云我中国人当服中药、用中医，则尊处所用之医，不过赵铁卿及李洛生之友某公者。此诸人，即论中医之学，尚当逊下走一筹。"[26]导致吴汝纶后来摒弃中医、转归西医的原因，大概有三：

首先，与其长兄、三弟先后因中医误诊而身亡有关。同治六年(1867 年)六月，吴汝纶回家探亲后返回金陵，长兄汝经(字肫甫)和三弟汝绳(字诒甫)一同前往。长兄因平时身体较弱，于途中受累病倒，且病势危重。六月二十八日，"兄病益剧，呼号不止，一日延数医诊视，不效，二更时昏迷不醒，口发占呓，目瞪身僵，气息出而不纳，大汗如散珠，医云危征。余亟饮以秋石，喉间咽咽有声，不能咽，逾时乃定。"长兄突发急病，把守候的吴汝纶及弟弟汝绳吓呆了，以致二十九日"诒甫作书以告先祖，请以身代兄死"。这天，再请数医，一医挺身而出，向吴汝纶建议改换方剂，使用阳药，吴汝纶因"见前数医皆云温湿，不敢从"，最后决之卜筮才让医生一试，"服之果效"[27]。病虽好转，但诊治的侥幸和不确定性给吴汝纶带来了对中医挥之不去的阴影。光绪六年(1880 年)二月十五日，家中传信告知其长兄病重，吴汝纶欲回家探视；"逾一刻许"，又接家书，"云病势十退八九，医谓万无一失"，吴汝纶决定不归，但在给其弟的书信中对医生用药提出了批评意见，认为医生开错方子是导致其兄病症加剧的重要原因："此病自系外感，误作内伤，妄下补剂，遂致加重。"并对医生的用药表示质疑，"汤、陈二公所用之剂，是否对症？至为悬悬"[28]。果不其然，其兄在一个月后突然病逝。吴汝纶在《与熙甫》中表达了他的伤心之情："前因吾弟止勿南旋，谁料竟与伯兄永隔幽明，伤何如之！"[29]1889 年三弟诒甫又继长兄而去，吴汝纶悲痛欲绝，《祭弟文三首》可见其伤心之情："苍天苍天，专祸我家。二亲既背，伯兄复殂，甫及十年，又夺予季以去。祖考何辜，责其丕子?"吴汝纶认为中医的误诊与其弟的死亡有着莫大的关系，"严冬疾甚而吾曹不察知，及春困笃日加，则又惑乱方药，左误右误，不死不已!"[30]可以说，中医的误诊先后夺去吴汝纶至亲的两条性命，是诱发吴汝纶日后诋斥中医最重要的原因[31]。

其次，与其在曾国藩、李鸿章幕府任事期间广泛接触西学有关[32]。吴汝纶入曾国藩幕府之前，对西方知识几乎未曾涉猎过。1867 年，开始涉足"夷务"，了解"夷情"，逐渐认识到"制度因革，每代不同，苟其当于人心，不必悉依经典。至若格于时势，虽法出古圣，亦需变通"[33]。1895 年以前，吴汝纶认为中国的"旧学"虽然于国无益，但对于个人修养和生活还是有帮助的。甲午一战，中国战败，列强掀起瓜分中国的狂潮，吴汝纶深切地感到，中国面临着亡国的局面，"吾中国士农工贾，从此皆无生存之机"[34]，当务之急不仅仅是求强求富，而且是要救亡图存，保国保种，弃旧图新。他说："窃谓中华黄炎旧种，不可不保。保种之难，过于保国。盖非广立学堂，遍开学会，使西学大行，不能保此黄种。"[35]"救亡之法，必以士大夫讲求西学为第一要义。使我国人人有学，出而应世，足以振危势而伐敌谋，决不似今日之束手瞪目，坐为奴虏。万一不能仕宦，而挟吾学术，亦足立致殷富，自全于败乱之时。救种之道，莫善于此。"[36]1897 年，开始与中国"旧学"决裂，并对"旧学"持鲜明的批判和唾弃态度："吾国周孔遗业，几成绝响，二一腐朽书生，断断抱残守缺，于身世何所裨益!"[37]"在今日，强邻萦置，国国以新学致治，吾国士人但自守其旧学，独善其身则可矣，于国尚恐无分毫补益也。"[38]而极力主张西学："方今欧美格致之学大行，国之兴衰强弱，必此之由。"[39]"能一变中国自是之旧习，肯低心学西法，便是中国转弱为强之兆。"[40]总之，晚年"吴汝纶的思想不仅倾向洋务，而且以经世为己任，主张废科举，行西学，倡导学习西方近代教育"[41]。"今国家若徒托空言，并不真兴西学，则蒙不敢知;若诚欲造就人才，以收实效，则不得但设三数西学而止，势必使各行省、府、县县各有学，学校林立，乃望有真才出于其间，充异日政法之用"[42]。他逝世后，门生贺涛所撰墓志表云："论世事主变法之说，三十年前吾国不知外事之时，固已究考西学，因事托意，发为文章。西书日多，学益博奥精邃。"[43]其子所撰《先府君事略》亦云："于西人新学新理，尤兢兢，尝欲取彼长技，化裁损挹，以大行于天下。"[44]吴汝纶汲取西学知识的主要渠道有三:一是交友。自称："吾喜与西国人往来，见其室图百数十法，随所择用之，不颛颛故常也。"[45]

其子亦云:"先君喜结纳外国人,与欧美名士上下议论,意气勤勤恳恳,见者无不倾倒,英美人林乐知、李提摩太之属皆慕交先君,美教士路崇德尝语人曰:吾见中国人多矣,学识襟抱未有万一及吴先生者,真东方第一人也。"[46]二是广览报刊。报刊既是他了解时事的载体,又是他学习西学的园地。他的著述中经常援引的中外报刊有《万国公报》《格致新报》《纽约格致报》《西国水陆军报》《太阳报》《伦敦邮报》《法文博学报》《法文格物报》《本司寇新闻报》《日本邮报》《木百灵益哥报》《巴黎辩论日报》《西国热地农务报》《俄国邸抄》《知新报》《萃报》《国闻报》《官书局报》《时务报》等近30种。三是博览西学著作。现有资料表明,他对当时在中国出版、发行的西学著作情况了如指掌,并努力搜集、阅读过。其中有同文馆、广方言馆、官书局等官方机构出版的译作,也有近代翻译家私人出版的译作,还有外国机构和传教士出版的汉语作品[47]。吴汝纶所接触的西学知识涉及面很广,如西方的科技、工商、教育、医学、政教等。在此期间,他对西方医学、卫生类书籍表现出浓厚的兴趣,于书信中具体提到且阅读过的西医译著有《西医大成》《西医内科全书》《儒门医学》《妇婴新说》《省身指掌》《化学卫生论》《孩童卫生论》《居宅卫生论》,没有列出书名但阅读过的西医著作应当还有一些,如在谈到食物营养方面的知识时,他建议廉惠卿看"合信书"。通过中译本西医著作的阅读,使吴汝纶在医学的评价上,逐渐脱离晚清士大夫日常信仰的轨道,对西医推崇备至,对中医则嗤之以鼻,所以才认为"医学,西人精绝。读过西书,乃知吾国医家殆自古妄说"[48]。

最后,到日本考察学制,看到明治以后日本废除汉方医学后现代医学的发展,给吴汝纶的思想带来很大的冲击,更加笃定了对西医的信仰。再者,日本的教授、官员极力向吴汝纶灌输现代医学对于文明开化的作用,对于吴汝纶的影响也不容小觑。可以说,吴汝纶偏执到了临终前仍不肯一试中医与他到日本考察不无关系。

此外,吴汝纶平生十分注重结交外国传教士,林乐知、李提摩太、路崇德、满乐道等人均与其有往来,这些传教士大都精通西医,他们的医学观念自然会影响到吴汝纶。其中特别应该提及的是美国医生满乐道,吴汝纶曾建议学生何豹垂去找他看病,相信吴汝纶对西医的推崇与这位美国医生也有一定的关系。

[1] 吴汝纶.吴汝纶全集·四[M].合肥:黄山书社,2002:765.

[2] 吴汝纶.吴汝纶全集·四[M].合肥:黄山书社,2002:761.

[3] 吴汝纶.吴汝纶全集·四[M].合肥:黄山书社,2002:762.

[4] 吴汝纶.吴汝纶全集·四[M].合肥:黄山书社,2002:765.

[5] 吴汝纶.吴汝纶全集·四[M].合肥:黄山书社,2002:765.

[6] 吴汝纶.吴汝纶全集·四[M].合肥:黄山书社,2002:765.

[7] 吴汝纶.吴汝纶全集·四[M].合肥:黄山书社,2002:765.

[8] 吴汝纶.吴汝纶全集·四[M].合肥:黄山书社,2002:765.

[9] 吴汝纶.吴汝纶全集·四[M].合肥:黄山书社,2002:765.

[10] 郭立志.桐城吴先生(汝纶)年谱[M].台北:文海出版社,1972:203-205.

[11] 徐一士.一士类稿[M].沈阳:辽宁教育出版社,1997:179-180.

[12] 谢蔚明.杂七杂八集[M].武汉:武汉出版社,2000:207.

[13] 徐一士.一士类稿[M].沈阳:辽宁教育出版社,1997:176.

[14] 原文:手示尊体自去冬十月起疾,今五月中尚未平,殊为系念。吾兄体素强健,何以如此?此殆为服药所误。今西医盛行,理凿而法简捷,自非劳瘵痼疾,决无延久不瘥之事。而朋好间至今仍多坚信中国含混医术,安其所习,毁所不见。宁为中医所误,不肯一试西医,殊可悼叹。执事久客上海,宜其耳目开拓,不迷所行。奈何愿久留病魔,不一往问西医耶?岂至今不能化其故见耶?千金之躯,委之庸医之手,通人岂宜如此?试俯纳鄙说,后有微恙,一问西医,方知吾言不谬。//徐一士.一士类稿[M].沈阳:辽宁教育出版社,1997:176.

[15] 原文:前书言柯病新愈而咳嗽未已,近来如何?又言中西医皆不用,此似是而非。中药不足恃,不用宜也;若不用西药,则坐不知西医之操术何如,仍中学在胸不能拨弃耳。实则医学一道,中学万不可用。郑康成之学尤不可用。中医之谬说五脏,康成误之也。咳嗽一小疾,然可以误大事。中医无治咳嗽之药,亦不知咳嗽之所关为重。此皆非明于西医者不能自养。//徐一士.一士类稿[M].沈阳:辽宁教育出版社,1997:177.

[16] 原文:令四弟如系肺疾,应就西医,并宜移居海滨,借海风所涵碘质以补益肺家,服麦精、鱼油以调养肺体,仍戒勿用心,勿受外感。此病甚不易治,中医不解,亦无征效之药。其云可治,乃隔膜之谈。若西医用闻症筒细心审听,决为可治,乃足信耳。//徐一士.一士类稿[M].沈阳:辽宁教育出版社,1997:178.

[17] 原文:令侄还京后,想益调摄强固。是否尚服西药?每恨执事文学精进而医学近庸,但守越人安越之见,不知近日五洲医药之盛,视吾中国含混谬误之旧说,早已一钱不值。近今西医书之译刻者不少,执事曾不一寓目,颛颛焉惟《素问》《灵枢》《伤寒》《金匮》《千金》

《外台》等篇,横亘于胸而不能去,何不求精进若是? 平心察之,凡所谓阴阳五行之说果有把握乎? 用寸口脉候视五脏果明确乎?《本草》药性果已考验不妄乎? 五行分配五脏果不错谬乎? 人死生亦大矣,果可以游移不自信之术尝试否乎? //徐一士. 一士类稿[M]. 沈阳:辽宁教育出版社,1997:176.

[18] 原文:犬孙目疾,若中药虽可见效,吾不主用。缘中药难恃,恐贪其效而忽其敝,中医不能深明药力之长短。孙儿障翳苟不碍瞳仁,即可置之不问,久亦自退,较胜于用不甚知之药。观西医不见病不肯给药,则知中国欲以一药医百人,其术甚妄也。//徐一士. 一士类稿[M]. 沈阳:辽宁教育出版社,1997:179.

[19] 原文:绫臣灾病应退,某岂敢贪天之功? 但平日灼知中医之不足恃,自《灵枢》《素问》而已然。至《铜人图》则尤不足据,《本草》论药又皆不知而强言。不如西医考核脏腑血脉,的的有据,推论病形,绝无影响之谈。其药品又多化学家所定,百用百效。而惜中国读书仕宦之家安其所习,毁所不见。其用医术为生计者,又惟恐西医一行则已顿失大利。以此朋党排挤,而不知其误人至死者不可胜数也。今绫臣用西医收效,自此京城及畿南士大夫庶渐知西术之不谬,不至抱疾忌医,或者中上庸医杀人之毒。其稍弛乎! //徐一士. 一士类稿[M]. 沈阳:辽宁教育出版社,1997:176-177.

[20] 原文:中医之不如西医,若贲育之与童子。来书谓仲景所论三阳三阴强分名目,最为卓识。六经之说仲景前已有,仲景从旧而名之耳。其书见何病状与何方药,全不以六经为重,不问可也。西人之讥仲景,则五淋中所谓气淋者实无此病。又所谓气行脉外者实无此理,而走于支饮、留饮等病,亦疑其未是。此殆亦仲景以前已有之常谈,未必仲景创为之也。盖自《史记·仓公扁鹊传》已未尽得其实,况《千金》《外台》乎? 又况宋以后道听途说之书乎? 故河间、丹溪、东垣、景岳诸书,尽可付之一炬。执事谓其各有独到,窃以为过矣。//徐一士. 一士类稿[M]. 沈阳:辽宁教育出版社,1997:177.

[21] 原文:闻目疾今年稍加,深为悬系。又闻近服中药,医者侈言服百剂当复旧观。前属张楚航等传语,倘已服百剂,其言不效,则幸勿再服。缘中医所称阴阳五行等说绝与病家无关,此尚是公理。至以目疾为肝肾二经,则相去千里。吾料公今所服药大率皆治肝补肾之品,即令肝肾皆治,要于目光不相涉也。况中药所谓治肝补肾者,实亦不能损益于肝肾也乎! 然且劝公勿久服者,中药性质言人人殊,彼其所云补者不补,其所云泄者不泄,乃别有偏弊,而本草家又不能知,特相率承用,而几倖其获效,往往病未除而药患又深,此不可不慎防者。尊甫先生不甚通西医之说,其于中医似颇涉猎,尝抄撮经验良方,令我传抄。今若语以中药之无用,必不见信,然目疾所谓一痛耳,若因药而致他病,则全体之患矣。此不可以尝试者也! //徐一士. 一士类稿[M]. 沈阳:辽宁教育出版社,1997:177-178.

[22] 原文:汝堂上属买燕菜、鹿茸等物,一时无人携带。自西医研精物理,知燕菜全无益处;鹿茸则树生之阿磨利亚及骆驼粪中所提之阿磨利亚皆与茸功力相等,而价贱百倍,何

必仍用此等贵物乎？西医不但不用鹿茸,亦并不用阿磨利亚者,为其补力小也。汝平日不考西书,仍以鹿茸为补养之品,何其谬耶！//徐一士.一士类稿[M].沈阳:辽宁教育出版社,1997:178.

[23] 原文:前初见文部大臣菊池君,即劝兴医学。昨外务大臣小村君亦谆谆言医学为开化至要,且云他政均宜独立,惟医学则必取资西人,且与西人往来论医,彼此联络,新学因之进步,取效实大等语。是晚医学家开同仁会款待毓将军及弟等,长冈子爵、近卫公爵、石黑男爵皆有演说,皆望中国明习西医,意至恳至。东京医家集会者近百人,可谓盛会。而弟所心服者,尤在法医。法医者,检视生死伤病以出入因罪,近年问刑衙门获益尤多。吾国所凭《洗冤录》仵作等,直儿戏耳。恐议者以医为无甚关系,故具书此间所闻,以备张尚书采择。//徐一士.一士类稿[M].沈阳:辽宁教育出版社,1997:178.

[24] 原文:敝国医学之坏,仍是坏于儒家。缘敝国古来医书列在《汉书·艺文志》者皆已亡佚,今所传《难经》《素问》大抵皆是伪书,其五脏部位皆是错乱。其所以错乱之故,缘敝国汉朝有古文、今文两家之学。古文家皆是名儒,今文则是利禄之士。古文家言五脏合于今日西医,今文家言五脏则创为左肝右肺等邪说。及汉末,郑康成本是古文家学,独其论五脏乃反取今文。自此以后近二千年,尽用今文五脏之说。则郑康成一言不慎,贻祸遂至无穷,其咎不小。敝国名医以张仲景、孙思邈为最善。仲景《伤寒》所称十二经,今西医解剖考验实无此十二经路。苏东坡论医专重孙思邈,今观《千金方》所论五脏亦皆今文之说。此敝国医道所以不振之由也。//徐一士.一士类稿[M].沈阳:辽宁教育出版社,1997:178-179.

[25] 董丛林认为:"吴汝纶的医药观,可以说是其人中西文化观中的一个扭曲较重的环节。在当时西学东渐势头日盛的环境条件下,吴汝纶虽然对西学在一定层面上颇感兴趣、持积极接受态度,但他对西学的整体理解并不十分深刻,对医药学,不论是中国还是西方者,都缺乏真正学理层面上的知识基础,只能基于直观的、感性的层面作出自己的判断和取舍,并且形成一种难以改变的思维定势。"//董丛林.吴汝纶医药观的文化表现及成因简论[J].安徽史学,2005(4):56.汪维真认为:"在自觉接受西学的过程中,吴汝纶对传统中医的态度逐渐发生变化,由相信走向怀疑,最终转向西医。这一转变是在特定历史环境下完成的,是与晚清中国对西洋医学的认同过程和认识水平相一致的。它既是历史推力的结果,更是吴汝纶比较、权衡后的理性抉择。""中西医在交手后所暴露出的弊端和当时知识精英希图借助医学振兴民族的强烈意识应是吴汝纶中西医态度转变的主要原因。"//汪维真.弃中择西:清人吴汝纶医学观的转变及原因分析[J].安徽史学,2006(2):68-73.周宁认为:"家门的不幸、友朋的交往、西书的阅读,内因与外缘的共同作用,使吴汝纶在医学的评价上,逐渐脱离晚清士大夫日常信仰的轨道。"//周宁.吴汝纶与中西医[J].唐都学刊,2006(4):112.冯尔康认为吴汝纶反对中医观念的形成与重物质轻思维观念时代的来临、社会上层易于接受西方先进物质文明、富国强兵的思潮、"庸医杀人"的社会思潮有关。//冯尔康.晚清学者吴汝纶的西

医观——兼论文化反思的方法论[J].天津社会科学,2007(3):128-129.

[26] 吴汝纶.吴汝纶全集·三[M].合肥:黄山书社,2002:70.

[27] 吴汝纶.吴汝纶全集·四[M].合肥:黄山书社,2002:728-729.

[28] 吴汝纶.吴汝纶全集·三[M].合肥:黄山书社,2002:613.

[29] 吴汝纶.吴汝纶全集·三[M].合肥:黄山书社,2002:614.

[30] 吴汝纶.吴汝纶全集·一[M].合肥:黄山书社,2002:75.

[31] 周宁.吴汝纶与中西医[J].唐都学刊,2006(4):111.

[32] 徐一士推测,"汝纶师事鸿章,其笃信西医之由来,殆即受教于鸿章"。不过,李鸿章似乎并不像吴汝纶这样对中医偏执地排拒。在对西医西药的态度方面,要说吴汝纶受李鸿章的一定影响自然可信,但若说惟取决于此则恐非之论。//董丛林.吴汝纶医药观的文化表现及成因简论[J].安徽史学,2005(4):54.

[33] 吴汝纶.吴汝纶全集·一[M].合肥:黄山书社,2002:20.

[34] 吴汝纶.吴汝纶全集·三[M].合肥:黄山书社,2002:171.

[35] 吴汝纶.吴汝纶全集·三[M].合肥:黄山书社,2002:311.

[36] 吴汝纶.吴汝纶全集·三[M].合肥:黄山书社,2002:229.

[37] 吴汝纶.吴汝纶全集·三[M].合肥:黄山书社,2002:153.

[38] 吴汝纶.吴汝纶全集·三[M].合肥:黄山书社,2002:143.

[39] 吴汝纶.吴汝纶全集·三[M].合肥:黄山书社,2002:153.

[40] 吴汝纶.吴汝纶全集·三[M].合肥:黄山书社,2002:114.

[41] 董根明.进化史观与古文道统的同———吴汝纶与严复思想考索[J].中国社会科学院研究生院学报,2008(1):134.

[42] 吴汝纶.吴汝纶全集·三[M].合肥:黄山书社,2002:143.

[43] 吴汝纶.吴汝纶全集·四[M].合肥:黄山书社,2002:1147.

[44] 吴汝纶.吴汝纶全集·四[M].合肥:黄山书社,2002:1161.

[45] 吴汝纶.吴汝纶全集·一[M].合肥:黄山书社,2002:123.

[46] 吴汝纶.吴汝纶全集·四[M].合肥:黄山书社,2002:1159.

[47] 史涅.试论吴汝纶对西学的认识[J].安徽史学,2001(4):54.

[48] 徐一士.一士类稿[M].沈阳:辽宁教育出版社,1997:177.

郑观应:中医不如西医有五

　　郑观应,本名官应,字正翔,号陶斋,别号杞忧生、慕雍山人、罗浮偫鹤山人等。1842 年 7 月 24 日生于广东省香山(今中山)县雍陌乡。1858 年首次参加科举考试,但却名落孙山。由于家贫,遂选择了"弃书学贾"的道路。当年,就到了上海,相继在英商宝顺洋行、太古洋行轮船公司当买办。1880 年兼任上海织

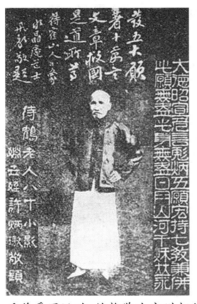

布局总办,1881 年 5 月李鸿章委托其担任上海电报分局总办。1882 年 3 月 25 日,接受李鸿章的委札,就任上海轮船招商局帮办。1883 年,中法战争爆发,应粤东防务大臣彭玉麟的邀请,亲赴前线从事抗法工作。1884 年 5、6 月间,潜往西贡、缅甸、新加坡等地侦察敌情,并联络志士"合纵抗暴"。后又至台湾参加军事防御。1892 年,由盛宣怀保举,重入轮船招商局任帮办,同时兼任汉阳铁厂总办。甲午战争期间,积极向当局条陈,主张用轮船招商局的船只筹防御敌。《马关条约》签订时,力陈加强海防边防。1905 年,在广东参加反美爱国运动,被推举为广州拒约会主席。1906 年,被推举为粤汉铁路总公司总办。1909 年,由盛宣怀推举,第三次回招商局任会办,直到民国时期,仍然担任该局董事。辛亥革命前夕,积极主张速行君主立宪,反对辛亥革命。但当袁世凯恢复帝制,行专制独裁时,又起而反对。辛亥革命后,蛰居上海,热心教育与实业,成为商界著名人物。1922 年 5 月病逝于上海,终年 81 岁。

郑观应生长在中华民族饱受屈辱、多灾多难的时期,怀着"杞忧忠愤"的心情著书立说,以"危言"启迪世人。中心思想是"富强救国",主张学习西方的科学技术,发展民族工业;兴办教育,大力培养人材;在习兵战的同时,注重商战;学习西方的议会制度,实行君主立宪制等。亦如他自己所说:"欲攘外,亟须自强;欲自强,必先致富;欲致富,必首在振工商;欲振工商,必先讲求学校、速立宪法、尊重道德、改良政治。"[1]主要著作有:《救世揭要》《易言》《盛世危言》《盛世危言增订新编》《盛世危言后编》《罗浮待鹤山人诗草》等。其中,《盛世危言》是其代表作,先后重印20余次。

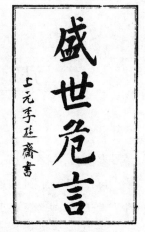

《盛世危言》书影

《盛世危言》在当时及其以后的思想界、学术界乃至政治、经济各界,都引起了强烈反响。从康有为、梁启超等维新派,到孙中山等革命派,乃至毛泽东等无产阶级革命家,无不受其影响。现今在韶山毛泽东纪念馆里,还有一张1915年借还《盛世危言》的便条:"咏昌先生:书十一本,内《盛世危言》失布匣,《新民丛报》损去一首页,抱歉之至,尚希原谅。泽东敬白。正月十一日。"1936年美国著名记者埃德加·斯诺在陕北访问了中国红色政权。毛泽东在陕北保安(今陕西志丹县)接受采访时,神思逸飞,又回忆起这本书对他的影响:"我常常夜里很晚,把我房子里的窗户掩盖上,好使我父亲看不见灯光。用这样的方法我读了一本叫做《盛世危言》的书,这书我非常喜欢。它的作者们是一些老的改良主义学者,以为中国之所以弱,在于缺乏西洋的工具:铁路、电话、电报、汽船等等。他们想把这些东西,介绍到中国来。""《盛世危言》在我脑子里鼓舞起恢复我的学业的愿望。我也逐渐讨厌我在田地上的工作。自然我父亲反对我这件事。关于这件事我们常常口角,最后我从家里跑开了。"[2]美国著名学者R·特里尔在他写的《毛泽东传》中,也说:"一本倡导维新和技术改良的书《盛世危言》,使泽东接触到了这样的思想:中学为体,西学为用。看到这本由具有改良思想的买办写的书后,使泽东产生了这样的考虑:为了中国的命运,他应该走出韶山,去学习更多的知识。"[3]

就是在这本被时人称为"医国之《灵枢》《金匮》"的《盛世危言·医术》中,郑观应系统论述了中医不如西医的五个方面:

第一是中医医生培养考核制度不如西医。西国医生都经过专业医学学校培养,必须通过官方组织的专业考试,取得医师资格以后,才能从业。而中国的医生不但没有经过严格的专业训练,而且政府对医生的行医资格没有做严格规定,也没有组织资格考试:

西方国家的医学理论与治疗方法,虽然与中国有所不同,但也许互有得失。然而,实事求是地说,在探求病源、以人的性命为重方面,西方医学胜过中国医学漫无边际的考核。这也是关心人民疾苦的人,所不能不知道的。各国医学都设立专科,基本的有七种:理论、化学、解剖、生理、病理、药性、治疗。其治病的方法有二十四种,大体分为六类:漏泄、分解、清凉、收酸、强壮、缓宁。都是由名师教导,各尽其长。到学成之后,国家进行考试检验,必须确实学有心得,给予文凭,才能自称为医师。据考察,西方国家的医生,都出身于医学院校,不是医术非常优秀、考取一等的,不能给予文凭。即使是药厂中制造膏、丹、丸、散及药水的人,也必须是医学院校出身才行,

《盛世危言·医道》书影

不然,就没有人买该药水。获取医师资格之难、证书之珍贵,就像中国的科举中第一样。因此,学问和阅历精益求精。中国的医生能这样吗?中国的官吏能如此认真的考验吗?这是中医不如西医的第一个方面。[4]

第二是中医脏腑血脉解剖不如西医。西医重视人体解剖,将人体分解成为各个系统、器官,对人体器官结构具有深入的了解。而中医"虽数世老医",却不知道人体各器官的形状,遇到疑难杂症,始终解释不清疾病的根源所在:

西医认为，人体的脏腑、筋络、骨节、腠理就像钟表的轮机，不拆开仔细检验，不能知道其功用以及损坏的原因。因此，西方国家的老人院以及癫狂、聋哑等医院，遇到死亡的人，允许医学部门解剖尸体，探究病症及正常生理变化的原因，用以教育后来的学习者。因此，西医都能明白脏腑、血脉的奥秘。中国的神农以至华佗、扁鹊，实际上是西医解剖的鼻祖。比如，从所论述的脏腑部位，即可知道有割腹验看这样的事，只不过这些学问已经失传了。现今中国学习医学的人，却绝对没有割腹验看的事，即使是家传数世的老医生，也不知道脏腑是什么形状。遇到疑难的不治之症，也始终不能明确病源。这是中医不如西医的第二个方面。[5]

第三是中医诊断水平不如西医。西医利用先进的医疗器械来辅助诊断，如利用显微镜"察隐洞微"，且善于运用各种外科手术器械，诊病治病都是建立在实证基础之上。中医诊病以切脉为主，不讲求严密的科学方法，多为揣摩、臆度、领悟。由于理论知识贫乏，中医能治好病却不能说出具体的道理：

西医认为，人的思虑、智慧、知觉、运动，都是由脑统领。脑中有无数的气筋，散布在五官百骸。哪个地方的脑气筋坏了，哪个地方便生病；身体衰迈的人，脑气不足，便会生麻木、昏聩的病；幼小儿童脑气过盛，多有角弓反张的病症。而心的功能，专司血液的循行。心脏跳动一次，则血液运行一度。检查心脏跳动速度的快慢，便可知道病的轻重。中医把切脉作为治病最首要的，西医则认为人身处处有脉络，血就像水，脉络就像百川。血液来回运

《盛世危言·医道》书影

行,无不震动,也即无不有脉。血发源于心,运行于百体,呼吸有活力的空气,由肺复返于心,日夜周流运行不息。如果用切脉来推求疾病的情况,是绝对没有道理的。因为,周身的脉管都出自心系总管,散布于四肢百骸,怎么能以两手寸许之脉管强分寸、关、尺,认为五脏六腑都系于此处呢?而且,解剖检验两手脉位,其管像鸡翎管一样粗细,循臂而上,越往上越粗,至颈项处便与颈中的脉管连通,直达于心脏而止,并不与其他脏器相连,凭什么认为各脏的脉必定在此显现呢?而且,一条直的脉管,怎么能凭三个指头就能分辨寸、关、尺的界限而丝毫不相紊乱呢?因此,可以认为一条脉管能检验周身的病,但不可以认为某种脉象专主某经的疾病。西医实事求是,日日讲求,又有显微镜能观测肉眼难以看见的东西,因此能明察秋毫。中医则多模糊的言论,常空谈而罕见实际效果。这是中医不如西医的第三个方面。[6]

第四是中医治病用药之法不如西医。中医治病多用草药,品味掺杂,质量难以保证;炮制不精,煎药火候难以掌控,药效亦不稳定。而西药的"汤、丸、膏、散"都由医生自己配制,药效较为稳定:

《盛世危言·医道》书影

治病的方法,中医认为木能克土,故治脾胃要先平肝;火能克金,故治肺要先泻心;水能克火,故治心要先降肾。或者认为三焦是空虚的,或者认为六经有起止的地方。西医则哪里有病,即用治疗哪里的药,而尤以保脑筋、养肠胃为主。用药的方法,中医多用草木,药性有变化;西医多用金石,性质比较确定。而且,无论汤、丸、膏、散,都是由医生自配,比从药铺里买品味掺杂、炮制不精,或自行煎熬,不懂火候的中药,功效大不一样!这是中医不如西医的第四个方面。[7]

第五是中医研究方法和手段不如西医。西医论症详,器械精,长于外科,应借鉴日本改造"汉医"的经验改良中医:

> 西医论述病症纷繁复杂,内外各种病症不下两千种。审察治疗是医生的职责,大体不外体质、功用两个方面。人的皮肉筋骨合起来,形成身形,充实以脏腑,贯通以血脉,这是所谓的体质。一物有一物的用途,没有虚设的,没有可假借的,这是所谓的功用。有体质的病,有功用的病,有体质功用相兼的病。必须先细心体察判断,然后才能施以治疗。外科病症有刺割、扎绑、敷治、洗涤等法。事必躬亲,不是心灵手巧而且器具极精良的,不能尝试。例如自开钳、血管钳、曲铰剪、直铰剪。刀则能钩、能割,针则能探、能坑,以及手钳、银丹筒。西医利用精巧的治疗工具,因此在外科方面尤有奇功。内科病症更是善于利用器械,用以分辨声音的虚实;把体温计放在口中,以观察脏腑的寒温。一切药性病源,无不本于化学研究,因此考求有素,识见自然真实确切。而且有医学的报纸杂志,何人何病用何法医痊必定登于报上,以告示后人。如果遇到疑难重症,也都登报以求高明的医生。报纸杂志或者七天出版一次,或者一月出版一次,从事医生职业的人买回来阅读,互相质证,以尽所长。日本本来也学中医,现在也参用西医,救活无数人,就是很明显的证据。这是中医不如西医的第五个方面。[8]

最后,虽对西医极为推崇,但并不主张完全摒弃中医,而是做了折衷的论断:"中西医学各有短长,中医失于虚,西医泥于实;中医程其效,西医贵其功。"提出的改良措施有:医疗技术上中西并用;医学人才要兼通中西医学,既要知晓中医理论,又要学习西医的外科技术;各省、府、州、县、镇、市,宜仿照西医的医院制度建立医院,并以医院为办学基地,由院中医生充当教师,招收学生入院学习;用近代科学手段检验中药的性质和功用,用西方医学知识验证传统中医理论,互相对照,弃短取长[9]:

> 我认为中西医学各有长短,中医过失于虚妄,西医拘泥于太实;中医以治疗效果见长,西医以阐述原理见长。西医的外治方法,俨然有扁鹊、华佗的遗风,有中国失传却在西方国家遗存的,有经过天长日久的考验越来越精确的。主要在于西医制药精良,用器灵妙,事有考核,

成形者實之以臟腑貫之以血脈所謂體質也一物有謂功用也有體質之用有功用之病有體質功用相兼之病必先細心體認方能施治其外症有刺割也紫絣也熨治也洗滌也事必躬親非心靈敏而器具又極精良不能嘗試如自開銀血管鉗曲鉸剪直鉸剪刀則曰鈎曰割針則曰抗以及手鉗銀丹箭皆精巧利用故於外症尤著奇功用鉗以探病於腕中以辨聲音之虛實置寒暑表於口中以察臟腑之寒溫一切藥性病源無不本化學研究而出故疑難大症亦皆昭見自真且有醫案章何人何病何法醫院必登諸報以告後世若者驗其刻劃精良用器靈妙而有效核醫無妄人實暗合中國古意而遠勝於時醫亦不必曲為諱飾矣謂宜致意諸周書參以西法自太醫院始一律詳加考核內證主外治諸方圓各有短長日本素學中醫今亦盡失於虛西法活人無算其明證已此不若西醫者其功五也竊謂中西醫學各有所長日本素學中醫今亦盡失其真及效西醫者其功五

《盛世危言·医道》书影

医无妄人,其实正好暗合中国传统的医学要求,却远远胜过现在的中国医生,也不必曲为讳饰!我认为,应当参考《周礼》等的记载,再参考西医学,自太医院开始,一律详加考核。内科病主要用中医,外科病参考西医。各省、府、州、县、镇、市令家境殷实的人集资建立医院,考选名医当院长。从医的学生须经院中的主教老师考试选拔,文理通顺的才能入院学习。悉心教授,无玩无欺。先将《灵枢》《素问》《内经》《难经》熟读,博览张仲景、孙思邈及唐宋诸家的已有方法,参考西方国家图器、剖割的奇异方法,精益求精,不分中外,学习几年,考验有成,酌情给予虚衔,发放执照,才能毕业而从医济世。没有执照而私自悬壶,草菅人命的,重惩不贷。有能治疑难大病,功效卓著的,上报于医院,颁发银牌、匾额,增加虚衔、顶带,以表彰其功,并将治法、所治的病都发表在医学日报上,年终汇集刊刻成书。这样才能让庸医和狂妄的人不至于滥竽充数,高明的医生也可凭此自立。为医和为相,可以同功了![10]

其实,在郑观应早期所作《议遍考庸医以救生命论》[11]《论医院医家亟宜考究》[12]《论医道》[13]等文章里,就已对中国医疗管理的落后以及医德的败坏进行过批判,并呼吁在中国仿西方设立医院,通过考核选任医生,以杜绝不学无术的江湖游医。

郑观应"少多病",壮年以后疾病更多,长期为哮喘病所折磨和困扰。为了同疾病斗争,他"少习岐黄",后虽未业医,但一直坚持不懈业余学习医学。1885年香港羁留解脱后闲居于澳门时,又进一步研究医学。他说:中法战争中,"备尝艰苦,虎口余生,心力交瘁。丙戌(1886年)秋归疾作",乃究心医学和养生之道。经过几年的努力,辑成了《中外卫生要旨》《备急验方》和《霍乱验方》三种医书[14]。后来,与盛宣怀讨论建设医局时更进一步提出"中西合璧"的设想:"观应曾辑《中外卫生要旨》五本,知中外医理各有所长,拟请华人精于西医、深晓西学者,将中国《本草》所载之药逐一化验性质,详加注解,补前人所不及,并将人之脏腑经络查于古书所论方位是否相符,互相参考,弃短取长,中西合璧,必能打破中西界限,彼此发明,实于医学大有裨益。"[15]

郑观应从5岁入塾读书到17岁结束学业走上谋生之路,所受的教育主要来自两个方面:一是庭训,二是乡塾。所谓"庭训",就是家庭的教诲。他的父亲郑文瑞是个学富五车的教书先生,"生秉异姿,夙承家学,读书过目成诵,藏书颇富,手自校雠,丹铅殆遍,然澹于进取,敝屣科名,设帐授徒,从游者多享盛名,各有建树"[16]。郑观应曾说,自己之所以不自量力地写下《救时揭要》等许多文字,无非是因为"夙承庭训,不敢自弃"。至于"乡塾",一是启蒙,读《三字经》《百家姓》《千字文》《幼学琼林》等,再学一些日用杂文。二是科举考试的训练,读四书五经、学写八股时文。可以说,中国传统文化精神深深地融入了他的血液中,"立功、立德、立言"的人生价值成为他的行为动力和终生追求。可是,自从17岁开始到上海洋行当学徒,业余时间学习英语,师从英国传教士傅兰雅以后,开始"究心泰西政治、实业之学"。以后自己开茶栈、办公司,从事对外贸易,同外国人多有接触,使得他对西方文化有了初步的了解,并研究西方诸国之所以强、中国之所以弱的原因。认为西方强国"富强有由,洵非一朝一夕之故",对西方国家的涉外之法(包括公法、公使等)、致富之道(包括商务、专利、机器、铁道、电报等)、防御之方(如军制、海军、火器、练兵等)、政事法令(如议政、廉俸、洋学、西医、考试等)均细细考究,进行中西对比,常常赞叹西方国家"法甚善也"。论证了西方强邻有好的做法值得中国仿效,提出广采西法以补中国之缺。总的思想是以中国的传统文化为主体,以"化西为中"的手段吸收西方文化,把中学与西学、旧学与新学结合起来,使中国文化得到发展和完善,最终以王道宾服天下。这是因为物质文明西方胜于中国,精神文明中国胜于西方,把中西文化融合起来可以生成完美的文化。由于他"昔年久病,屡濒于危,备受庸医之苦,始信养生慎疾之说不可不知"[17]。因此,对医学与涉及民生的医学问题倍加关注,认为医学可以"为国保生灵,为民除陷阱"[18]"导一世于和平,拯斯民于仁寿"，正因如此，在郑观应看来，医学是一门"关心民瘼者，所不可不知"[19]的学问。

总之，郑观应之所以提出"中西合璧"的见解，与他的融合中西之学、贯通中西之理、中体西用的思想是分不开的。

----

[1] 郑观应.盛世危言后编·自序[M]//夏东元.郑观应集·下.上海：上海人民出版社,1988:11.

[2] 埃德加·斯诺.西行漫记[M].香港：广角镜出版社有限公司,1975:89.

[3] R·特里尔.毛泽东传(修订本)[M].石家庄：河北人民出版社,1990:11.

[4] 原文：西国医理、医法虽与中国不同，得失亦或互见。然实事求是推详病源，慎重人命之心，胜于中国近世之漫无把握。关心民瘼者，所不可不知者也！各国医学设专科，立法有七：曰穷理，曰化学，曰解剖，曰生理，曰病理，曰药性，曰治疗。其治病之法二十有四，大要有六：曰漏泄，曰分解，曰清凉，曰收酸，曰强壮，曰缓挛。皆由名师教诲，各尽其长。迨至学成，官为考验，必须确有心得，给予文凭，方能以医师自命。查西国医生，皆由医学堂出身，非医学极优考取一等，不准给予文凭。即药院中制造膏、丹、丸、散及药水者，亦须由医学堂出身方准，不然，该院药水无人买也！其难、其贵如中国之科第然，故学问、阅历精益求精。中国之医能如是乎？中国之官吏能如是之认真考验乎？此不若西医者一也。//郑观应.盛世危言[M].北京：华夏出版社,2002:165-166.

[5] 原文：西医论人身脏腑、筋络、骨节、腠理，如钟表轮机，非开拆细验，无以知其功用及致坏之由。是以西国老人院、癫狂、聋哑等院，遇有死者，许医局剖析肢体，穷究病症及生生化化之原，以教后学，故西医皆明脏腑、血脉之奥。考中国神农以至华、扁，实为西医剖割之祖。如论脏腑之部位，即可知有割腹验看之事，特其学失传耳。今中国习医绝无此事，虽数世老医，不知脏腑何形。遇奇险不治之症，终亦不明病源何在。此不若西医者二也。//郑观应.盛世危言[M].北京：华夏出版社,2002:166.

[6] 原文：西医谓人之思虑、智慧、知觉、运动皆脑为之主，而脑有气筋无数，散布于五官、百骸。何处脑气筋坏，即何处有病；衰迈之人脑气不足，遂有麻木、昏聩之病；幼小之童脑气过盛，多有角弓反张之症。而心之为用，专引乎血。心脉一跃，血行一度。验心脉之迟疾，知病体之轻重。中医以切脉为治病之要，西医则谓人之一身皆有脉络，血犹水也，脉络犹百川也。潮血来回无不震动，即无不有脉。夫血发源于心，运行百体，嘘吸生气，由肺复返于心，日夜周流运行不息。若按脉推求，决无是理。盖周身脉管皆由心系总管而出，散布于百体四肢，岂可以两手寸许之管强分寸、关、尺，谓五脏六腑皆系于此？且剖验两手脉位，其管大如鸡翎之管，循臂而上，渐上渐大，上至颈项，即与颈中脉管连通，直达至心而止，并不与他脏相属。何以知各脏之脉必现于此耶？且直通一管，何以知三指分部界限毫不相紊耶？故

谓一脉可验周身之病,则可;谓某脉独主某经之病,则不可。西医事事征实,日日讲求,又有显微镜能测目力难见之物,故能察隐洞微。中医多模糊影响之谈,贵空言而罕实效。此不若西医者三也。//郑观应.盛世危言[M].北京:华夏出版社,2002:166-167.

[7]原文:治病之法,中医则曰木克土,治脾胃者,先平肝;火克金,治肺者,先泻心;水克火,治心者,先降肾。或曰三焦皆空虚之处,或曰六经有起止之方。西医则何处之病即用何处之药,而尤以保脑筋、养肠胃为主。用药之法,中国多用草木,性有变迁;西国多用金石,质有一定。且无论汤、丸、膏、散皆属医生自配,较之买自药铺,品味掺杂,炮制不精,自行煎熬,不谙火候者,功用固殊矣!此不若西医者四也。//郑观应.盛世危言[M].北京:华夏出版社,2002:167.

[8]原文:西医论略病症纷繁,内外诸症不下二千种。审察疗治,医者之职,大要不外体质、功用二端。盖人之皮肉、筋骨合而成形,实之以脏腑,贯之以血脉,所谓体质也。一物有一物之用,无虚设,无假借,所谓功用也。有体质之病,有功用之病,有体质功用相兼之病。必先细心体认,方能施治。其外症有刺割也、扎绑也、敷治也、洗涤也。事必躬亲,非心灵手敏而器具又极精良,不能尝试。如自开钳、血管钳、曲铰剪、直铰剪,刀则曰钩、曰割,针则曰探、曰坑,以及手钳、银丹筒,皆精巧利用,故于外症尤著奇功。其内症更持机器于腕中,以辨声音之虚实;置寒暑表于口内,以察脏腑之寒温。一切药性病源,无不本化学研究而出,故考求有素,识见自真。且有医家报章,何人、何病、何法医痊必登诸报,以告后世。若遇疑难大症,亦皆登报以告高明。或七日一纸,或期月一纸,业此者购归观玩,互相质证,以尽所长。日本素学中医,今亦参用西法,活人无算,其明证已。此不及西医者五也。//郑观应.盛世危言[M].北京:华夏出版言社,2002:167-168.

[9]严如惠.早期维新思想家医疗卫生观初探[D].长沙:湖南师范大学,2001.

[10]原文:窃谓中西医学各有短长,中医失于虚,西医泥于实;中医程其效,西医贵其功。其外治诸方,俨扁鹊、华佗之遗意,有中国失传而逸于西域者,有日久考验弥近弥精者。要其制药精良,用器灵妙,事有考核,医无妄人,实暗合中国古意,而远胜于时医,亦不必曲为讳饰矣!谓宜考诸《周书》,参以西法,自太医院始,一律详加考核。内证主以中法,外证参以西医。各省、各府、各州、县、镇、市之间,令殷户集资建立医院,考选名医,充当院长。肆业诸生须由院中主教考其文理通顺者,方准入院学习。悉心教授,无玩无欺。先将《灵枢》《素问》《内经》《难经》熟读,博览仲景、思邈及唐宋四家之成法,参以西国之图器、剖割之奇方,精益求精,不分中外,学习数载,考验有成,酌予虚衔,给以执照,方能出而济世;其无照而私自悬壶,草菅人命者,重惩不贷。有能治疑难大证,卓著神效者,报明医院,颁发银牌、匾额,递加虚衔、顶带,以旌其功;并将治法、病由登之医学日报,年终汇集刊刻成书。庶庸妄者不致滥竽,高明者有以自立。医之一道,可与良相同功矣!//郑观应.盛世危言[M].北京:华夏出版社,2002:168.

[11]议遍考庸医以救生命论：余少习岐黄，足迹半天下。所见各处名医，鲜识三关九候之妙，阴阳变化之奇，仅熟一二古方，伪说祖传，妄思济世。碌碌庸医辄夸师授，招牌远贴，遍托吹嘘，炫耀声名，居为利窟。或以病试药，偶中其机，道说是非，议论人物，居然自傲，勒索愈多。出门则先索谢金，一元至四元；入门则先求挂号，五十至八十。轿钱非一千亦八百，跟役无三钱亦二钱，贫富相同，亲邻不减。偶遇一症，便以为奇货可居，而暗受戕害者不可胜计。孰是博及医源，谙《素问》《甲乙黄帝针经》《明堂流注十二经脉》，三部、九候、五脏、表里、孔穴，《本草》《药对》，张仲景、王叔和、阮和南、范东阳、苗、靳、邵等诸部经方，妙解阴阳禄命相法，及灼龟五兆、《周易》六壬之奥秘，安神定志，先发大悲恻隐之心，誓愿普救含灵之苦。人有疾厄，求救者不问富贵贫贱、长幼妍媸、怨亲善友、华夷愚智，一视同仁，皆关至戚，不瞻前顾后、自虑吉凶。虽遇晓夜寒暑，饥渴疲劳，亦心切赴救，无作工夫形迹之态者哉。夫医乃至精至微之事，而病有内同外异，亦有内异外同。故五脏六腑之盈虚，血脉荣卫之通塞，固非耳目之所察，必诊候以审之。而寸口、关、尺有浮、沉、弦、紧之乱，腧穴流注有浅、深、高、下之差，肌肤筋骨有厚、薄、刚、柔之异。差之毫厘，失之千里。今以至精至微之事，行之于至粗至浅之人。道听涂说，不涉猎群书，未得其旨趣，竟盈而益之，虚而损之，通而激之，塞而壅之，寒而冷之，热而温之。头痛医头，脚痛医脚，是重加其病，而欲望其生，吾见其死矣。岂不哀哉！岂不痛哉！今为天下苍生计，惟有哀告于名公巨卿，创千古之良规，作无量之功德，表奏朝廷，饬下各督抚，将各省之医生设法考验。如有深明医理者，给以凭文，准其行世。倘有假冒，则治以庸医杀人之罪。此一法也。抑或更创一规，于各处名都大邑，皆设大、中、小三等医院，使各城镇公议名医若干人，而延请博达医经、精通脉理者主持之。遇有疑难杂症，公议良方，仍请名师鉴定，则不至以人命为儿戏。夫而后任病者各安天命，岂不于心稍安乎？仆不敏，敢以质之救时君子。//夏东元.郑观应集·上册[M].上海：上海人民出版社，1982：25－26.

[12]论医院医家亟宜考究：昔范文正公有言：不能为良相，便当作良医。诚以医之为学，存其心欲以活人，而操其技固非小道也。故精于医者，不求福而福靡不臻；暗其术者，欲避祸而祸终难免。吾见顺德陈乃济先生，业精岐黄，有求之者，不拘日夜风雨，如期必至，谢金随惠，轿钱不取。有邻子病甚危，家极贫，无力延视。其父向天泣曰：重病，非服药不可，奈囊空如洗何？陈闻之，即过其家诊视。曰：病可治，君勿忧。余当助尔药资。归，典妻钗珥付之。痊后，其家感谢再生。陈亦无德色。一夕，梦人哭曰：我某甲，与君有夙仇，今当索命。不意君有阴德，神拘我，不能报也。言讫不见。陈惊，后益力为善。施衣舍药，收葬尸骸，家计荡然。是年，二子登科。一子世其业，名亦大噪。乡人快之，咸以为报。惟近多射利之徒，运遭穷蹙，性好乖张，不畏天地，不畏鬼神。以其求财也快，以其骗人也易。罔识岐伯之堂，莫睹张机之室。或受佣于药肆，略知药性，或盗袭于前人一二医方。闻恶寒发热，即将清下之品以治之；说阴亏阳虚者，即将温补之剂以投之。尤有甚者，昧乎虚实，病宜裹则散之，病

宜散则裹之。匪惟厥疾不瘳,亦且开门揖盗,鲜不以轻转重,变安为危者,而但以死生诿诸天命。嗟乎! 蒸民仰荷天生,而此辈凶残,竟不刃而遽戕人之生,不血而立置人于死也! 今各处所设医院,原欲慈惠咸乎,恒以己溺己饥为念,岂任伊党贼我仁心,藉为利薮! 鄙意以公举尚不若以会商官宪,以合省之悬壶为业者,设法考试,果能深明利害,缕晰条分,底蕴既焄,方准行道。庶几黜邪崇正,人登仁寿之台;去伪存真,物乐安康之境。将见积德累功,不啻恒河沙数矣! 未审高明以为然否? //夏东元.郑观应集·上册[M].上海:上海人民出版社,1982:27 – 28.

[13] 论医道:范文正公有言:不为良相,当作良医。诚以医虽小道,扩其心可以济世,精其业可以活人,甚不容轻视也。自世风日下,牟利者多,或杂录方书,妄称师授;或粗通歌诀,辄诩家传。药未备于笈中,方遂亡于肘后。偶然奏效,便负神医,逞其聪明,高其声价。入门则先求挂号,出门则预付请封。舆金每计少争多,跟役亦追随讨赏。偶逢大症,以为奇货可居,先请他医,辄谓前方误服。贫富均苦谢步,亲邻亦较锱铢。行世半生,而受害者已不胜屈指矣。夫医有至理,症列多门,须审其阴阳,辨其虚实。人分南北,气体既殊;药有异同,性味迥别。况脏腑经络之盈虚、血脉荣卫之通塞、寸口关尺有浮沉弦数之分,腧穴注流有浅深高下之异,差之毫厘,谬以千里。今以至精至微之事,行于极陋极浅之人,罔探岐伯之原,未窥仲景之秘,引轻作重,文过居功,欲望其生,转速其死。及旁观推究,辄诿诸死生大数,卢扁难医,岂不惨哉! 嗟乎! 蒸民仰荷生成,而若辈忍加残害。一方试病,妙诩青囊;三指杀人,冤于白刃。言念及此,痛恨殊深。尝闻西医所论,病症纷繁,通各国之内外诸证不下二千种。审察疗治,医者之职,大要分别体质、功用二端。盖人有皮肉筋骨,合成躯壳。其中实以脏腑,贯以血脉各管,所谓体质也。一物有一物之用,无虚设,无假借,所谓功用也。有体质之病,有功用之病,有体质、功用相兼之病。必先细心认明,方能施治。西国有医院听人学习,剖验死人,医师指授,助以图书。先讲部位功用,次论病证,次究药性。分别内科、外科、妇科、儿科,考试其能否,品第其高下。鄙见宜表奏朝廷,略仿《周礼》设立医官之遗意,敕令各直省都会殷户集资合建医院。考选名医,充院中之师。所招学生,须由院中掌教,考其文理通顺者,方准入院学习。不论贫富,俱当尽心传授,专工其事,精益求精。俟学习三年考取上等者,禀请地方官给以文凭,准其行道。如有医治奇症而见效者,报明医院,年终汇集刊刻成书,以启后学。将见太和翔治,夭札不虞,手妙回春,心期寿世,则医之一道,岂不与良相同功哉! //夏东元.郑观应集·上册[M].上海:上海人民出版社,1982:155 – 156.

[14] 夏东元.郑观应传[M].广州:广东人民出版社,1995:259 – 260.

[15] 郑观应.盛世危言后编·复盛宫保论创设医院书[M]//夏东元.郑观应集·下.上海:上海人民出版社,1982:198.

[16] 郑观应.先考荣禄大夫秀峰府君行状[M]//夏东元.郑观应集·下.上海:上海人民出版社,1988:1223.

[17]郑观应.复盛宫保论创设医院书[M]//夏东元.郑观应集·下.上海:上海人民出版社,1988:197 – 198.

[18]郑观应.庸医[M]//夏东元.郑观应集·下.上海:上海人民出版社,1988:1386.

[19]郑观应.盛世危言[M].北京:华夏出版社,2002:165.

严复:听中医之言,十有九误

严复,谱名传初,乳名体乾,字又陵,又字几道,别号尊疑尺庵、观我生室主
人、观自然斋主人、辅自然斋主人,晚号愈懋老人,曾改名
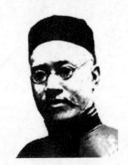
宗光。1854 年 1 月 8 日生于福建侯官(今福州市)。1859
年,正式进私塾读书。1866 年岁末,洋务派创办的福州船
政学堂招生,严复以一篇情文并茂、文理通顺的《大孝终身
慕父母论》获第一名并录取,学习海军。1871 年,以优异
的成绩毕业,被派到军舰上实习、工作了 5 年。1877 年,到
英国留学,继续学习海军,1879 年回国。先是在母校——
福州船政学堂当教习,次年受聘于李鸿章创办的天津北洋水师学堂,先后任总
教习(相当于教务长)、会办(相当于副校长)、总办(相当于校长)等职务,直到
1900 年义和团运动爆发才离开。1902 年受聘为京师大学堂编译局总纂。1905
年参与创办复旦公学,次年任校长。1912 年,任京师大学堂总监督,兼文科学
长。同年,京师大学堂改名北京大学校,被荐为首任校长。辛亥革命以后,还在
政府和其他部门担任过一些职务。

严复是中国共产党诞生之前,向西方学习、寻求救国真理的代表人物之一。认为:要救国,只有维新;要维新,只有学外国;只有引进西学,才能挽救中国贫弱相积的残破局面。他指出:"天下理之最明而势所必至者,如今日中国不变法则必亡是已。""救亡之道在此,自强之谋亦在此。早一日变计,早一日转机,若尚因循,行将无及。"[1]提出中国富强起来的最根本的办法是:"一曰鼓民力,二曰开民智,三曰新民德。"[2]所谓鼓民力,就是中国人要有健康的体魄;所谓开民智,主要是以西学代替科举;所谓新民德,则是废除专制统治,实行君主立宪。

严复是率先较系统地宣传和传播西方学术文化,成为得时代风气之先的著名启蒙思想家。其第一部,也是影响最大的译作是根据达尔文的朋友、忠实的达尔文主义者赫胥黎写的《进化论与伦理学》译述而成的《天演论》。随着对进化论的翻译介绍的增多,"物竞天择,适者生存""天演""进化"等成为最时髦的名词,在整个思想界产生了巨大的震动和影响。向来目空一切的康有为看了《天演论》译稿后,也不得不承认从未见过如此之人,盛赞此书"为中国西学第一者"[3]。不仅康有为、梁启超等人如饥似渴地学习,把《天演论》的观点揉进自己的著作,而且以后的李大钊、鲁迅、毛泽东等人,也都受到《天演论》所介绍的达尔文进化论的影响。所以毛泽东在总结中国近代民主革命经验时,称严复为"在中国共产党出世以前向西方寻找真理的一派人物"[4]。

《天演论》书影

作为从价值观念上对西方文化予以高度肯定,并对中国传统思想观念加以否定的代表人物,严复把中医归为风水、星相算命一类的"方术",认为中医理论缺乏实际观察和逻辑推理,是一套"臆造"的似是而非的虚玄话语:

> 中国旧有的所谓九流之学,像堪舆、医药、星卜等,如果从其自身
> 端序来看,都是顺理成章的;但是如果从它们最初所依据的理论来看,
> 如阴阳五行、天干地支、九星主吉凶祸福之类的东西,则其思维方式虽
> 然非常极致,但又只知其所以而不知其所以然。这没有别的原因,乃

是其理论源于臆造，而不是通过实际观察与逻辑推理而得出来的缘故。[5]

1901 年，严复在给其外甥女何纫兰的信中说：

> 不久前收到大儿媳寄来的信，知道你小产了，不知道身体是否已经复原？舅舅我极为牵挂。外甥女婿在家里做什么事情？他们家这户人家，从你公公、婆婆以下，都是一些固守旧规的人，自以为是知书达礼的官宦之家，理应按照古礼做事，不能越雷池半步。大凡这类的事情，不用你说，舅舅我是很知悉的；每当想起你的母亲，我就不自觉地掉眼泪。但是要知道人活在世上，不管遭受多大磨难，都要泰然处之。你的肝气郁结之病最近好些了么？如果治疗，必须请上等的西医，听中医的话，十句有九句是错的，切记切记！[6]

严复这句"听中医之言，十有九误"的话，不要说别人，即使他在九泉之下的祖父、父亲听了，也是肯定不会同意的。严复的曾祖父严焕然是清嘉庆十五年（1810 年）的举人，做过松溪县学训导，生有五个儿子。为了生计，严焕然为五个儿子作了不同的分工。长子秉符（即严复祖父）学中医，末子厚甫攻举业。后来，严秉符成了一位熟读经书、医书，医术高明，怀仁爱之心治病救人的良医。严秉符有子振先（即严复的父亲），从小耳濡目染，受家庭环境影响，渐渐对中医萌发了兴趣。秉符见振先在医术上颇有禀赋，便让他随自己习医。严秉符有了儿子做帮手，生意越来越兴旺，药铺逐渐有了一定规模，为寻

严复为《天演论》写的序言

求发展，迁家到了城里，在福州南台苍霞洲建起了医馆。严振先人聪明，悟性又高，从父行医几年，不仅阅读了大量医籍，《黄帝内经》《伤寒杂病论》《脉经》《千金方》《本草纲目》等，早已记得滚瓜烂熟，同时在行医看病中，也积累了丰富的临床经验，他的医名日渐远扬，以致当时南台岛六十四乡的百姓，提起严振先医

生,无人不知。严振先医术高超,能妙手回春,在他的治疗下,许多疑难杂症都得到治愈,为此,人们送给他一个"严半仙"的雅号[7]。1866年春天,福州流行瘟疫,严振先在救治霍乱患者时被传染,不久去世。

出身于两代业医之家的严复,竟然说出"听中医之言,十有九误"的话语,其根本原因是"就世界观和基本的价值观而言,严复是一个西方文明的十足的崇拜者:这导致他对中国的传统进行无情的批判"[8]。这时的严复,将西方科学作为富强之本、救国之本,"富强之基,本诸格致。不本格致,将无所往而不荒虚,所谓'蒸砂千载,成饭无期'者矣"。意思是说,不依靠科学而求国家富强,就像蒸砂而望成饭一样不可期待。认为中国一切传统的东西如汉学考据、宋学义理、金石辞章等"旧学""吾得一言以蔽之,曰:无用……吾又得一言以蔽之,曰:无实……由后而言,其高过于西学而无实;由前而言,其事繁于西学而无用""其为祸也,始于学术,终于国家"。而"西学格致……一理之明,一法之立,必验之物物事事而皆然,而后定之为不易。其所验也贵多,故博大;其收效也必恒,故悠久;其究极也,必道通为一,左右逢源,故高明"。也就是说,科学的原理与法则,都是经过反复实验证明了的,不是主观臆造的,也不是上天恩赐的,与中国传统的"师心自用""强物就我"的观点,有着天壤之别。所以,"救之之道"是"痛除八股而大讲西学"[9]。

严复系统地学习过西方科学,与当时中国大多数知识分子只能道听途说地得到西方科学一鳞半爪的知识大不一样,认为学习西方文化必须破除"中体西用"论设置的樊篱,以全方位的姿态吸取西方文化中一切有价值的因素。他说:"体用者,即一物而言之也。有牛之体,则有负重之用;有马之体,则有致远之用。未闻以牛为体,以马为用者也。中西学之为异也,如其种人之面目然,不可强谓似也。故中学有中学之体用,西学有西学之体用,分之则并立,合之则两亡。"[10]故而一方面主张引进吸收西方科学技术成果,一方面大力倡导引进科学的思维方法,发展科学精神,并对中国旧有思想观念和方法进行了猛烈的批判,"范围极广,涉及旧学的全部,从哲学认识论和方法论的高度批判旧学,而他自己所运用的武器则是自然科学经验归纳法的方法论"[11]。中医作为中国传统文化的一部分,在严复眼中,可能是属于"旧学之旧学"的范畴,所以才有"听中医之言,十有九误"的过激言辞。

耐人寻味的是,步入晚年的严复,对中西文化的态度发生了转向,对西学渐生怀疑、动摇,终至否定、抨击。一方面,他从大力倡导西学转而批判西学的消极性;另一方面,他又开始大力提倡尊孔读经。他说:"鄙人行年将近古稀,窃尝究观哲理,以为耐久无弊,尚是孔子之书。"他又说:"吾国旧法断断不可厚非……他日中国果存,其所以存,亦恃数千年旧有之教化,决不在今日之新机,此言日后可印证也。"[12]当"戊戌"之后,中西文化、新旧文化之争日趋激烈之时,出现了一股尽弃其旧而迎新的思想倾向,似乎不彻底抛弃中国固有文化,就无法吸纳新文化。严复反对这种"悉弃其旧唯新之谋"的文化发展策略,他说:"变法之后,人人崇尚欧美之风,俯察时趋,所破坏者,似首在家法。顾破坏之而国利民福,其事宜也;若破坏矣,而新旧之利两亡,尚冀诸公凛其事之关系重大,自种族之进退视之,则慎以出之可耳。"[13]并以中医治病之道形象地比喻说:"譬如病痞之夫,欲求强健,良医临证用药,必将补泻兼施,夫而后积邪去而元气苏,徐收滋补之效。使其执不可攻削,恐伤病人之说,而专补不泻,日进参、芪,则虽所费多金,以求良药,恐痞疾终不可愈,积邪日以益坚,而大命之倾将无日矣。"[14]这时的严复认为,一个国家要立足于世界民族之林就必须要有其独特的国性。"大凡一国存立,必以其国性为之基"。如果一个民族国性长存,即使被外族侵占,也仅仅是"亡国",并非真正的灭亡,如中国历史上的五胡乱华、宋之入元、明之为清,虽然异族入侵,改朝换代,然而由于其彝伦法制、纲常伦理仍沿前代,"入主之族,无异归化,故曰非真亡也"。而像墨西哥、秘鲁、希腊、罗马、印度、埃及这些国家,"虽名存天壤之间,问其国性,无有存者。此犹练形家所谓夺舍躯壳,形体依然,而灵魂大异"。这些国家"旧之声明文物,斩然无余""虽未易主,盖已真亡",实为"亡天下"[15]。强调中国想要求得进步和发展,不但不能抛弃中国传统文化,反而应该试着从儒家经典中去发掘与现代社会相吻合的道理。

但需要指出的是,晚年的严复并没有完全背弃早期扬西抑中的立场而投入传统的怀抱,仍然主张借助西方近代文化为参照,以检视传统文化之价值。他说:"四书五经,固是最富矿藏,惟须改用新式武器发掘淘炼而已。"[16]从严复的这些话里,可以看出他在文化立场上虽然有一定程度的复古,但"惟须改用新式机器发掘淘炼"的言外之意,不正是指富含精义微言的中学之"玉",只有在西学之"石"的磨琢下才能成为"器"吗?对此,其晚年的疗病经历,似乎也可以为之佐证。

严复患有严重的哮喘病，1915 年后日趋严重，时常发作。最初是用自家配制的中药膏治疗。1908 年 9 月 8 日，在给夫人朱明丽的信中说：

严复书札

> 药膏吃已过半，事多一日三瓢，不能减少。药单不知往哪里去，又没带有烟灰，市上买灰恐靠不住，今特作快信到家，叫你再熬四剂，一钱灰者。分作两罐，熬好交新铭关买办。即他船亦可。带津交河北学务处严收，切切。[17]

1909 年 11 月 4 日，在给夫人的信中又说：

> 吾从药丸除净后，体力反觉不支，大抵不外泄泻、咳嗽及筋跳三件，昨前两宵作扰尤甚，饭后九、十点即非常困倦欲睡，睡又筋跳两三点钟，勤捶不瘳，服睡药亦无效，不得已乃取家制药膏半茶匙，服下乃得安静。但所睡时刻近益短少，不过三四点，往往半夜咳醒，坐待天明。

并在信后附记云：

> 药膏既须服，可再熬两罐来，或寄数两好灰，将方抄来亦可。[18]

虽然服用中药膏有效果，但严复从心里还是尊崇西医的。如 1909 年 11 月在写给侄子严伯鋆的信中，就极力劝说刚到美国留学的侄子不要学习铁路工程，而是学习西医：

> 吾意不如仍习医药，盖西医一科，欧美进步奇猛，为国民计，须得多数人勤治此科，一也；又医学所关于教育、法政甚大，刻吾国人亦渐知之，十余年以往，必大看重此学，二也；三则我家累世为医，积德累功由来日久，今日子孙仰席余荫，未必不由此故，吾意颇欲不坠先人之绪，三也。以斯之故，甚愿吾侄学医。[19]

严复还以自己的切身体会,赞扬德国医生名不虚传。1918 年 11 月 10 日,在给严瑸、严璆两女儿的信中说:

> 我病到津后,经德医调理,觉得日有起色。前昨两夕均能安睡,不自梦中咳醒,今晨睡到八点二刻始醒,此为近日所无。痰则渐稠而少,亦佳象也。治喘系服容克之药。前夕又请宝医看眼,渠药亦较同仁医院所给为灵,早起眼脓大减,晚间十钟以后目亦不眵。治疗用药,应手如是,德医生真名不虚传也。[20]

还曾多次住西医院治疗哮喘病。如 1917 年 12 月 10 日进东交民巷法国医院住院治疗;1919 春末到上海,6 月 6 日进红十字医院疗疾。1919 年 6 月 25 日,在给长子严璩的信中说:

> 吾入医院至今已十九日,医生用药除利痰外,余药颇少,而每日上午洗汤、烘电,进步极徐,拟满月后察看情形,即行出院。出院无事,久羁在此,亦欲北行。现在夜间虽有咳醒需人,然尚能睡,即早起作喘,时间亦短。院中三餐多进素膳,两日来乃有一顿肉食,而鸡汤则午、晚有之。如不动作,看书作字精神尚可,但若出门走路及上下楼梯,则不能无喘。[21]

这次住院到 39 天时,"喘咳诸疾实有大瘥,叶医言只要信心耐性,无论如何久疾,皆可得效"[22],但当时西医对于哮喘病毕竟是没有办法治愈的。1919 年 12 月初,他又住进北京协和医院。住了二十余天,方才出院。抽了二十余年的鸦片在这时也不得不戒了。戒烟后他觉得浑身酸楚,神思昏昏,难以忍受;晚上必须服药,才能入眠。

饱受哮喘折磨的严复,大为苦恼。他从王云生的女儿好姊处闻听有位叫卢黔生的人,曾就读于天津水师学堂,生平喜修炼导引,极有灵验,在好姊的怂恿下,在 1921 年元月,严复也练起了这种"修炼导引"功。据他给三儿严琥的信中说:"其内功则纳气丹田;其外功大抵如八段锦,而加以每日按摩。"1920 年 12 月 24 日,严复还在三儿子严琥的陪伴下,从福州回到阳岐,在尚书庙扶乩请丹[23],这对一个倾力西学、提倡科学的新学者来说,不无讽刺意味。

1921 年 10 月 27 日,严复在福州病逝,给儿女立下的六条遗嘱中,第一条就是:"须知中国不灭,旧法可损益,必不可叛。"[24]试问九泉之下的严复先生,您所说的"旧法可损益,必不可叛",包括严家两代曾以此为业的中医吗?

----

[1] 严复.救亡决论[M]//胡伟希.论世变之亟:严复集.沈阳:辽宁人民出版社,1994:55 – 68.

[2] 严复.原强修订稿[M]//胡伟希.论世变之亟:严复集.沈阳:辽宁人民出版社,1994:36.

[3] 康有为.与张之洞书[M]//汤志钧.康有为政论集·上册.北京:中华书局,1981:436.

[4] 毛泽东.论人民民主专政[M]//中共中央文献编辑委员会.毛泽东选集·第四卷.北京:人民出版社,1991:1469.

[5] 原文:中国九流之学,如堪舆、如医药、如星卜,若从其绪而观之,莫不顺序;第若穷其最初之所据,若五行支干之所分配,若九星吉凶之各有主,则虽极思,有不能言其所以然者矣。无他,其例之立根于臆造,而非实测之所会通故也。//严复.穆勒名学·严复按语[M].北京:商务印书馆,1981:70.

[6] 原文:前得大媳家书,知汝遭小产,不知近来体气已否复原,舅心深为悬挂。婿在家所作何事? 吾甥一门,自翁姑以降,皆守旧之人,自以为诗礼簪缨之门,法宜如此,拘牵文义,未行起尘。凡此,皆不待甥言,而舅所深悉者;每念汝母,不觉泪垂。然须知人生世间,任所遭何如,皆有所苦,泰然处之可耳。肝气之病近稍瘥否? 要治,总须上等西医,听中医之言,十有九误,切记切记! //王思义.生斯世何必无情:严复家书[M].沈阳:辽宁古籍出版社,1996:10.

[7] 冯保善.严复传[M].北京:团结出版社,1998:2.

[8] 费正清,刘广京.剑桥中国晚清史·下卷[M].北京:中国社会科学出版社,1985:349.

[9] 严复.救亡决论[M]//胡伟希.论世变之亟:严复集.沈阳:辽宁人民出版社,1994:58 – 62.

[10] 严复.与《外交报》主人书[M]//胡伟希.论世变之亟:严复集.沈阳:辽宁人民出版社,1994:169.

[11] 曹聚仁.中国学术思想史随笔[M].北京:生活·读书·新知三联书店,1986:358.

[12] 严复.与熊纯如书[M]//许祖华.严复作品精选.武汉:长江文艺出版社,2005:249 – 253.

[13] 严复.天演进化论[M]//王宪明.严复学术文化随笔.北京:中国青年出版社,1999:204 – 205.

[14] 严复.拟上皇帝书[M]//胡伟希.论世变之亟:严复集.沈阳:辽宁人民出版社,

1994:84.

[15] 严复.读经当积极提倡[M]//王宪明.严复学术文化随笔.北京:中国青年出版社,
1999:252.

[16] 严复.与熊纯如书[M]//许祖华.严复作品精选.武汉:长江文艺出版社,2005:253.

[17] 王思义.生斯世何必无情:严复家书[M].沈阳.辽宁古籍出版社,1996:49-50.

[18] 王思义.生斯世何必无情:严复家书[M]沈阳:辽宁古籍出版社,1996:68-69.

[19] 王思义.生斯世何必无情:严复家书[M]沈阳:辽宁古籍出版社,1996:83-84.

[20] 王思义.生斯世何必无情:严复家书[M]沈阳:辽宁古籍出版社,1996:144.

[21] 王思义.生斯世何必无情:严复家书[M].沈阳:辽宁古籍出版社,1996:156-157.

[22] 王思义.生斯世何必无情:严复家书[M].沈阳:辽宁古籍出版社,1996:161.

[23] 冯保善.严复传[M].北京:团结出版社,1998:239-245.

[24] 严复.遗嘱[M]//王栻.严复集·第二册.北京:中华书局,1986:360.

谭嗣同:部位功用,中国医书亦言之最详,然必不如西国所言之确而可信

谭嗣同,字复生[1],号壮飞,湖南浏阳人[2]。1865 年 3 月 10 日生于北京宣武城南懒眠胡同邸第。湖北巡抚谭继洵之子。少年师从著名学者欧阳中鹄学

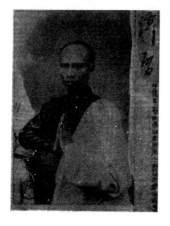

习,鄙视科举,喜好今文经学。青年时代,喜欢读王夫之、龚自珍、魏源等人的著作。早年入新疆巡抚刘锦棠幕府任事。此后,曾游历直隶、甘肃、新疆、陕西、河南、湖北、江西、江苏、安徽、浙江、山东、山西等省,广泛接触社会,考察风土人情,结交名士豪杰。同时阅读了不少翻译的西国书籍,对近代自然科学和社会科学有了一定的了解。甲午中日战争后,他忧愤中国积弱不振,在浏阳成立学会。1896年,为候补知府,在南京候缺。开始著《仁学》一书。1897 年,他协助湖南巡抚陈宝箴、按察使黄遵宪等在长沙设立时务学堂,办《湘学新报》,并筹办内河轮船公司、开矿、修筑铁路等新政。1898 年 2 月,他和唐才常等组织南学会,办《湘报》,宣传维新变法。6 月,光绪帝下诏变法。8 月,被召入京。9 月,光绪帝授四品卿衔,担任军机处章京,参与变法。9 月 21 日,政变发生后,他毅然表示"各国变法,无不从流血而成,今中国未闻有因变法而流血者,此国之所以不昌也。有之,请自嗣同始"。后被捕,与刘光第、林旭、杨锐、杨深秀、康广仁同时遇害。史称"戊戌六君子"。临刑前有绝命词:"有心杀贼,无力回天,死得其所,快哉! 快哉!"著作辑为《谭嗣同全集》。

谭嗣同于 1898 年 4 月 23 日在南学会作第八次演讲,题目为《论全体学》。
这次演讲,主要讲解西方人体解剖学的有关内容,对脑、肺、肝、脾、胆、胃、小肠、
大肠等人体脏腑的形状、位置、生理功能都进行了详细的描述。他重点讲解了
人体的思维功能在脑而不在心,纠正古人心是思维器官的观点。明确指出西医
以解剖学为根据,比中医"确而可信":

　　人在世界上,有几件事不可不知:一曰天,二曰地,斯二者前次已
言之详矣。今日所讲,更有切要者,则为全体学。在天地间不知天地,
已为可耻;若并自己之身体不知,不更可笑乎?

　　然全体学又极难讲。何则?无图以供指点也,无蜡人以为模样
也。骨节如何承接?血脉如何周流?脑筋如何散布?肌肉皮肤如何
层叠束固?则皆不能言矣。试仅即脏腑言之,亦只能言其部位功用,
不能将其形状曲曲传出。部位功用,中国医书亦言之最详,然必不如
西国所言之确而可信者,则以彼有剖验之术可凭也。今乍与人言剖
验,必诧以为怪,不知彼皆剖验死后之尸,或医生请剖,或病人遗嘱。
故剖验之事常常有之,医学遂因之日精。亦有危险之证,必须剖腹洗
涤始能疗治者,则考验尤为亲切。吾故以为可凭也。

　　今先言心。中国言心主思,西国则谓心不能思,而思特在脑。脑
分大小,大脑主悟,小脑主记及视听之属。脑气筋布满四肢百体,则主
四肢百体之知觉运动。所谓心者,亦徒主变血之事而已。夫中西论
心,不同如此,愚谓其理实亦相通。思固专在脑,而脑之所以能思者,
全赖心能变血以养脑,是心与脑交相为用也。故"思"字从"囟"、从
"心"。脑之主思,古人盖已知之矣。心之所以变血,因血历周身,而后
化红色为紫色,养气之功用已竭,血中含足炭气。如不将炭气放出,其
毒立刻足以杀人,赖由回血管仍回至心中,由心入肺,有呼吸以吐故纳
新;俟再经心中,即复为红色,毒去而可以养人矣。故心之时时跃动,
皆为上下四房红紫血出入之故,信足为生命之本矣。

　　古人谓肝左肺右,心居中央,此说实误。心虽居中,而心尖略斜向
左。肺则左右各一大块,每块分六叶,左右共十二叶。肺中大小管极
多,酷肖树木枝干,其为用有三:一主呼吸,二主变血,三主声音。肝则
在右边肺下,其用亦主变血。凡新生之血,必经肝家一过,方由淡红色

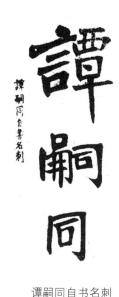

谭嗣同自书名刺

变成红色，而有甜味，有甜味乃能养人，故西人或称肝为造糖公司。

脾在左边肺下，中国言脾主消食，其实非也。脾与胃不相连，于消食之事绝不相干。脾惟主生白血轮。然白血轮之为用，西国历来名医皆不能知，直至去年《知新报》载有某医士始考出白血轮为杀虫之用。但白血轮虽有此用，却不宜多；白血轮一多，即成疟疾。按：此说中国亦有之，江南一带，呼疟疾为"打脾寒"，可知疟疾果由于脾家也。

胆与肝近，主出酸汁入胃，以助消化；其间复有甜肉一块，为中国医家所未知闻，亦主出汁入胃，以助消化。

胃在心下，专主消化；胃中有一种消化之汁，能化食物，几如强水；而胃又时时动摇，使消化愈速；胃中又有无数微管，能取饮食中之精华以成血。饮食既消化后，变成糜粥，然后入小肠。

小肠长可二丈余，专主取饮食中之精华以成血。饮食过小肠后，精华略已取尽，其糟粕遂归入大肠，而清水亦入小便。此脏腑之大略也。

大抵全体竟是一副绝精巧之机器，各司其职，缺一不可，与天地之大机器相似。[3]

谭嗣同生涯虽短，但成长历途之坎坷，思想变化之剧烈，人生结局之悲壮，在近代中国堪称第一人。他自小聪明异常，"五岁受书，即审四声，能属对。十五学诗，二十学文"[4]。对经、史、子、集之书无所不读，曾立志要"为天地立心，为生民立命，以续衡阳王子之绪脉，使孔、孟、程、朱之传不坠于地"[5]。30岁之前的谭嗣同，每当酒酣耳热之时，喜"为驰骋不羁之文，讲霸王经世之略"，认为中华自有其立国之道，而西洋学说思想微不足道，且"弹抵西学"，他在《思纬氤氲台短书——报贝元征书》中明确说："嗣同少时，何尝不随波逐流，弹抵西学，与友人争辩，常至失欢。"[6]反对向西方学习，在《石菊影庐笔识》中明确指出：魏源在《海国图志》中提出的"以夷攻夷""师夷长技以制夷"的主张不合时宜，"夫不能自振而恃援于人，亦已萎矣。所恃者而又欧人也。欧之与欧，复奚择焉？逞一朝之忿,而忽百年之忧;规眉睫之利,而暗旋踵之害。唐失于回纥,晋失于契丹,宋两失于金元。而后之论者,犹曰以夷攻夷,则何其昧于计也"[7]。在千方百计维护"中学"的同时,反复论证"西学中源"说:"不知西人之说,张子皆已先之,今观其论,一一与西法合。可见西人格致之学,日新日奇,至于不可思议,实皆中国所固有。"[8]

1893年到上海后,由于大量购进并阅读了江南制造总局所译的图书,谭嗣同眼界大开。他从天体的运行、地球的自转、生物的衍生、地质的变迁中悟出了人类社会存在的物竞天择、优胜劣汰进化之原理,不由得发出了"今之时,东西争雄,中国日弱而下,西人日强而上"的感慨。1894年,谭嗣同正值而立之年。"天朝大国"被蕞尔小国日本打败,看到明治维新后强大起来的日本,谭嗣同认识到挽救民族危亡的惟一途径就是维新变法。"不变今之法,虽周、孔复起,必不能以今之法治今之天下,断断然矣"[9]。决不可再"守文因旧",而应"尽变西法",并把西方近代自然科学作为认识客观事物和主张维

谭嗣同墨迹

新变法的思想武器和科学依据:"格物致知者,万事之母。""无论何事,要必自格致始,此之谓妙观察智。"[10]并愤怒指出:"二千年来之政,秦政也,皆大盗也;二千年来之学,荀学也,皆乡愿也。惟大盗利用乡愿,惟乡愿工媚大盗。"[11]以"冲决网罗"的精神向中国传统文化发起猛烈攻击,"初当冲决利禄之网罗,次冲决俗学若考据、若词章之网罗,次冲决全球群学之网罗,次冲决君主之网罗,次冲决伦常之网罗,次冲决天之网罗,次冲决全球群教之网罗,终将冲决佛法之网罗"[12]。更为荒唐的是,谭嗣同竟然主张把西藏、青海、新疆、内外蒙古这些"荒芜之地"卖与英国和俄国。这样,不仅可以避免与英、俄在西北发动战争,而且可以为维新变法提供经费。

谭嗣同不识外文,他当时所能看到的西方自然科学书籍,一是洋务派创设

的江南制造总局为了适应他们的西学为用的需要而翻译的小册子;一是广学会的传教士为了适应他们的文化侵略需要而翻译的西洋历史、地理、社会、政治方面的书籍。

谭嗣同把人看作"是一副绝精巧之机器""与天地之大机器相似",与十八世纪深受科学主义影响的法国启蒙思想家拉美特利提出的"人是机器"的著名命题是一样的。谭嗣同相信随着自然科学的进步,人类的进化,人之智慧将愈来愈高,"纯用智,不用力,纯有灵魂,不有体魄"[13]。他以科学漫画的方式展示出一幅未来的科学世界图景。这种荒唐的结论,从一个侧面隐含着他的科学幻想主义。

谭嗣同医学观的形成,还与一位叫马尚德的外国传教医师有着密切的关系。1896年,汉口外人坟场里,立着一块奇特的石碑,上面写着:

> 马先生为爱中国百姓朝夜奔驰,可惜善士早亡。上帝之旨也。马
> 先生为我治病,不惜劳苦,因此痛之。主碑人谭抚台之侧室魏宝珍。

谭抚台即湖北巡抚谭继洵,谭嗣同的父亲。魏宝珍是谭继洵四位侧室中最年轻的一位,立碑时35岁。马尚德为魏宝珍治的是什么病,于史无证,不得而知。但是,在那个既严男女之别、更严夷夏之辨的时代,让一位抚台大人年轻侧室为一名男性外国传教医生立碑,如果不是救命之恩、动感五内,是很难想像的。

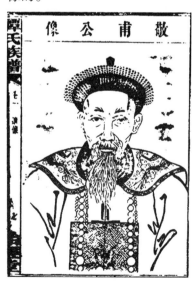

谭嗣同的父亲谭继洵画像

这位马尚德,自1891年1月17日来华以后,一直在华中地区行医,曾经为张之洞的洋务得力助手蔡锡勇的妻子看病,并经蔡锡勇引荐为张之洞看病。张之洞问了他不少有关医药病理的难题,服了他提供的西药,病情有所好转。马尚德也经常为张之洞主持的湖北织布局中外员工看病。1894年1月,张之洞赏给马尚德七百元钱作为酬劳。

1894年夏天,马尚德被请去为"谭抚台的一名李姓近亲的妻子"治病,并替她进行切除一个乳房的手术。两个星期后,他又为谭继洵的孙子谭传赞的原配龙氏进行同样的手

术。龙氏康复期间,马尚德还秘密地替谭传赞戒除鸦片烟的嗜好。谭继洵是知道马尚德替龙氏治病的,至于他作为家长仍然容许一名男性外国医生替孙媳妇进行乳房切除手术,在传统夷夏之防、男女有别的双重观念下,不能不说是值得注意的事。谭继洵到 1895 年 3 月后才有机会跟马尚德见面。在这以前,有一次他和蔡锡勇聊天,问蔡锡勇是否认识马尚德,又对传教医师替人治病不取报酬表示不解。蔡锡勇当下答应约马尚德到府衙拜访谭继洵,后来蔡锡勇因事被张之洞召到南京,所以没有实现。不久,谭继洵家有人生病,就把马尚德请来,这样就开始了马尚德与谭家进一步的联系。1895 年 7 月,谭嗣同写信给他的老师欧阳中鹄,称"署中偶延洋医治病",这位洋医,应指马尚德无疑。当时英国驻汉口领事贾礼士也说,马尚德成了谭家的"家庭医生",得到谭继洵的好感和信任。另一名在武昌的外国人写道:"在巡抚衙署内挂上一幅'敬爱的医师'的大肖像,凡进入那房间的人都被带到这幅肖像前,并被告知有关这位备受爱戴的人物充满爱心的言行。"[14]

----

[1] 1876 年春季,北京发生了大瘟疫。谭嗣同的姐姐嗣淑被传染白喉症,生命垂危,谭嗣同的母亲徐五缘从通州去北京看望女儿,亦被传染。母亲回通州后,长子嗣贻和小儿子嗣同也感染了白喉症,虽然延医诊治,但由于没有特效药,在嗣淑死后的第四天,徐五缘就去世了;次日,嗣贻也去世了。谭嗣同昏死 3 天,却奇迹般地苏醒过来。父亲为这个未被阎王爷收去的孩子取字"复生"。

[2] 谭氏家族原先不是湖南人,这个家族后来成为湖南人是与该家族显赫的族史密切相关的。据《浏阳谭氏谱》和《浏阳县志》载,谭嗣同的祖先可以上溯到北宋靖康末年(公元 1271 年)。当时,谭氏始祖谭孝成居住在江南西路洪洲新建县樵舍,靖康末年,金兵大举侵略,谭孝成不堪战乱之苦,被迫南迁到福建路汀州长汀县。在长汀住了两代,传到谭承新时,再迁到福建清流县;十四世传到谭功安时,徙至湖南长沙县,至谭逢琪时从长沙迁到浏阳县定居,从此"遂为浏阳人"。//杨建福.谭嗣同年谱[M].北京:人民出版社,1957:13.

[3] 蔡尚思,方行.谭嗣同全集[M].北京:中华书局,1981:403 - 405.

[4] 蔡尚思,方行.谭嗣同全集[M].北京:中华书局,1981:55.

[5] 蔡尚思,方行.谭嗣同全集[M].北京:中华书局,1981:164.

[6] 蔡尚思,方行.谭嗣同全集[M].北京:中华书局,1981:228.

[7] 蔡尚思,方行.谭嗣同全集[M]北京:中华书局,1981:115.

[8] 蔡尚思,方行.谭嗣同全集[M]北京:中华书局,1981:124.

[9] 蔡尚思,方行.谭嗣同全集[M]北京:中华书局,1981:161.

［10］蔡尚思,方行.谭嗣同全集［M］.北京:中华书局,1981:331.

［11］蔡尚思,方行.谭嗣同全集［M］.北京:中华书局,1981:337.

［12］蔡尚思,方行.谭嗣同全集［M］.北京:中华书局,1981:289.

［13］蔡尚思,方行.谭嗣同全集［M］北京:中华书局,1981:366.

［14］邝兆江.马尚德——谭嗣同熟识的英国传教医师［J］.历史研究,1992(2):174
－187.

孙中山：余平生有癖，不服中药

孙中山，名文，字德明，号逸仙，1866 年 11 月 12 日生于广东香山县（今中山市）翠亨村。1878 年起，先后到檀香山、香港等地读书，开始接受西方文化科学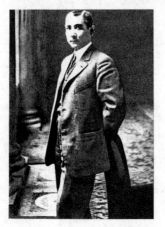知识和民主政治思想。1894 年，上书李鸿章，提出革新政治主张，被拒绝后，到檀香山组织兴中会。次年在香港设机关，准备到广州起义，未成。1900 年派人至惠州（今广东惠阳）三洲田发动起义，失败后继续在国外开展革命活动。1905 年，领导兴中会联合光复会、日知会成立同盟会，被推选为总理，提出"驱除鞑虏，恢复中华，创立民国，平均地权"的革命纲领，明确宣传三民主义（即民族主义、民权主义和民生主义）。1911 年 10 月 10 日，武昌起义，各省纷纷响应。12 月 29 日被 17 省代表在南京推选为中华民国临时大总统。1912年 1 月在南京建立中华民国临时政府，宣布就职，月底组成临时参议院。2 月13 日，因革命党人与袁世凯妥协，被迫辞去大总统职务。1914 年，在日本建立中华革命党，重举资产阶级革命旗帜，次年，发表《讨袁宣言》，1916 年又发表《第二次讨袁宣言》。1917 年段祺瑞解散国会，在广州召开国会非常会议，组织护法军政府，当选为大元帅，誓师北伐。1918 年，因受桂系军阀和政学系的挟制，被迫离职，到上海。次年，将中华革命党改组为中国国民党。第二年，就任非常大总统。1922 年因陈炯明叛变，退居上海。1924 年，在广州重建大元帅府。1924 年 1 月，在广州召开中国国民党第一次全国代表大会，改组国民党，提出"联俄、联共、扶助农工"三大政策，把旧三民主义发展为新三民主义。著作编为《中山全集》。

1924年10月23日，冯玉祥在北京发动政变，幽禁了贿选总统曹锟，在北京形成了冯玉祥和奉系、皖系的联合政权，推举段祺瑞为临时总执政。10月25日，冯玉祥在北京召开政变成功后的第一次政治军事会议，决定邀请孙中山北上，共商国是。11月10日，孙中山发表《北上宣言》；11月13日下午，偕夫人宋庆龄乘永丰舰（后改为中山舰）从广州出发，翌日晨抵香港，改搭日本"春洋丸"邮船，于17日上午12时许抵达上海，停泊于法租界外滩码头。11月20日，冯玉祥致电马伯援，请促孙中山火速北上。马伯援当即持电面陈。孙中山告之已决定绕道日本赴天津。11月22日，乘日轮"上海丸"绕道日本去天津；23日过长崎，24日下午5时许到达神户，下榻于东方旅馆。11月30日，从神户乘日轮"北岭丸"赴天津；4日中午平安到达天津，船泊于法租界美昌码头。当时天气非常寒冷，但孙中山却把帽子摘掉，与两万多欢迎群众相见，接着驱车前往河北曹氏花园访晤张作霖，谈话达两小时之久。回到行辕张园（原张勋府第）后，身体即感不适，寒热交作，肝胃作痛，急请德国医生史密特诊视，认为是重感冒兼胃病，嘱暂停一切演讲和应酬，安心静养几天即可。12月5日下午，肝痛暴发，不可忍。6日，孙中山热度增高，身边的人都忧形于色。恐德国医生用药未妥，又延请日本医生长田村会同德医诊治。两位医生意见不一，德国医生说孙中山患的是肝脓肿，日本医生说是胆汁缺乏。不过两位医生的治疗方案尚无大异，乃决定仍用德国医生开的药，并贴止痛膏。孙中山感觉似有些效果。8日，孙中山精神稍有好转。10日，病情更有起色，左右之人稍觉安慰。25日，请日本医生小菅勇来给孙中山看病。据他说，病情甚沉重。而德国医生史密特则较乐观，说是病情稍有好转，不足为虑。12月31日，孙中山致电各报馆，告之即日抱病入都，选择医疗："兹承医生劝告，即日与疾入都，选择医疗。在医疗期内，惟有暂屏万虑，从事休养，以期宿恙早痊，健康早复，俾得发抒志愿，仰副厚望。"[1]上午10时，在夫人宋庆龄及汪精卫等随行人员陪同下，赴天津老车站，乘火车前往北京，德国医生史密特随行，下午4时左右抵达，下榻于北京饭店506房间，其余同行之人则寓居铁狮子胡同顾维钧宅（今张自忠路23号）。

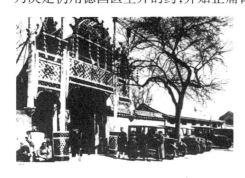

铁狮子胡同行辕门前

入京当晚,即请北京协和医院代院长刘瑞恒诊视病状。

1925年1月1日,孙中山发表《入京启事》,感谢各界各团体盛意欢迎:"此次扶病入京,遵医者之戒,暂行疗怅。抵站之时,荷各团体诸君及代表盛意欢迎,深为惭感。俟疾少瘳,再当约谈。"[2]1月2日,延请协和医院医生狄博尔、克礼,美国医生施美路德士及俄国医生等七人与德医施密特共同会诊,一致认为"患有肝部慢性发炎及肝部肿胀之急性病"。协和医院美国医生建议马上施行外科手术探查,否则不但不能探明病源,还可能贻误病情[3]。孙氏左右不敢做主,复商于孙夫人宋庆龄,孙夫人亦以孙中山年事已高,恐不禁开割手术,乃于1月3日与孙中山本人谈话。孙中山认为自己"曾习医,深知此症难治,然予料予病不深,尚无须开割"[4],决定用内科治疗,并请德国克礼任主治医生,每日临诊。1月4日,克礼和各国医生为孙中山再次会诊,"断其症为肝脏脓疡"[5]。1月5日,"经七医生(德四美三)之会议后,遂共推克礼为主任。初拟施行割治,众颇难之,旋用爱克司光探照,知肝内并未有脓,故决用药针注射,以减其痛,惟戒以勿阅报,勿应接宾客,勿贪硬性食品,藉图静养而免劳顿,如是者殆两旬"[6],而病情毫无起色。1月21日,孙中山的病情日益恶化,"体温升降忽失常度,脉搏亦陡异"。1月23日,克利发现孙中山的眼球有黄晕,认为是胆汁将侵入其他部分,非施行手术不可。"乃由中、美、德各国医士共议割治方法,然以先生年已六十,虑其体力弗胜,疑不能决,结果反延协和医院之法医皮大夫,施以注射。先后凡十一次,始复原状。然自是不复能进饮食,食即呕吐"[7]。1月24日,孙中山与中医大夫葛廉夫谈话,并请其诊病开药方:

孙:久仰清名,今幸相见。余平生有癖,不服中药,常喜聆中医妙论。昔年有乡亲返粤者,常以先生医案示余,明理卓识,不愧名医。余请君以中理测我病机。

孙:夜不成寐,每晚则面热耳鸣,心悸头眩,嘈杂躁急或胸中作痛,干呕,甚则上气面浮,有时而消。此何故?

葛:此水不涵木,气火上升。诸逆冲上,皆属于火。诸风掉眩,皆属于肝。厥阴之为病,气上撞心,心中疼热,饥而不欲食,食则呕吐。若下之,则利不止。所见诸证,全是肝郁日久,气火化风,上干肺胃。以先生之遭际,惊险忧疑,心肝俱瘁,又不能孤眠,气血焉不得伤?真水焉得不耗?

孙：此时补救，尚有法乎？

葛：何尝无法，要戒之在怒，不再耗精，不过作劳，破除烦恼。

孙：此皆有所不能，将奈何？

葛：节之可也。再用药食，以为滋助，已耗者虽未必能复，未耗者尚可保存。

孙：以君之高论，如饮上池。可能为我拟一中药方乎？

葛：可。（乃为拟复脉汤，去姜，桂枝改用真安边肉桂，麻仁改用炒酸枣仁，加生龟板、生石决明、龙齿、犀角片、羚羊片、鲜知母、黄柏。）

孙：君所拟方，以何者为主要？

葛：张仲景谓厥阳独行，犹夫无妻则荡也。今用三甲复脉汤，加知柏、枣仁，以滋水养肝，安其家室，潜其阳用，引荡子以归家。所以去姜之辛，用肉桂而引火归元，犀角、羚羊、石斛清肃心肺，俾君火以宁，而精灵之气得令，则烦悸不眠者皆蠲矣。

孙：我平生未服过中药，恐不能受。欲以君之药方，转示西医，使师君之法，改用西药，以为何如？

葛：鄙人不知西医，西药能代与否，不敢妄答。（据《医药精华集》葛廉夫《孙中山先生病状及治法记》。）[8]

1月26日上午，经医生、家属协商，复请求得孙中山的允许，便于是日下午3时搬到协和医院的特等病房。一到医院之后，或者是由于沿途振动的关系，体温更是加高，面貌与眼珠时时刻刻改变，越变越黄。各医生断定病症到了很紧急的时候，非即刻施行手术不可：

一月二十六日午后三时，先生既入协和医院，稍事休息，至四时许即由医士部邵乐尔施行解剖手术，助之者为院长刘瑞恒，固先生好友也。因相与悉心探察，始见其肝部坚硬如木，生有恶瘤，遂妥为洗涤，并割取其外皮，以显微镜详加试验，乃断定其症名曰肝癌，允为不治之症（当时施术者为协和医大外科主任邵乐尔氏，院长刘瑞恒在场照料，此外有德医克礼及俄医某氏在焉。除四医外则为助手、看护妇等若干人。先生左右仅汪精卫、陈友仁、孔庸之等三人进室远观。夫人亦未得与，只在邻室静候而已。其他专门医士等则皆在施术室外）。割治之处在体之右侧，切开约五英寸许，因局部曾用麻醉药，并以新法禁止

125

血管流血,故施术时本人不觉痛楚,出血亦甚少。切开后当用如吸筒之具,将肝部之脓吸出,盛以盘。盘中置脱脂棉,每吸取脓一部份,即置于棉中,命人送出室外,交专门家化验。及脓吸尽,乃施洗涤之术,并见肝部果生有恶瘤,即癌是也。割治毕,立即缝密如故。计自施术起至缝密止,仅经二十五六分钟之久,实割治术最适当者也。其后即移入三百零一号病室。七时许即已醒觉,并不觉痛。据主治医云:割治后所经四十八小时不发热,病状亦无变化,当无危险。惟当时实为最危险之时期,故绝对禁止先生左右入室探视。其吸出之脓,经分析、化验之结果,断其病已起在十年以前。忆民国五年间,先生即患胃病,殆即此肝部之癌作祟欤!惟时有由本党特聘之俄国医士某君亦亲视其状,既还,乃密语同志谓:先生是病远在十年以前,大抵为至微之寄生虫由肠胃而传播肺部以及于肝,遂成为癌,癌则不治。要之,其病由久居热带,于饮食、呼吸之际而生,殆无疑也。[9]

黄昌谷《大元帅北上与患病逝世后详情》云:

各医生于解剖之后,用肉眼观察就知道全肝已经是坚硬如木,完全是肝癌,成了无法可治之症。便一面取肝上之三极微部分作试验品,一面洗净肝脏,用绑带缝上。当晚,德、美医生在协和医院用显微镜试验所取出之品,究属何症。另外有一位俄国医生,便向几位重要同志报告大元帅之病况。那位俄国医生没有负诊病的责任,只是本党特别聘请来考察大元帅的病症的。他当解剖的时候,也是临场。出解剖场以后,对几位重要同志秘密报告说:孙先生病症的起源,远因在十年以上,近因也有两三年之久。这种病的发生,是一种寄生的微生物,初长于肠中,再播于肺,以及于肝。到了肝上,一变成癌症,那么在外国新科学上疗治之术就算是山穷水尽了。至于此微生物学之来源有两种,一种是由于花柳病而生,一种是由于居住热带地方饮食、呼吸而生。但是试验孙先生的血液,毫不表现有花柳病毒之痕迹。可见是由于居住热带地方饮食、呼吸而来,没有疑义。孙先生经过今日解剖之后,各医生用肉眼观察,大概都说是肝癌。究竟是否的确,现在正用显微镜考察中。如果真是肝癌,便极少挽救的方法了。[10]

1月27日，协和医院发布关于孙中山肝病治疗经过的第一次报告称孙中山肝部生有恶瘤，病状颇为危险。"是日午后，先生神志渐爽，思进食，乃进燕窝汤。既食，复以蜜柑取汁，热而进之。至五时许安眠至夜，为状均佳"[11]。黄昌谷《大元帅北上与患病逝世后详情》云：

> 到27日上午，由于显微镜所考察的证明都断定大元帅的病症是肝癌了，西医已经宣布是九百九十分的绝望了。在最近科学中有用镭疗治之试验，这种试验也没有什么把握，只算是千分之一的希望罢了。但是用镭疗治，必须等到解剖伤口痊愈，病人身体稍为复原以后才可以试验。所以从1月27日以后，我们一线的希望就是想解剖伤口速愈，再用镭疗治。[12]

1月28日，孙中山神昏至夜半乃略清，但腹部不痛，因得静睡。1月29日，孙中山起坐谈话如常，因进鸡汤及麦麸粥；手术割口已交合，已撤去所有缝线、绷布。1月30日，孙中山割治伤口已愈，睡眠亦甚安稳。并安慰夫人宋庆龄说："余诚病，医者亦诚无如余此病何！但余所恃以支持此身者，凤昔即不完全恃医，而恃余自身之勇气。余今信余之勇气必终战胜此病，决无危险。"[13]

2月2日，孙科、李烈钧、张人杰等二十余人抵京侍疾，下午2时赴协和医院探视孙中山，先生精神清爽，与孙科、张人杰等谈话约二十多分钟。中国第二历史档案馆藏有张人杰由上海急赴北京协和医院侍奉孙中山病情的记述，较为详细地记载了1925年2月2日至2月22日孙中山先生病情的发展、变化、施治以及孙中山在病危期间与病魔顽强斗争的情形，为迄今所见孙中山病情的重要史料之一。该馆档案中存有两件，均系张人杰以毛笔、行草、直行书于宣纸上。其中一件系初稿，一件系加工稿。该稿由孔庆泰先生编选，已刊于《历史档案》1985年第1期（总第17期）。兹根据初稿与加工稿，将2月2日至2月22日这段时间内孙中山诊疗经过加以编辑，为免繁赘，以下简称"张人杰《侍奉孙中山病情记事》"：

> 在沪读孙先生病危急电，即驰赴京师。同行者颇多，先生之公子哲生君亦在焉。途中，连接催促之电，势甚危急。二日，抵站，有先生之卫士马君登车与予任君谋（伴予同来）同扶下车入汽车，直至协和医院。马君即负予登楼入待客室。时李石曾、吴稚晖、汪精卫诸君均

在焉。

精卫告予:孙先生之病,诸西医喧言绝望,前二日其势甚危,今日小缓,先生急欲见君。数语后,即入先生病室。见先生面色尚佳,神志亦清,一见即谓:劳汝久病之人远道来探,心甚不安。言时泪下。予忍痛劝慰。先生尚云:吾病无碍,只须休养。并嘱孔庸之君告医院预备病室为我治病。俄顷告退,病室已备在同楼东隅。入室时,石曾、精卫、稚晖、汪夫人璧君皆来,诸人相对泫然。

石曾言:先生之病,西医虽绝望,尚有中医可治。石曾即言先延萧医(北京名医),萧谓:如能度过立春,当再拟方。又延陆仲安(亦名医之一),彼诊察病症,言尚三成希望。惟先生不愿服中药为难耳!其意待西医无办法后,再服中医药可耳。同人意:若告以西医绝望,先生必突然失望,精神上必受感触而生变化。决计不言,但劝其服药而已。经多人多次劝告,终不允服,而脉象渐渐衰弱。商之陆医,言或先试服人参汤数日再进药。故劝先生服人参代茶,并非服药。先生谓:曾服高丽参精(同人所制),竟至心脏停止。是以坚执不允。四日,因无法劝服,改用参一钱加麦冬煎汤,和于食物饮之。五日、六日,均以人参二钱饮之,脉象转佳。

2月3日,德医克礼、美医泰尔和协和医院代院长刘瑞恒等将病症真情告诉孙中山。"孙先生听之甚为安静,而精神倍增勇敢"[14]。2月4日,孙中山在病房与协和医院主治医生泰尔谈话:

泰尔谓:先生之病,一时虽无危险,惟速效实无把握。现先生之亲属友人,多主张改用中医。鄙人之意,以为亦不妨一试。照例在医院中,原不能服两处药,但先生为特别人物,如以在医院较为安适,即在院就中医。本院亦当特别通融。

孙曰:余深信余之病可望治愈,不必改用中医,且尚有以镭的母(Radium)照治之法,尚未实行,如医院有此种设备,予极愿就此法医治。

泰尔以院中有此种设备,可以一试,即允照办。[15]

2月6日,协和医院开始用镭射治疗,以减轻孙中山的病痛。2月7日,孙中山与前来探病的叶楚伧、张静江等谈服中药之事。"以协和医院乃西医院，兼用中医有所不便，谓：医院规矩不可由我而破。若密不令院中人知之，则我平生从未作此暗昧不可告人之事，断乎不可"[16]。张人杰《侍奉孙中山病情记事》云：

> 七日，西医试用赖电母治之。未试之先，服参之后，诸象较有进步，予即直告先生曰：予等无状，以先生脉象渐弱而先生又不允服参之故，竟以参和入食物欺先生而偷进之矣，幸而见效，先生较为健康，不然，予等罪大也。先生亦不怒予。有顷，言曰：既如是，勿再和入食物，待予自饮可耳。参汤我人本代茶饮，非中药治病也。后进以三钱，如是连进三日。在此时期，亦未见起色。陆医云：舌苔较润，脉反转弱，非服黄芪、党参大补剂不可，仅用人参不足以治病。先生又抱定非出院不服中药之旨，无法，竟至乃劝饮黄芪羊肉汤，是食物，非药也。以是允之。后更进以黄芪冰糖汤。

2月8日，停止进参。2月10日，孙中山身体日益衰弱。北京协和医院10日报告云："病者体气渐就衰弱，昨夕脉搏为一百四十次，体温三十八度六，今晨脉搏为一百二十次，体温为三十七度四。又据该院院长声称，病者精神目前虽好，但内部实剧损甚重（据云先生除肝病外，亦有脑炎病状），现在，稚虫已由血管传布遍体，日内当有变象，恐病者无再起之望。""镭锭治疗，效果亦甚微。故日来盛传有改服中药之倾向，惟据该院某医士所云，先生病症治疗上难点甚多，使镭锭治疗难见奏效，实更无其他办法。"[17]2月11日，张人杰《侍奉孙中山病情记事》云："十一日晨，脉象大佳，每九十六至。又服黄芪冰糖汤（以黄芪二两、冰糖少许）。"2月12日，张人杰《侍奉孙中山病情记事》云："十二日，西医宣言脉象渐弱，并发现代脉……服黄芪四两（冰糖煎服），脚肿略消。陆医诊，并无代脉，惟脉象转弱，舌苔较佳而不退化，然亦无进步。"2月13日，孙中山病情不佳，双脚又肿。2月14日，西医宣布孙中山病危，其生命至多不过七日。张人杰《侍奉孙中山病情记事》云：

> 十三、十四日，停止服参、芪。十四晨，西医宣言，至多不出七日矣。十四日，以劝进参、芪，先生大怒，脉搏至二百四十余至。孙夫人乃劝慰不可发怒，我等自此再不劝服先方，怒方息。而脉仍百四十余

至并气促。以是无法,孙夫人告知,即以参汤递与先生,先生亦不详询,即一饮而尽。倾顷,脉搏复旧百至至百十余至。

2月15日,孙中山身体日益衰弱,但并不感痛苦。张人杰《侍奉孙中山病情记事》云:

> 十五日,又进黄芪(四两)冰糖汤。是晨,西医在先生前表示绝望。先生怒,欲立时出院。告以风大,待次日迁移。商之西医,言此时迁移,在恐至半途必生危险。又决之陆医,彼病之如何不敢断言,至即日移动,必无危险,敢负全责。以先生决意欲迁,遂决是议。当知协和,即告医生。医生立出签名通告二纸:一、道中发生危险,彼不负责。二、先生生命无生存希望。

2月17日,协和医院代理院长刘瑞恒致一英文函于孔庸之云:

> 孔庸之先生转孙先生家族暨国民党党员诸君鉴:
>
> 孙先生入本院即发觉所患为肝癌最末时期,为不治之症。经于剖割及将癌之外皮用显微镜考察,证明诊断为确。病自不好而至极不好,余等以孙中山先生之生存为无希望矣。[18]

原因是"镭锭本系最后治疗,而其用以四十八小时为限。今用镭锭已四十余小时仍无效果,故断为绝望也"。黄昌谷《大元帅北上患病至逝世以后之详情》亦云:"据医学上的试验,如用镭疗治此病,过了五十点钟还没有效果,那就是完全绝望了。及2月15日、16日,用镭疗治已经有了四十四五点钟了,对于病症除稍为减少痛苦而外,根本上没有一点功效。大元帅至此也知道外国医学对于他的病症没有办法了。于是家属和许多同志为尽人事计,就建议于大元帅极力劝用中医疗治。大元帅为安慰家属和各同志起见,也不十分拒绝。"但孙中山仍坚持认为"在院既受西医诊视,而阴服中药,是不以诚待人也。坚主出院始服中药,乃决议出院,迁居行馆"[19]。

2月18日十二时,由医士克礼、刘瑞恒等诊治后,乘协和医院特备汽车,移住铁狮子胡同行馆,并令秘书处发出专心养病、暂时停止接见和谈话之启事:

> 奉孙先生面谕:
>
> 此次搬入行辕,专为疗病,一切宾客,概未接见。凡到访者,派员招待,惟以询问病情为限。关于军国之事,暂时停止谈话。特此通告,

诸希谅察。

汪精卫将出院情形,随即电告广州胡汉民:

> 总理受镭锭母治疗,已历四十余小时。协和医生谓此病用镭锭母亦未必有效,且用四十八小时,即当停止。而连日总理体气日弱,医生屡告绝望,故总理决意出院,迁入行馆疗养。家属及同志皆同意,即于今午迁入,沿途平安。[20]

即日,延请京、沪等处名中医为孙中山诊病,改服中药,但仍由克礼兼施西医治疗和每日报告病情:

> 先生之家属及侍疾诸党人为挽救、延续先生性命,曾延请京、沪、粤三处名中医为先生治病(粤医未到京)。移居铁狮子胡同之第一日,京、沪名中医陆仲安、唐尧钦为先生诊病后,所断脉象及所开药方不同。经家属及党人议定,并征得先生同意,决定先由陆大夫诊治。盖因陆仲安大夫前给胡适之治疗蛋白尿症及心脏病均有奇效,又为张静江治疗脚疾,使张能自立移步,故信誉甚高;加上日前在医院时,胡适应汪精卫之请,亦向先生推荐过陆大夫(胡适忆述他见先生时,先生谓:适之! 你知道我是学西医的人! 胡谓:不妨一试,服药与否由先生决定)。时孙夫人在旁力主延陆大夫诊治。[21]

张人杰《侍奉孙中山病情记事》云:

> 二时,陆医入诊。出谓:脉象较昨日更差,今幸出院,并无危险,然现状而论,一成希望,尚属勉强,颇抱悲观。今日不必书方,先以黄芪六两、党参二两服之,如毫无转机,则无办法矣。若得半之进步,可另进药。同人以药量过重为疑,商陆略减。彼谓非此不可,时不待人,稍纵即逝也。同人因无他法,随决与先生家属同煎服。下午服半剂。晚熟睡五小时。

2月19日,孙中山身体舒适,体温如常。张人杰《侍奉孙中山病情记事》云:"上午又服半剂。晨,大便颇畅,小便亦利,肿消大半,体温、脉搏、呼吸等皆有进步。九时,陆医来诊。诊后,面有喜色,言药已有效,可即书方进药,方如下:黄芪八钱、黄芍、党参五两、麦冬、沙苑子。十一时,德医亦来诊,谓:先生今日较佳,或系樟脑注射之效。嘱樟脑吗啡继续注射。上午服其余半剂,下午服新煎药半剂(是日服陆医十六日余下之半,又新煎半剂),晚熟睡八点钟。"

2月20日,孙中山病状转佳,肿水全消,精神亦旺,19日午餐所进殆与无病时相等。张人杰《侍奉孙中山病情记事》云:

> 加至黄芪十两,诸现象均多进步,肿水全消。十一时,德医诊后,言:虽病状转佳,然勿以小愈遽抱乐观。中医果能消肿再断治?若现此法,西医亦能。但本我料,其必不能治,且肝部渐大,终成绝望。德医每日来诊,然每验肝脏,但似验其胀大几、何日死,非验其何日愈及何时生,如此治病,可谓不出于病者也。

2月21日,德医克礼发出第三次孙中山病情报告:"现服中药亦不过能令病人减少痛苦,于癌病本根治疗仍未敢望,因癌之进行并不因而停止也。"[22]认为中药只可有益睡眠,减轻痛苦。肝肿日大,家属等勿存奢望。2月22日,孙中山新患腹泻,身体更弱。

《档案与历史》1986年第1期载有《孙中山逝世前病情史料选·孙中山逝世私记》(1925年2月23日至3月12日),作者为包世杰。"编者按"云:"《历史档案》杂志1985年第1期曾刊登史料《张人杰关于孙中山病情的记述》,提供了1925年2月2日至2月22日孙中山病情的发展、变化、施治及他在病危期间与病魔顽强斗争的情况,对全面了解孙中山先生逝世前病情等,甚有价值。惟断缺2月23日至3月12日的记述,殊感不足。本馆(上海市档案馆)馆藏包世杰拟写的孙中山在北京逝世情况,对上述断缺日期中孙中山病情等有详细记载,特选出公布,以飨读者。"以下,据该文资料者,直书"包世杰《孙中山逝世私记》"。

2月23日,腹泻已止,陆仲安为孙中山复诊。包世杰《孙中山逝世私记》云:

> 中医陆仲安前来复诊,据其所开脉案及药方如次:
>
> 惊惶忿怒,都伤肝经,血沸气滞,瘀浊闭阻,转为肝硬,由硬而疽,日久成浓,升降之机失度,气血因之大耗。是以神倦食少,足肿消瘦,舌干苔脱,脉象洪数,按之无根。《内经》以肝为将军之官,相火内寄,得真水以涵濡,真气以制伏,庶可奏效。谨拟方于后,候酌:

耳环石斛三钱 野山参三钱 山萸三钱 寸冬四钱 鲜生地四钱 沙苑
子三钱 沙参三钱 甘草二钱。

2月24日，服陆仲安中药无大效后，又请上海名中医唐尧钦、周树芬为孙中
山会诊："下午，唐、周怀着冀回春于万一的心情，给先生诊治，断为肝血大亏，阳
盛阴衰，并施以养血补肝，佐以行气疗法，开出'三物汤'方，中药有：秦当归身一
两，生白芍药五钱、川芎一钱、缕砂仁钱半。先生服唐、周合剂之后，不特未能止
泻，反致小便短赤，排泄困难，殊觉苦闷，饮食懒进。"[23]

2月25日，孙中山益趋衰弱，眠食俱减。包世杰《孙中山逝世私记》云：

精卫同志昨晚十二时致沪电云：总理病延中医北京最著名者萧、
陆、曹三人，萧不肯开方，曹已赴汉口，陆为治愈胡适之等病，皆西医亦
束手者，最近治张静江病，亦著效。总理初服陆药，脚肿尽消，甚有希
望，至第三剂，患腹泻，陆谓药重则不能受，轻则复不济事，亦告棘手。
近由沪同志延周、唐两医，另施他剂，据称事尚可为，并与陆医和衷
商榷。

2月26日，孙中山脑腹俱肿，又大腹泻，病体益虚。包世杰《孙中山逝世私
记》云："上午大腹泻，气分益虚，脑腹俱肿，语言艰涩，精神颇衰。"自本日起，停
服中药，仍由克礼医生用西药止泻利尿。各地名医所寄赠验方均不用[24]。2月
27日，葛辛慈医士自上海来京为孙中山进行精神治疗。包世杰《孙中山逝世私
记》云："有葛辛慈者，毕业于德国精神医学，自沪来，因施以精神治疗法，而中药
亦止不复服。"2月28日，孙中山体力日弱，胃不消化，小便减少。3月1日，孙
中山精神略好，所进滋养品略增。3月2日，脉搏、体温未有变化，惟体力渐弱。
3月3日至4日，病情无大变化。3月5日，"腹部水分渐增，四肢日呈浮肿之
状"。葛辛慈医生于是日停止按摩。山东医生王纶为孙中山注射日本新发明之
驱癌药液——卡尔门：

初，王君至山东来书，谓日本医学界新发明一种驱癌药液，虽未能
为特效药，而亦可称为有效药，何不试用？乃急邀王君来京，并查验其
所携驱癌药液之性质，知确系日本医学界新发明之药剂，其原素为沃
度与海茛苔配合而成，且经药学家与医学家保证其有效，于是放心
使用。[25]

黄昌谷《大元帅北上与患病逝世后详情》亦云:"一个留学日本的山东王纶医生,用日本新发明治肺痈的药水,每隔一日注射一次。据说要注射五次以后,这种药水对于病症有没有功效才可以知道。"[26] 3月8日,孙中山腹部水肿日甚,动作困难。包世杰《孙中山逝世私记》云:"一星期以来,总理体中之水分,在排泄上颇感困难,故四肢时呈浮肿之状,而以最近数日为剧。四肢浮肿虽无增加,然腹部水肿则隆起可惊。据医者称,今须设法健胃,俾血液之循环能有进步,然后由于消化不良及血液循环状态不佳所生之水肿,方能逐渐消退。"3月9日,孙中山腹水增加,病势更衰。3月10日,停止注射卡尔门,王纶医生辞谢去。包世杰《孙中山逝世私记》云:"卡尔门注射,自王纶医生施治以来,至今日先后已七次,而水肿如故,脉搏至百二十五,王纶遂谢去,而克礼医士亦宣告病状已频危急之境矣。"

3月11日,病势垂危,已近弥留之境,孙科、汪精卫致函挽留王纶医生:

> 纬宇先生台鉴:
>
> 此次先生远道来视总理疾病,同人深为感激。先生所用之驱癌药液,诚为对症之药。自第一次注射以至五次,经过良好。第六次以后,病势依然进行,此显为药力不敌病势之所致,非药不对症也。今总理病势日趋沉笃,惟信任先生之念始终如一,时时谆嘱先生诊察。故弟等,于此时间,坚留先生勿速离开。先生虽对于病者已告失望,然倚藉先生者,仍其殷也。

3月12日,包世杰《孙中山逝世私记》云:"上午一时三十分,总理转侧甚盛,厥状极呈不安,喉中哼哼作声,看护进麦秕汤少许,已不能纳,多流出牙床之外。三时十分,喘愈甚,以手抚胸不止,入气甚微。八时三十五分,看护再进牛乳,已不能启齿。左右皆仰泣。至是当由行馆同人立发电话,通知在平国民党党员,先后云集行馆。九时十分,段氏派许世英来慰问,总理两目向上直视,渐不见瞳子,许急退出,云报段氏。而总理于此病状万分沉重之中,口里仍呼'和平……奋斗……救中国''同志奋斗'等数语,声至朦胧,几不可辨,时正

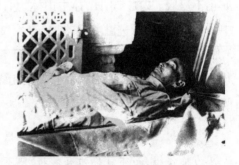

孙中山遗容

九时二十分也。须臾,闻总理又呼汪精卫。汪先生至,总理张口欲有所言,不能出声,微以手示意庸之先生,汪先生请安睡,时总理喉中痰益上涌,面益转灰白色,手足渐冷,不能动弹。至九时三十分,竟溘然逝世。"享年 59 岁。

孙中山病逝后,尸体被运回协和医院,由协和医院做尸体的防腐处理,由当时协和医院的病理系主任詹姆斯·卡什负责进行尸体解剖。对孙中山尸体解剖仅限于胸腔和腹腔,因为孙中山得病主要就在肝部、胃部。尸检报告出来以后,得出一个与前面完全不同的诊断结果——胆囊腺癌。医生这时才发现,孙中山的病是癌细胞侵入肝体以后,阻塞胆管,并向肺、腹膜及肠广泛性转移所形成的。

----

[1] 广东省社会科学院历史研究所,中国社会科学院近代史研究所中华民国史研究室,中山大学历史系孙中山研究室.孙中山全集·第十一卷[M].北京:中华书局,1986:532.

[2] 广东省社会科学院历史研究所,中国社会科学院近代史研究所中华民国史研究室,中山大学历史系孙中山研究室.孙中山全集·第十一卷[M].北京:中华书局,1986:539.

[3] 陈锡祺.孙中山年谱长编·下册[M].北京:中华书局,1991:2107.

[4] 中山病情与开割之经过[N].申报,1925 - 2 - 2.

[5] 哀思录·总理葬事筹备委员会关于孙中山病状经过情形报告·北京饭店养病时代[M]//徐友春,吴志明.孙中山奉安大典.北京:华文出版社,1989:18.

[6] 哀思录·德国医生克礼关于孙中山肝病治疗经过报告·协和医院之报告[M]//徐友春,吴志明.孙中山奉安大典.北京:华文出版社,1989:9.

[7] 哀思录·总理葬事筹备委员会关于孙中山病状经过情形报告·北京饭店养病时代[M]//徐友春,吴志明.孙中山奉安大典.北京:华文出版社,1989:18.

[8] 广东省社会科学院历史研究所,中国社会科学院近代史研究所中华民国史研究室,中山大学历史系孙中山研究室.孙中山全集·第十一卷[M].北京:中华书局,1986:571 - 572.//原注云:"原件未署日期。据葛廉夫称,他与孙中山会见'逾三日',即有人告之:孙于'昨午剖'。查孙中山入协和医院手术治疗为 2 月 26 日,按此推算,此谈话时间暂作 1 月 24 日。"

[9] 哀思录·总理葬事筹备委员会关于孙中山病状经过情形报告·协和医院养病时代[M]//徐友春,吴志明.孙中山奉安大典.北京:华文出版社,1989:18 - 19.

[10] 黄昌谷.孙中山先生北上与逝世后详情[M].上海:上海民智书局,1927:22 - 24.

[11] 哀思录·总理葬事筹备委员会关于孙中山病状经过情形报告·协和医院养病时代[M]//徐友春,吴志明.孙中山奉安大典.北京:华文出版社,1989:19.

[12]黄昌谷.孙中山先生北上与逝世后详情[M].上海:上海民智书局,1927:24.

[13]广东省社会科学院历史研究所,中国社会科学院近代史研究所中华民国史研究室,中山大学历史系孙中山研究室.孙中山全集·第十一卷[M].北京:中华书局,1986:574.

[14]哀思录·德国医生克礼关于孙中山肝病治疗经过报告·协和医院之报告[M]//徐友春,吴志明.孙中山奉安大典.北京:华文出版社,1989:11.

[15]孙中山昨日病状[N].天津大公报,1925 - 2 - 5.

[16]陈锡祺.孙中山年谱长编·下册[M].北京:中华书局,1991:2117.

[17]哀思录·德国医生克礼关于孙中山肝病治疗经过报告·协和医院之报告[M]//徐友春,吴志明.孙中山奉安大典.北京:华文出版社,1989:11 - 12.

[18]哀思录·德国医生克礼关于孙中山肝病治疗经过报告·协和医院之报告[M]//徐友春,吴志明.孙中山奉安大典.北京:华文出版社,1989:12.

[19]哀思录·总理葬事筹备委员会关于孙中山病状经过情形报告·协和医院养病时代[M]//徐友春,吴志明.孙中山奉安大典.北京:华文出版社,1989:20.

[20]孙中山已迁出医院矣[N].天津大公报,1925 - 2 - 19.

[21]罗家伦,黄季陆.国父年谱·下册[M].中国国民党中央委员会党史史料编纂委员会,1985:1292.

[22]哀思录·德国医生克礼关于孙中山肝病治疗经过报告·克礼医生之报告[M]//徐友春,吴志明.孙中山奉安大典.北京:华文出版社,1989:12.

[23]陈锡祺.孙中山年谱长编·下册[M].北京:中华书局,1991:2125.

[24]陈锡祺.孙中山年谱长编·下册[M].北京:中华书局,1991:2125.

[25]哀思录·总理葬事筹备委员会关于孙中山病状经过情形报告·铁狮子胡同养病时代[M]//徐友春,吴志明.孙中山奉安大典.北京:华文出版社,1989:21.

[26]黄昌谷.孙中山先生北上与逝世后详情[M].上海:上海民智书局,1927:33.

蔡元培：新医学兴，而旧医学不得不衰歇

蔡元培，字鹤卿，号孑民，又字民友、仲申，曾化名蔡振、周子余。1868年1月11日生于浙江省绍兴府山阴县（辛亥革命后，山阴县与会稽县合并而为绍兴县）。1892年中进士，为翰林院庶吉士。1894年任翰林院编修。中日甲午战争后，接触西学，同情维新派。1899年回绍兴，任绍兴中西学堂监督，提倡新学。

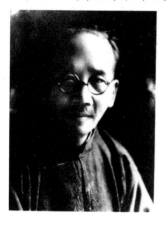

1902年在上海与章太炎等发起组织中国教育会，任会长，并为《苏报》撰稿，宣传民主革命思想。1903年创办《俄事警闻》，反对沙俄侵占我国东北，鼓吹反清革命。1904年与陶成章等组织光复会，任会长。1905年在上海加入同盟会，任同盟会上海分会主盟员。主张使用暗杀手段进行革命。1907年赴德留学，入莱比锡大学研究哲学、文学、美学、历史学。1911年武昌起义后回国。1912年1月任中华民国南京临时政府教育总长。主张采用西方教育制度，废止读经。1915年在法国创办留法勤工俭学会，组织华法教育会。1916年回国，次年任北京大学校长，采用"思想自由""兼容并包"的办学方针，实行教授治校，宣传劳工神圣，使北京大学成为新文化运动的堡垒。"五四运动"中，同情学生的爱国斗争，多方营救被捕学生，后被迫宣布辞职赴欧洲研究教育和民族学。1926年2月回国，参加国民革命军北伐。1927年任南京国民政府大学院院长、中央研究院院长、国民党中央特别委员会常务委员、代理司法部长、监察院院长等职。1937年上海沦陷后，移居香港，赞成国共合作。号召全国人民反对日本侵略，被推为国际反侵略大会中国分会名誉会长。1940年3月5日在香港病逝。著作编为《蔡元培全集》等。

虽然蔡元培自己承认"不通医术",但由于他是融汇古今、学贯中西的"学界泰斗"(毛泽东语),当时很多人出版著作都以请这位名人写序为无上之荣耀,因此他对中医药的看法也都集中在他为人写的"序"中。

1917 年 7 月 18 日,蔡元培在《医学丛书序》中说:

> 自欧化输入,吾国始有所谓新医学。新医学者,以最新之科学为根据者也。其言生理也,根据于解剖、组织等学,非吾《铜人图》之粗疏而讹谬也;其言病理也,根据于种姓之遗传、微生物之研究、各种仪器之测候,非若望问闻切之粗略、阴阳五行之说之惚恍也;其用药物也,率皆撷其菁英以应用,其对证之一点,非若旧方之杂投生药,互相克制,以病者之肠胃为战场也。故新医学兴,而旧医学不得不衰歇。[1]

1924 年 2 月 15 日,为大生制药公司编印的《医药常识》写的"序"中,说:

> 吾国旧有《验方新编》等书,家置一编,济人亦复无算。惟在现今病理日精、新药日出之时,昔之《新编》,几成废纸。应时势之需要,不可不有更新者以代之。大生制药公司近年来新制药品,风行一时。顷又鉴于上述之需要,特请东西各大学专门毕业医士,合编《医药常识》一书,公之于世。不惟根据科学,说明病理,为《验方新编》等所未有;而所载药品,亦均经药学专家考验,绝无流弊,尤非昔之辑录旧方者所可比。[2]

1931 年 4 月 15 日,在《中国新本草图志序》一文中说:

> 吾国与欧洲同有炼丹法,欧洲人由此而发明化学,而我国人未能也;吾国与欧洲同有以魔术治病之方法,欧洲人由此而发明依据科学之医学,而我国人则尚未能脱阴阳五行之臆说的医论也。其在应用化学方法与实施医学理论之药物,何独不然?自汉代已有《本草》写本,历千五百年之演进,而结晶于李时珍之《本草纲目》,不可谓不

國立中央研究院
化學研究所
趙橘黄著

中國新本艸圖誌
——致據·崖地·植物·生藥——
——成分·功效——

《中国新本草图志》书影

久矣。然而对于诸药之效能，或泛说寒温虚实之性，或以形似色似为言，不能如西洋药物学之能提出主要成分，而说明其特效之理由也。

欧亚大通，吾国所采用之西药甚多，而西医亦间有采用中药，且以科学方法分析之者，如麻黄、当归、防风等，已与以精确之说明；其他在研究中者，亦复不少。日本旧行汉医，近则勇采西法，故致力于中药之分析者尤众。我国学者，又岂能全诿其责于他国人，而不急起直追，以求有所贡献耶？

中央研究院成立以后，于化学研究所中，特设药物研究一部，宋梧生、许植芳诸先生致力于黄芪、乌头及益母草等之分析，而赵药农先生则着手于《本草》之整理。赵先生整理之道，分为生物学、化学、药物之三大纲。现在，生物学部分，业已写定；而化学、药学两部分，非短时期所能尽得结论者，则汇集中外学者业已发表之定论，分别采列，疑者阙之，以成此《中国新本草图志》一书。吾知是书一出，将一扫旧式《本草》之瑕点，而显其精粹，且使读者对于新学说之成绩，一览了然，而得以更求进步，其影响于药物学之前途，必非浅鲜也。[3]

1933年11月，又在《现代本草生药学序》中说：

中外药物，均有丸、散、膏、丹之制法。其稍稍不同者，中国恒利用自然之药材以为煎剂，对于药材之附属性，不得不多用君、臣、佐、使之配合以调济之，故用药较为复杂。西医则抽取一药中对症之特质，而制为溶剂或其他形式，故用药较为简单。惟制法既有繁简之殊，而均不能不以生药学上之知识为基础；制药学之重要，尽可知矣。以吾国言尝药者托始神农，自是无征之说，惟周代已有名医，且知用药，见诸《春秋左氏传》及《太史公书》，则较为可信。以口耳相传，至于汉而著之竹帛，命曰《本草》。自是以复，递有增益，而以明李时珍氏之《本草纲目》为最备。其书于每种生药之产地、形状、用途，记载颇详，然其时既不得植物学及化学之助，而医生诊疾处方之理论，亦率以阴阳消长、五行生克为言，俱不能尽合于现代医家之用，盖无可疑。[4]

蔡元培有着深厚的中国传统文化素养，自幼爱读书，"以一物不知为耻，种种都读，并且算学书也读，医学书也读"[5]。起初是完全相信和拥护中医的，

1912年4月1日,在《民立报》上还专门行文介绍儒医杜同甲:"杜君同甲,研究医学,垂二十年,苦心孤诣,实事求是,其所治愈,鄙人尝亲见而深知之,谨为病家介绍。"[6]他对待中医药的态度,可以说是较为温和的,虽有"新医学兴,而旧医学不得不衰歇""昔之《新编》,几成废纸""我国人则尚未能脱阴阳五行之臆说的医论"等看似过激的言论,但基本上都集中在中药研究方法上,即主张用西方的科学方法提取中药的有效成分并进一步说明其作用机理。

这其实并不是蔡元培个人的独立见解,而是近代以来的主流思潮。具体到蔡元培本人来说,也是与他的科学观与文化观相一致的。

蔡元培成长并活动于19至20世纪,我国从传统走向近代和现代的新旧时代之交,正处在中西文化在赤县神州交流、冲撞并融合的漩涡之中;他对中华民族的救亡图存、发奋自雄、走向富强的道路进行了认真的思考,力求响应时代的召唤,弃旧图新,总是理解新思潮,支持新思潮,推动新思潮,捍卫新思潮,欢迎新思潮,并且积极投入新思潮,成为热情的鼓吹者和认真的实践者。在提倡民主与科学的"五四新文化运动"时期,他"是当时在思想言论上负主要责任的人"[7]之一,相信"科学万能",1918年12月31日,在《中国科学社征集基金启》中说:"当此科学万能时代,而吾国仅仅有此科学社,吾国之耻也。仅仅此一科学社,而如何维持,如何发展,尚未敢必,尤吾国之耻也。"[8]1935年,在《中国科学社生物研究所筹募基金启》中又

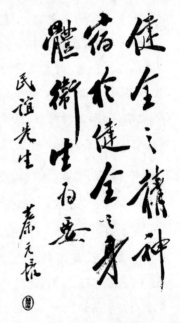

蔡元培墨迹

说:"今人竞言科学救国矣。夫科学何以能救国? 岂不以人类所由以进化之秘奥,他学所不能明者,而科学能之;国家所赖以生存之要素,他术所不能致者,亦惟科学能之。并世各国之富强,正与科学之发达以骈进……科学之道亦多矣,而要莫先于生物科学。盖兴衰治乱,莫非人事;事变推衍,系于人群;而人亦生物也;惟究治生物科学,乃能探治平之本。且人类所资以为生者,若饮食之取给,疾病之疗治,亦惟明动、植、医药、生理、菌虫诸学而后能肆应为穷。"[9]蔡元

培是在中国倡导"科学救国"的一位重要代表人物，他的"科学救国"思想表达了那一时期一批中国留学生的共同愿望和理想。但同时认为中国古代的六艺教育及诸子之学已具有现今学科的分类属性，诸子学已是哲学、物理学、伦理学、美学俱全，既主张"欲输科学智识于东亚，必以留学泰西为要图"[10]，又深信先秦"诸子九流，颇具科学途径"[11]，坚决反对"视西学为神圣，视西人为帝天"而完全失去自我，反复强调"吾国学生游学他国者，不患其科学程度之不若人，患其模仿太过而消亡其特性……学者言进化最高级为各具我性，次则各具个性。能保我性，则所得于外国之思想、言论、学术，吸收而消化之，尽为'我'之一部，而不为其所同化"[12]。可以说，对于中西文化，蔡元培持"中庸"态度，既强调必须学习西洋科学，同时又指出我们自己也有国粹需要弘扬："教育文化为一国立国之根本，而科学研究尤为一切事业之基础。"[13]"研究也者，非徒输入欧化，而必于欧化之中为更进之发明；非徒保存国粹，而必以科学方法，揭国粹之真相。"[14]"是故鉴旧学之疏，而以新学进之，则可；谓既有新学，而一切旧日之经验皆得以吐弃之，则不可。"[15]

对待中国传统文化既如此，对待中医药也如是。他曾说："我国医术，自神话中已有神农尝药之说。大抵自发明以至今日，必在四千年以上。其经验有时随在可见。例如水中之微生物，昔人未之知也，而解渴必用沸水；氧气与碳酸气之利害，昔人未之试验也，卫生家有吐故纳新之法；其他用药已疾之道，暗合于新学理者，尚不可以偻指数。然则集数千年经验之成绩，以供新学家之参考而研究，其有裨益于医学前途，必非浅鲜，盖可知矣。"[16]也就是说，中医几千年的经验是非常宝贵的，有许多与"科学"的西医新理论相符合，只不过"惟用哲学以推测一切事物，往往各家悬想独断；先人之所论断，后人认为错误，亦惟凭理想以纠正而已""现今科学既日益发明，乃可以科学的方法纠正之"[17]。所以，早在1913年7月7日的《〈戒烟必读〉书后》中就说："十年前，余尝有志治药物学，欲因以研究我国《本草》所载之药品，而提出其主治之成分，制为新药，使用验方者不必罗列多数之主药，以淆其功用；而习西医者亦不必悉购药物于海外，以贻漏卮之戚。顾羁于境遇，牵于文学哲理之嗜好，未暇为此也。"[18]

蔡元培认为中国之落后，不但是知识和技术的贫乏，尤其是思想和方法的落后。他曾深有感慨地写道："我国民族虽曾自夸为罗盘、火药、印刷术等之创造者，然而今日西洋人所用之罗盘，其复杂为何如？彼等所用之弹药，其猛烈为何如？彼等所流行之印刷术，其敏捷为何如？其他可由此类推。且不但物质科学而已，即精神科学，如心理学、美学等，社会科学，如社会学、经济学等，在西人已全用科学的方法，而我族则犹囿于内省及悬想之旧习，科学幼稚，无可讳言。近虽专研科学者与日俱增，而科学的方法，尚未为多数人所采用。"[19] 所以，他才反复多次强调要用科学的方法来研究中药。

最后，需要指出的是，我们今天依然需要重新认识蔡元培。正如田松所云："蔡元培先生常常被视为教育家楷模，他主持北京大学期间的'兼容并包'，也常被学界引以为天宝盛世。然而，蔡元培的'兼容并包'只是在大学阶段，且只实行于一个大学。而他主政的国民政府教育部对于中小学制度化教育的'革新'，已经预先消灭了中国人头脑中可以被兼容的一个维度，一个与自己的历史传统民族文化血肉相联的维度。""从此之后，中国的孩子们就不能从制度化的学校教育中获得系统的传统文化的滋养了。中国的传统经典只是作为古代汉语，残存在国文课的一角。""于是，在中国人缺省配置中，传统的成分日渐稀薄。几代人之后，便被稀释得气息奄奄，以至于很多受过高等教育的知识分子都觉得中医的基本逻辑难以理喻。""中医已经失去了自己的文化土壤，因为我们的大脑已经被西方的思想方式和知识体系格式化了，我们对于还原论的科学思维更加亲近，当然也就更容易接受西医。"[20]

[1] 高平叔.蔡元培全集·第三卷[M].北京:中华书局,1984:64-65.

[2] 高平叔.蔡元培全集·第四卷[M].北京:中华书局,1984:386-387.

[3] 高平叔.蔡元培论科学与技术[M].石家庄:河北科学技术出版社,1985:156-157.

[4] 中国蔡元培研究会.蔡元培全集·第七卷[M].杭州:浙江教育出版社,1997:486.

[5] 蔡元培.我的读书经验[M]//高平叔.蔡元培教育论著选.北京:人民教育出版社,1991:669.

[6] 高平叔.蔡元培全集·第二卷[M].北京:中华书局,1984:151.

[7] 陈独秀.蔡子民先生逝世后感言[N].中央日报,1940-3-24.

[8] 高平叔.蔡元培全集·第三卷[M].北京:中华书局,1984:231.

[9] 高平叔.蔡元培论科学与技术[M].石家庄:河北科学技术出版社,1985:281.

[10] 蔡元培.留法俭学会缘起及会约[M]//高平叔.蔡元培教育论著选.北京:人民教育出版社,1991:186.

[11] 蔡元培.说俭学会——在北京留法俭学会演讲会演说词[M]//高平叔.蔡元培教育论集.长沙:湖南教育出版社,1987:189.

[12] 高平叔.蔡元培全集·第三卷[M].北京:中华书局,1984:28.

[13] 蔡元培.提议以俄英退还庚款充教育基金案[M]//高平叔.蔡元培教育论著选.北京:人民教育出版社,1991:531.

[14] 蔡元培.《北京大学月刊》发刊词[M]//蔡元培.蔡孑民先生言行录.桂林:广西师范大学出版社,2005:116.

[15] 蔡元培.《医学丛书序》[M]//高平叔.蔡元培全集·第三卷.北京:中华书局,1984:64-65.

[16] 蔡元培.《医学丛书序》[M]//高平叔.蔡元培全集·第三卷.北京:中华书局,1984:64-65.

[17] 蔡元培.在浙江第五师范学校演说词[M]//高平叔.蔡元培教育论著选.北京:人民教育出版社,1991:139.

[18] 高平叔.蔡元培全集·第二卷[M].北京:中华书局,1984:307.

[19] 蔡元培.《大学院公报》发刊词[M]//高平叔.蔡元培全集·第五卷.北京:中华书局,1988:194.

[20] 田松.蔡元培与中国传统的缺失[J].民主与科学,2008(3):56-58.

梁启超：别要借我这回病为口实，生出一种反动的怪论，为中国医学前途进步之障碍

梁启超，字卓如，号任公，别号饮冰子、饮冰室主人、哀时客、中国之新民等。1873年2月23日生于广东省新会县熊子乡茶坑村。幼承家教，有"神童"之称。

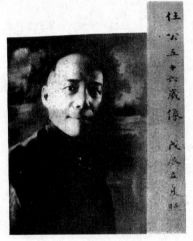

11岁中秀才，16岁中举人。旋入维新派领袖康有为门下，遂舍弃旧学，研求新知。1895年追随康有为参与组织"公车上书"，又任强学会书记，主办《中外纪闻》。1896年赴上海，任《时务报》主笔，著《变法通议》《西学书目考》等，鼓吹变法，介绍西学，才华初露，声誉鹊起，时人将他与乃师康有为合称"康梁"。1897年去湖南，主讲时务学堂，与谭嗣同等领导的南学会相配合，倡导民权，隐言族类。戊戌政变后被迫流亡日本，创办《清议报》《新民丛报》《新小说》等，发表《新民说》《饮冰室自由书》等著作及《少年中国说》等散文，攻击清廷失政，批判传统思想，揭发社会积弊，鼓吹"政治革命"。又发起"文学革命"，创为新文体，影响更为深远。辛亥革命后于1912年回国，组织进步党，任理事，实为党魁，并先后在袁世凯政府和段祺瑞政府任司法总长、财政总长等职，企图引导袁世凯等走上宪政轨道，因与国民党为政敌，反被袁世凯等所利用。然而在反对袁世凯和张勋复辟中他又发挥了重要作用，建立了不朽功勋。"五四运动"后脱离政界，专心于学术研究和教育工作，涉猎甚广，于文史两科，尤著实绩，任教清华、南开等校，造就人才甚众。1929年1月19日病逝。著有《饮冰室合集》，共148卷，约700万字。

1897年9月7日，梁启超在上海《时务报》发表《医学善会叙》一文，在力倡振兴医学的同时，抨击了中医：

现在的中国，从首都、大城市，到人烟稀少的乡村，都能见到以医术自许的人。但是如果考察他们的学问，则连人的身体构造也不知

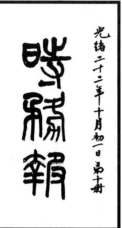

道，不能辨别地方气候与地区特征，植物的性质与效用也识别不了，病证的名目也不熟悉，脑袋里只记得数则民间书坊刻印的药性汤头歌括，开处方时写的只是平常的中药名字数十个，就轻狂地自命能治病救人。偶然幸运，治好一两个有名望的人，于是就以国手名噪于世。今天所谓的医生，大都如此。如果有一二个贤士大夫，其用心致力于中国医学及古代医书，讲求钻研，探悟新理，或者因为曾经遭受庸医的误治，而发愤致力于医术，来救治天下苍生。虽然未必没有这样的人，但没有好好读过

时务报

海外的书籍，没有集思广益，再加上道路隔绝，财资微博，即使对医学有所心得，也没有能力来刊登公布，不能济助世人，徒然使他的贤德仁心没有机会在同行们中得到展现。而疾病朝生暮发，需要紧急救治，是片刻工夫也不可以拖延的；利害关系到身家性命，迫切的情况下如何能够辨别选择医生呢？于是那些先前所谓的大城市与乡村以医自鸣的人，遂得以依靠其浅薄之术混饭吃。然而这些人，大都是粗识点字，略了解文理，学习八股文及诗赋而未能考取功名的人，才开始弃文转而从事于医学的。医学是天下最为重要的职业，极为精深微妙的学问，关系到亿万人的生死。而八股八韵是天下最为低贱的行当，极为粗鄙俚俗的学问，是愚陋平庸低下之人才从事的。现在那些有智力才华的人，都致力于极为粗鄙俚俗的八股八韵的学问，而愚陋平庸低下的人却优先从事医学，他们在学业上都没有成就，却想在短时间内对极其精深微妙的医学有所深造，人们立刻就把自身还有自己的老父慈母、手足兄弟、娇妻爱子，以及肝胆骨肉的师友亲戚的生死性命，都交给这些医生来定夺，这与剖腹喝毒酒来自杀、手刃自己亲爱的人有何

区别呢？[1]

1922 年 8 月 20 日，梁启超在《科学精神与东西文化》一文中说：

> 中国凡百学问，都带一种"可以意会，不可以言传"的神秘性，最足为智识扩大之障碍。例如医学，我不敢说中国几千年没有发明，而且我还信得过确有名医，但总没有法传给别人，所以今日的医学和扁鹊、仓公时代一样，或者还不如。[2]

1924 年，《东方杂志》开展对阴阳五行的讨论。首先发难批判者就是梁启超的文章"阴阳五行说之来历"。此文开篇即说："阴阳五行说，为二千年来迷信之大本营。直至今日，在社会上犹有莫大势力，今当辞而辟之。"他认为："'阴阳'两字，不过孔子'二元哲学'之一种符号，而其所用符号又并不只此一种。其中并不含有何等神秘意味，与矫诬之术数更去相远。"五行"不过将物质区分为五类，言其功用及其性质耳，何尝有丝毫哲学或术数意味"？对汉代以后的阴阳五行说，梁启超尤甚深恶痛绝，并指出中医经典著作受害很深。他认为："将宇宙间无量无数之物象事理皆硬分为五类，而以纳诸所谓五行之中，此种诡异之组织，遂二千年来盘踞全国人之心理，且支配全国人之行事。嘻！吾辈死生关系之医药，皆此种观念之产物。吾辈最爱敬之中华民国国旗，实为此种

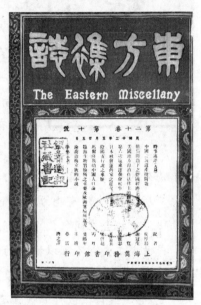

东方杂志

观念最显著之表象，他更何论也。"据他计算，《内经》中沾染阴阳五行气息者占全书内容的四分之一，故以为："学术界之耻辱，莫此为甚矣！"[3]

梁启超的身体一向很好，自谓活到 90 岁无问题[4]。1924 年 9 月，梁启超的夫人李蕙仙因癌症而病逝，这给梁启超以巨大的打击。他在《苦痛中的小玩意儿》中说："我今年受环境的酷待，情绪十分无俚。我的夫人从灯节起，卧病半年，到中秋日，奄然化去。她的病极人间未有之苦痛，自初发时，医生便已宣告不治，半年以来，耳所触的只有病人的呻吟，目所接的只有儿女的涕泪。丧事初

了,爱子远行,中间还夹着群盗相噬,变乱如麻,风雪蔽天,生人道尽。块然独坐,几不知人间何世。哎!哀乐之感,凡在有情,其谁能免?平日意态活泼、兴会淋漓的我,这会也嗒然气尽了。"[5]夫人病重期间,梁启超就发现小便带血,为了不给家人增加负担,秘不告人。直到一年多之后的 1926 年 1 月,才到北京一德国医院检查,医生怀疑是肾和膀胱有毛病,反复查验,但还是没查出病因[6]。梁启超这时一方面感到自己看病晚了,1926 年 2 月 18 日在给孩子们的信中说:"我这回的病总是太大意了,若是早点医治,总不至如此麻烦。"[7]另一方面还是不大重视,1926 年 2 月 9 日在致孩子们的信中称:"其实我这病一点苦痛也没有,精神气体一切如常,只要小便时闭着眼睛不看,便什么事都没有,我觉得殊无理会之必要。"[8]

亲朋好友得知梁启超生病之后,都规劝他好好休息,及时就医,但梁启超总嫌"费事",1926 年 3 月 6 日忽然怀疑自己得的是癌症,同意接受进一步检查[9]。在此之前,有友人介绍京城名医吴桃三为其把脉问诊。一番望闻问切之后,吴桃三说,此病不是急症,不就是尿里有血吗?"任其流二三十年,亦无所不可"[10]。梁启超本来就对中医完全凭经验下诊断的方法很有看法,而对西医用仪器诊断的做法深为信服,现在见吴桃三的说法毫无定准,更是对中医大失所望。这时,"友人中有劝其赴欧美就名医诊治者,有劝其不必割治,辞却一切事务专心调养者,有劝其别延中医,谓有某人亦同患此病,曾服某中医之药而见痊者,众论纷歧,莫衷一是。而任公微笑曰:协和为东方设备最完全之医院,余既信任之,不必多疑"[11]。遂于 1926 年 3 月 8 日住进北京协和医院。医院派最好的大夫,用最先进的设备,为其检查,见他右肾中有一黑点,诊断为瘤。梁仲策问主治医生、协和医院院长刘瑞恒:"不一定是癌吧?"答曰:"不一定不是癌。"再问:"怎么治?"再答:"全部割除。"[12]1926 年 3 月 16 日,由协和医院院长刘瑞恒主刀,切了右肾。但手术后,仍旧尿血。其后,曾以为病在牙齿,一连拔去了七颗牙;又以为病在饮食,让梁启超一连饿了好几天,惟血尿始终不止。其实,这是一次重大的医疗事故,误割了右肾[13]。

在协和医院支支吾吾地解释、哄骗、蒙蔽下,梁启超于 1926 年 4 月 12 日稀里糊涂地出院,回到家中疗养,共计住院 35 天。出院之后,尿血并未停止,病情当然也不会好转。于是,梁家与前来探望的亲朋好友开始犯起了嘀咕,怀疑是协和医院"孟浪"和庸医误诊,割错了"腰子"。这个怀疑一经提出,很快在学术界小范围达成共识并慢慢向外围扩散。不久,梁启超被协和医院"错割腰子"之事,在社会上盛传开来,并成为社会舆论关注的焦点。

梁启超的弟弟梁仲策于梁启超出院的 4 月 12 日说:"平心而论,余实不能认为协和医生之成功,只能谓之为束手。"并对是否"错割腰子"有所怀疑了:

> 剖治之当日,力舒东谓余曰:下午五时许,当可将割出之腰肾查得其病情矣。五时半,余在协和见刘瑞恒,询以此事,彼云该更历两日,后数日余再问之,答亦如前。此后余亦不复问,盖问之亦,彼亦何尝不可用自己之理想造一方案以相告,所望宿病既除,从此健康耳。即不然,则已覆之甑,顾亦何益。后再历十余日,余见该院医生之举动诡异,于心窃有所疑,乃复追求其故,始知割后二十余日,尿中依然带血也。剖治时余未参观,但据力舒东之言,则当腰肾割出时,环视诸人皆愕然。力与刘作一谐语曰:"非把他人之肾错割乎?"刘曰:"分明从右胁剖开,取出者当然是右肾,焉得有错。"乃相视而笑。力又云,作副手之美国大夫,亦发一简单之语曰:"吾生平所未之见也。"以此证之,则取出之肾,颜色与形状,一如常人,绝无怪异可知。继乃将此肾中剖之,则见中有一黑点,大如樱桃,即从照片上所见,疑以为瘤者,即此物也……迨既割而血仍不止,病源亦复不可得,遂令余等得闻一新颖名词,谓此乃"无理由之出血症",与流鼻血略相似,任其流二三十年亦不相干。计人之流鼻血,或以血热,或以虚弱,或以震动,固各自有其理由。且血既不应出而出,当然是病的状态,天下岂有无理由之病? 或公等未知其理由耳。且初入院时,谓血轮已少却五分之一,不亟治,将即死。今则曰:此等无理由之出血,流二三十年亦无伤。前何所见而后何所据,自相矛盾,一至于此。辛苦数十日,牺牲身体上之一机件,所得之结果,乃仅与中医之论断相同也。中医之理想,虽不足以服病人,然西医之武断,亦岂可以服中医。[14]

1926 年 5 月 9 日,与梁氏家族友善的北大西语系著名教授、曾与鲁迅论战经年的"现代评论派"代表人物陈西滢率先在自己主编的《现代评论》上质疑协和医院的所作所为。在《尽信医不如无医》一文中,完整叙说了治疗的全部经过及给患者造成的痛苦:

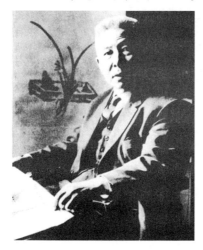

陈西滢

梁先生患尿血症已经多年了。许多医生都说不出病源来。上月他入协和医院治疗,经过了好几个医生的诊视和推断,他们都认定病在左肾。他们说他的左肾上有些肿物,要是不将左肾取去,肿物势必日益膨胀,将来总得有割治的一日。所以开割是早晚难免的事实,虽然四五年内还不要紧,可是晚治总不如早治,至少早治可以免去有变成别种病症的危险。他们的话说得很明白,所以虽然梁先生有些朋友劝他再到法国请名医诊视,他也没有听,决计就在协和施行手术了。腹部剖开之后,医生们在左肾上并没有发现肿物或何种毛病。你以为他们自己承认错误了么?不然,他们也相信自己的推断万不会错的,虽然事实给了他们一个相反的证明。他们还是把左肾割下了!可是梁先生的尿血症并没有好。他们忽然又发见毛病在牙内了,因此一连拔去了七个牙。可是尿血症仍没有好。他们又说毛病在饮食,又把病人一连饿了好几天。可是他的尿血症还是没有好!医生们于是说了,他们找不出原因来!他们又说了,这病是没有什么要紧的!为了这没有什么要紧的病,割去了一个腰子,拔去了七个牙,饿得精疲力尽,肌瘦目陷,究竟是怎样一回事?并且还得花好几百块钱!

陈西滢关注此事,显然是"醉翁之意不在酒",他的真实目的是什么呢?他继续说道:

在梁先生初进病院的时候,上海一位懂得中医的朋友,写信给他,说他的病是不用施行手术的,只要饮什么汤就会好。这话不但西医们听了好笑,就是我们也一点都不信。可是这中西不同的推断究竟有多大的分别呢?大家都在暗中摸索,谁能说什么汤一定不能治愈这病症,即使不然,病人所受的损失,也不至于会比丢掉一个腰子和七个牙再大吧……

也许有人说了,西医同中医虽然都是暗中摸索,胡乱瞎猜,可是中医只知道墨守旧方，西医却有了试验的精神。可是我最怀疑的就是医生的试验的精神。医学是介乎自然科学和社会科学之间的。自然科学的对象是物质。化学家尽可以做他们分析化验的工作。就是植物学者也不妨做移花接木的试验。可是社会科学的对象是人类，谁没有父母，谁没有夫妻子女，谁不感觉痛苦悲哀，我们怎能把我们同类做试验品……

近代的一般医生，眼中只见病症，不见病人，医院也成了一种冷酷无情的试验室。也许科学是冷酷无情的东西，也许求真理者不用有仁爱的动机在后面。那么我们至少希望医者在施行手术之先，声明他做的是试验。这样，不愿做试验品的，也有了一个拒绝的机会。并且，病人既然是试验品，当然没有再花钱的道理。[15]

总之，陈西滢的最终用意是："我疑心就是西洋医学也还在幼稚的时期，同中医相比，也许只有百步和五十步的差异。""西医就是拿病人当试验品。"并告诫世人不要轻信这些西洋的玩意儿。

1926年5月29日，梁启超晚年"最爱护的学生"（胡适语）、著名诗人徐志摩在《晨报副刊》上发表了《我们病了怎么办》一文。表面上看，徐志摩似乎是在贬中赞西：

是的，我们对科学，尤其是对医药的信仰，是无涯涘的；我们对外国人，尤其是对西医的信仰，是无边际的。中国大夫其实是太难了，开口是玄学，闭口也还是玄学，什么脾气侵肺、肺气侵肝、肝气侵肾、肾气又回侵脾，有谁，凡是有哀皮西（即 ABC，笔者注）脑筋的，听得惯这一套废话？冲他们那寸把长乌木镶边的指甲，鸦片烟带牙污的口气，就不能叫你放心，不说信任！同样穿洋服的大夫们够多漂亮，说话够多有把握，什么病就是什么病，该吃黄丸子的就不该吃黑九子，这够多甘脆，单冲他们那身上收拾的干净，脸上表情的镇定与威权，病人就觉着爽气得多！

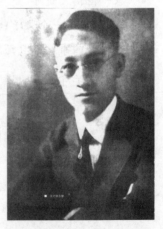

徐志摩

但实际上,他是在声援陈西滢的"西医就是拿病人当试验品"之说,公开指出"协和当事人免不了诊断疏忽的责备",他嘲讽道:

> 科学精神,这是说拿病人当试验品,或当标本看。你去看你的眼,一个大夫或是学生来检看了一下出去了;二一个大夫或是学生又来查看了一下出去了;三一个大夫或是学生再来一次,但究竟谁负责看这病,你得绕大弯儿才找得出来,即使你能的话。他们也许是为他们自己看病来了,但很不像是替病人看病。那也有理,但在这类情形之下,西滢在他的《闲话》说得趣,付钱的应分是医院,不该是病人!
>
> ……
>
> 再如梁任公先生这次的白丢腰子,几乎是太笑话了。梁先生受手术之前,见着他的知道,精神够多健旺,面色够多光采。协和最能干的大夫替他下了不容疑义的诊断,说割了一个腰子病就去根。腰子割了,病没有割。那么病原在牙;再割牙,从一根割起割到七根,病还是没有割。那么病在胃吧;饿瘪了试试——人瘪了,病还是没有瘪! 那究竟为什么出血呢? 最后的答话其实是太妙了,说是无原因的出血:Essential Hoematuria。所以闹了半天的发现是既不是肾脏肿瘤(Kidney Tarmour),又不是齿牙一类的作祟;原因是无原因的! 我们是完全外行,怎懂得这其中的玄妙,内行错了也只许内行批评,那轮着外行多嘴! 但这是协和的责任心,这是他们的见解,他们的本领手段!

最后,徐志摩意味深长地说:"假如有理可说的话,我们为协和计,为替梁先生割腰子的大夫计,为社会上一般人对协和乃至西医的态度计,正巧梁先生的医案已经几于尽人皆知,我们即不敢要求,也想望协和当事人能给我们一个相当的解说。让我们外行借此长长见识也是好的! 要不然我们此后岂不个个都得踌躇着:我们病了怎么办?"[16]

虽然当时社会人士和梁启超的家人多有责言,但梁启超本人却十分通情达理,并不苛责,他于1926年6月5日写信向孩子们劝解说:"这回手术的确可以不必用,好在用了之后身子没有丝毫吃亏(唐天如细细诊视,说和从前一样),只算费几百块钱,挨十来天痛苦,换得个安心,也还值得。"[17]这说明他本人似乎已对手术真相有所知晓,但因为担心"错割腰子"这件事会损害协和医院的名声,影响其他人对医学和其他科学生出不良的"反动观念",于是在病榻上艰难支撑身体，亲自写就了一个英文声明——《我的病与协和医院》，并译成中文发表于 1926 年 6 月 2 日的《晨报副刊》上，替协和医院辩解。

首先，梁启超详述了自己从住院到出院的整个过程：

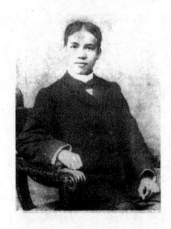

我的便血病已经一年多了。因为又不痛又不痒身体没有一点感觉衰弱；精神没有一点感觉颓败；所以我简直不把它当作一回事。去年下半年，也算得我全生涯中工作最努力时期中之一。六个月内，著作约十余万言；每星期讲演时间平均八点钟内外；本来未免太过了。到阳历年底，拿小便给清华校医一验，说是含有血质百分之七十，我才少为有一点着急，找德国、日本各医生看，吃了一个多月的药，打了许多的针，一点不见效验。后来各医生说：小便不含有毒菌，当然不

梁启超 1900 年摄于澳大利亚

是淋症之类。那么，只有三种病源：一是尿石，二是结核，三是肿疡物。肿疡又有两种：一是善性的——赘瘤之类；二是恶性的——癌病。但既不痛，必非尿石；既不发热，必非结核；剩下只有肿疡这一途。但非住医院用折光镜检查之后，不能断定。因此入德国医院住了半个月。检查过三次，因为器械不甚精良，检查不出来。我便退院了。

我对于我自己的体子，向来是很恃强的。但是，听见一个"癌"字，便惊心动魄。因为前年我的夫人便死在这个癌上头。这个病与体质之强弱无关，它一来便是要命！我听到这些话，沈吟了许多天。我想，总要彻底检查；不是它，最好；若是它，我想把它割了过后，趁它未再发以前，屏弃百事，收缩范围，完成我这部《中国文化史》的工作。同时，我要打电报把我的爱女从美洲叫回来，和我多亲近些时候——这是我进协和前一天的感想。

进协和后，仔细检查：第一回，用折光镜试验尿管，无病；试验膀胱，无病；试验肾脏，左肾分泌出来，其清如水；右肾却分泌鲜血。第二回，用一种药注射，医生说：若分泌功能良好，经五分钟那药便随小便而出。注射进去，左肾果然五分钟便分泌了。右肾却迟之又久。第三

回,用 X 光线照见右肾里头有一个黑点,那黑点当然该是肿痛物。这种检查都是我自己亲眼看得很明白的;所以医生和我都认定"罪人斯得",毫无疑义了。至于这右肾的黑点是什么东西? 医生说:非割开后不能预断;但以理推之,大约是善性的瘤,不是恶性的癌。虽一时不割未尝不可,但非割不能断根。——医生诊断,大略如此。我和我的家族都坦然主张割治。虽然有许多亲友好意的拦阻,我也只好不理会。

割的时候,我上了迷药,当然不知道情形。后来才晓得割下来的右肾并未有肿痛物。但是割后一个礼拜内,觉得便血全清了。我们当然很高兴。后来据医生说:那一个礼拜内并未(算)全清,不过肉眼看不出有血罢了。一个礼拜后,自己也看见颜色并没有十分清楚。后来便转到内科。内科医生几番再诊查的结果,说是"一种无理由的出血,与身体绝无妨害;不过血管稍带硬性,食些药把他变软就好了"。——这是在协和三十五天内所经过的情形。

其次,梁启超明确肯定了协和医院的治疗还是有效的:

出院之后,直到今日,我还是继续吃协和的药。病虽然没有清楚,但是比未受手术以前的确好了许多。从前每次小便都有血,现在不过隔几天偶然一见。从前红得可怕,现在虽偶发的时候,颜色也很淡。我自己细细的试验,大概走路稍多,或睡眠不足,便一定带血。只要静养,便与常人无异。想我若是真能抛弃百事绝对的休息,三两个月后,应该完全复原,至于其他的病态,一点都没有。虽然经过很重大的手术,因为医生的技术精良,我的体子本来强壮,割治后十天,精神已经如常,现在越发健实了。敬告相爱的亲友们,千万不必为我忧虑。

再次,至于该不该割去右肾的问题,梁启超指出责任并不在协和医院:

右肾是否一定该割,这是医学上的问题,我们门外汉无从判断。但是那三次诊断的时候,我不过受局部迷药,神志依然清楚;所以诊查的结(果),我是逐层逐层看得很明白的。据那时候的看法,罪在右肾,断无可疑,后来回想,或者它"罪不至死"或者"罚不当其罪",也未可知,当时是否可以"刀下留人",除了专门家,很难知道。但是右肾有毛病,大概无可疑。说是医生孟浪,我觉得是冤枉。

最后,梁启超诚恳希望人们不要为了个别病例疗效不佳而全面否定西医的科学性:

> 科学呢,本来是无涯涘的……但是我们不能因为现代人科学知识还幼稚,便根本怀疑到科学这样东西。即如我这点小小的病,虽然诊查的结果,不如医生所预期,也许不过偶然例外。至于诊病应该用这种严密的检查,不能像中国旧医那些"阴阳五行"的瞎猜,这是毫无比较的余地的。我盼望社会上,别要借我这回病为口实,生出一种反动的怪论,为中国医学前途进步之障碍——这是我发表这篇短文章的微意。[18]

作为一名受害者,梁启超有着非常充分的理由向协和医院发难,甚至当"医闹",但他却在对协和医院的谴责占压倒优势的舆论声中,站出来为协和医院说话,发表了对做了错事的协和医院"带半辩护的性质"[19]的《我的病与协和医院》一文。这究竟是为什么呢?

梁启超在《我的病与协和医院》一文的开头列举了三条写作的原因,一是向为之担心的亲友报告病情,二是解除人们对协和医院的误会,而第三条"怕社会上或者因为这件事对于医学或其他科学生出不良的反动观念",才是促使梁启超抱病动笔的主因。这与其对科学的一贯信仰态度一致。梁启超"素信西医"[20]"向来笃信科学,其治学之道,亦无不以科学方法从事研究,故对西洋医学向极笃信"[21]。只因他将西医看作是科学的代表,认为维护西医的形象就是维护科学,维护人类文明的进步事业,为协和医院辩护便带有为科学辩护的深意。他要求"言论界对于协和常常取奖进的态度,不可取摧残的态度"[22],于是自己率先垂范。

1926 年 9 月 14 日给孩子们的信中,梁启超较详细地讲了他的病情:

> 伍连德到津,拿小便给他看,他说"这病绝对不能不理会",他入京当向协和及克礼等详细探索实情云云。五日前在京会着他,他已探听明白了……他已证明手术是协和孟浪错误了,割掉的右肾,他已看过,并没有丝毫病态,他很责备协和粗忽,以人命为儿戏,协和已自承认了。这病根本是内科,不是外科。在手术前,克礼、力舒东、山本乃至

协和，都从外科方面研究，实是误入歧途。但据连德的诊断，也不是所谓"无理由出血"，乃是一种轻微肾炎。西药并不是不能医，但很难求速效……我从前很想知道右肾实在有病没有，若右肾实有病，那么不是便血的原因，便是便血的结果。既割掉而血不止，当然不是原因了。若是结果，便更可怕，万一再流血一两年，左肾也得同样结果，岂不糟吗？我屡次探协和确实消息，他们为护短起见，总说右肾是有病（部分腐坏），现在连德才证明他们的谎话了。[23]

一生相信科学、宣传科学的梁启超，出院后不久，因自己病情"颇有增剧之像，不得已拟试服中药"。他请的是著名中医唐天如，唐天如的药方以黄连、肉桂、阿胶三药为主，服药后，非常见效，尿血停止。连西医博士伍连德也赞叹中药之神妙，并"劝再服下去。他说本病就一意靠中药疗治便是了"[24]。梁启超自己也大喜过望，1926 年 8 月 22 日在致孩子们的信中说："一大群大大小小孩子们：好教你们欢喜，我的病真真正正完完全全好得清清楚楚了！服药前和服

药后，便色之变迁，忠忠已大略看见。忠忠在津时，色不过转淡而已，尚未纯复原，再到北戴河那两天，像有点要翻的样子，后来加减一两味药，回津再服，果然服三剂病根全除，前后共服过十剂，现已停药一礼拜了。总之，药一下去，便见功效，由紫红

梁启超手迹

变粉红，变哑色，变黄，十剂以后，完全变白，血腥气味净尽，回复到平常尿味。"[25]但是，1926 年 8 月底梁启超的四妹不幸病逝，梁启超情绪不稳，又开始尿血。后请伍连德治疗，尿血慢慢停止。9 月，梁启超的好友曾习经患肺癌离世，死前之苦不可名状，梁启超亲眼所见，备受刺激，遂尿血不止。三天后心情平静下来，遂又好转。1927 年 6 月，王国维投昆明湖自杀。梁启超对时局的看法，几乎和王国维没有区别，加之多年和王国维的交往，更唤起一片哀悼和愤慨之情。梁启超本来不平静的心情更加起伏涌动，旧病的加剧是无法改变了。他在致女儿的信中说："我一个月来旧病复发得颇厉害，约莫 40 余天没有停止，原因在学校暑期前批阅学生成绩太劳，王静安事变又未免大受刺激。"1927 年，梁

启超的尿血病时好时坏,身体一天天衰弱下去。这年 10 月,梁启超血压升高,住进协和医院。出院后,他不敢再拼命工作,静心在天津养病,果然大有好转。1928 年春,梁启超的身体一天不如一天,血压不稳,尿血间有,心脏功能亦在减弱。不得已,他又入京住进了协和医院,医生不断为他输血,并加强营养,身体渐又好转。出院后,梁启超辞去清华大学的一切工作,回天津静养。但是此间和此后,发生了两次比较严重的小便阻塞:第一次是在 1928 年 6 月 27 日,阻塞约 50 余小时;第二次是在 8 月 23 日梁思成与林徽因夫妇自海外归来时,悲喜交加,又堵塞了 20 多个小时。9 月 10 日,梁启超开始撰写《辛稼轩年谱》。9 月 24 日,编至辛弃疾 52 岁,入夜痔疮复发,次日午后才起来,仍侧坐执笔。26 日不能再坐,27 日便入协和医院医治,本拟用手术,但怕流血过多,不宜割治,于是每日服泻油。在医院的几天里,无意中搜得辛弃疾轶事二种,于是不等出院日期,于 10 月 5 日提前返回天津。归途得了感冒还不自知,仍继续写作,至 12 日终因无法起笔而辍写了,从此卧床不起。由于在协和医院足足灌了十天的泻油,食欲全无,回天津后想吃些异味,炒腊味饭乱吃了几顿,弄得胃肠一塌糊涂,以至连日发烧。于是请来日本医生田川氏诊治,未见有效,发烧不退,体力也日渐衰弱。11 月 27 日,梁启超自言想入协和医院医治,第二天就在家人陪同下来到了协和医院。协和医院重施检查数日,发现肺部摄影似有肺痨,左胁微肿,取痰化验,无痨菌而"末乃厉"(monelli)菌极多。"此菌是人体所常有的,不足以致病,而且杀此菌的药极简单,用碘质便可。但医生以体质过弱,不便用药为由,勉强试着用药"[26]。12 月 7 日,梁启超小便忽又堵塞,约 30 小时。17 日病势转热,寒热交作。24 日,输血 200 毫升,反应甚剧,医生认为是药菌剧斗,太伤元气,不敢下药。至 1929 年 1 月 19 日,梁启超溘然长逝[27]。

梁启超自 1897 年在上海创立医学善会,接触西医后,就坚信西医比中医科学。他反对中医的阴阳五行学说,认为西医"讲求摄生之道,治病之法,而讲全体,而讲化学,而讲植物学,而讲道路,而讲居宅,而讲饮食多寡之率,而讲衣服寒热之准,而讲工作久暂之刻,而讲产孕,而讲育婴,而讲养老,而讲免疫……学堂通课,皆兼卫生"[28]。正因如此,当别人反对他入住协和医院时,他不为所动;当"割错腰子"事件发生后,他仍到协和医院复诊,吃协和医院的药;当徐志摩等人欲将协和医院告上法庭时,他疾言制止;当舆情群起攻击协和医院时,他支撑病体,亲自撰文为协和医院开脱,甚至在病入膏肓时,仍入住协和医院,最后竟死在协和医院！他之笃信协和医院，实际上笃信的是科学[29]。曾为他疗病颇有效验的唐天如说："我曾劝过任公改服中药，或者对他的病有好处，任公也很相信我开的药方，但后来误听人言，旧病复发，终于不治。这是任公太信任西医之过。"[30]

从戊戌变法到"新民说"创立，梁启超对传统文化一直持激烈的批评态度，崇尚和宣传西方科学，相信"科学万能"。梁启超在《科学精神与东西文化》中明确指出："中国人对于科学的态度，有根本不对的两点：其一，把科学看得太低了，太粗了……其二，把科学看得太呆了、太窄了……我大胆说一句话：中国人对于科学这两种态度倘若长此不变，中国人在世界上便永远没有学问的独立；中国人不久必要成为现代被淘汰的国民。"并总结了中国学术界存在的五个弊端：一笼统，二武断，三虚伪，四因袭，五散失。"以上五件，虽然不敢说是我们思想界固有的病症，这病最少也自秦汉以来受了两千年……试想，两千年思想界内容贫乏到如此，求学问的途径榛塞到如此，长此下去，何以图存？想救这病，除了提倡科学精神外没有第二剂良药了"[31]。但到了晚年，却对"科学万能"的观点表示怀疑。在《欧游心影录》中写道："欧洲人做了一场科学万能的大梦，现在却叫起科学破产来。"在此基础上，梁启超联想到中国传统思想中的许多观念，正是适合克服战后欧洲弊端的良药，转而肯定中国传统文化。并借欧洲名士浦陀罗之言说："一个国民，最要紧的是把本国文化发挥光大。好像子孙袭了祖父遗产，就要保住它而且叫它发生功用。就算很浅薄的文化，发挥出来都是好的。"如何正确对待中国传统文化，梁启超说："国中那些老辈，故步自封，说什么西学都是中国所固有，诚然可笑；那沉醉西风的，把中国什么东西都说得一钱不值，好像我们几千年来就像土蛮部落，一无所有，岂不更可笑吗？须知凡一种思想，总是拿它的时代来做背景。我们要学的，是学那思想的根本精神，不是学他派生的条件。因为一落到条件，就没有不受时代支配的。譬如孔子，说了许多贵族性的伦理，在今日诚然不适用，却不能因此菲薄了孔子。柏拉图说奴隶制度要保存，难道因此就把柏拉图抹杀吗？明白这一点，那么研究中国旧学，就可以得公平的判断，去取不至谬误了。"[32]

---

[1] 原文：今中国所在，京国都会，以至十室之邑，三家之村，固靡不有以医鸣者。询其为学也，则全体部位之勿知，风土燥湿之勿辨，植物性用之勿识，病证名目之勿谙，胸中有坊本歌括数则，笔下有通行药名数十，遂嚣然以医自命。偶值天幸，疗治一二显者获愈，而国手

之名,遂噪于时。今之所谓医者,皆此类也。若乃一二贤士大夫,其措心于中国医学及古医书,讲求钻研,探悟新理,或受庸医之误,而发愤肆力此业,以救天下者,虽未始无其人,顾未克读海外之书,广集思之益,加以道路阔隔,财资微薄,即有所心得,而刊布无力,济世未能,坐使其贤其仁无由公之于同类。彼疾者昕生夕作,环而待命,又不可以须臾缓也;利害切身,急何能择? 于是向所谓都会村邑之以医鸣者,遂得以持其短长。若而人也,则皆粗识字略解文理,学为八股八韵而不能就者,乃始弃而从事于此途。今夫医也者,天下至贵之业,最精极微之学,亿万人生死之所由系也。而八股八韵者,天下至贱之业,至鄙至俚之学,愚陋庸下人所有事者也。今其人之聪明才力,并此至鄙至俚之学,愚陋庸下人之所优为者,犹且学焉而不能就,乃忽焉而期以穷精极微,忽焉而举其身,若其所亲爱老父慈母、手足昆弟、娇妻爱子,若肝胆骨肉之师友亲戚,而悬性命决生死于此辈之手,此何异屠腹饮鸩以自戕,举其所亲爱者而手刃之也。∥梁启超.饮冰室文集点校·第一集[M].昆明:云南教育出版社,2001:171.

[2] 梁启超.梁任公学术讲演集·第二辑[M].上海:商务印书馆,1926:150.

[3] 顾颉刚.古史辨·五[M].上海:上海古籍出版社,1982:343 - 353.

[4] 太希.记梁任公[M].∥夏晓虹.追忆梁启超.北京:生活·读书·新知三联书店,2009:281.

[5] 丹妤.清华九十年美文选[M].北京:清华大学出版社,2001:115.

[6] 梁思成回忆说:"(民国)十二年(1923)春,先慈(母亲李蕙仙)癌病复发,协和医院声言不治,先君子深受刺激,遂得小便带血之症。然以先慈病重,不愿以此增家人累,秘不告人。十五年一月,始入德国医院检查,化验尿血后,内中并未含有不良之质,以手术探源,亦不能得究竟。"∥梁思成.梁任公得病逝世经过[M]∥夏晓虹.追忆梁启超.北京:生活·读书·新知三联书店,2009:357.梁启超自己说:"医生说是膀胱中长一疙瘩,用折光镜从溺道中插入检查,颇痛苦(但我对此说颇怀疑,因此病已阅半年,小便从无苦痛,不似膀胱中有病也),已照过两次,尚未检出。"∥张品兴.梁启超家书[M].北京:中国文联出版社,2000:389.

[7] 张品兴.梁启超家书[M].北京:中国文联出版社,2000:390.

[8] 张品兴.梁启超家书[M].北京:中国文联出版社,2000:388.

[9] 梁仲策回忆说:"得病已经年,家人劝彼就医,答曰'费事';劝彼就瓶而溺,俾得交医生检查,答曰'费事',如是不下数十次。迨未入协和之前一日,彼由清华来,余见其颜色有异,议论反常。后乃知其忽自疑为癌,盖前年嫂氏之丧,乃膺此疾,故成惊弓之鸟,无端而自疑曰癌也癌也。余与彼为兄弟数十年,从未闻其作一颓唐语,今乃大异。因即促之入院再受检查,以安其心。"∥梁仲策.病院笔记[M]∥韩石山.徐志摩全集·第三卷.天津:天津人民出版社,2005:77.

[10] 梁仲策.病院笔记[M]∥韩石山.徐志摩全集·第三卷.天津:天津人民出版社,

2005:76.

[11] 梁启勋.病床日记[M]//夏晓虹.追忆梁启超.北京:生活·读书·新知三联书店,
2009:355.

[12] 梁仲策.病院笔记[M]//韩石山.徐志摩全集·第三卷.天津:天津人民出版社,
2005:77.

[13] 1994 年出版的费慰梅撰写的梁思成夫妇传记《中国建筑之魂》,揭开了 68 年前梁
启超"错割腰子"的真实谜底:"四十年后,1971 年,思成从自己的医生那儿得知父亲早逝的
真相。鉴于梁启超的知名度,协和医院指派著名的外科教授刘博士(刘瑞恒,笔者注)来做这
项肾切除手术。当时的情况,不久由参加手术的两位实习医生私下讲出。据他们说:病人被
推进手术室后,值班护士就用碘在肚皮上标位置,结果标错了地方。刘博士就动了手术(切
除了那健康的肾),而没有仔细核对一下挂在手术台旁边的 X 光片。这个悲惨的错误在手术
之后立刻就发现了,但由于攸关协和医院的声誉,被当成'最高机密'归档。"//同道.国学大
师之死:百年中国的文化断裂[M].北京:当代中国出版社,2006:72.

[14] 梁仲策.病院笔记[M]//韩石山.徐志摩全集·第三卷.天津:天津人民出版社,
2005:75 - 76.

[15] 陈西滢.西滢闲话[M].北京:东方出版社,1995:329 - 333.

[16] 韩石山.徐志摩全集·第三卷[M].天津:天津人民出版社,2005:72 - 75.

[17] 杜垒.际遇:梁启超家书[M].北京:北京出版社,2008:198.

[18] 梁启超.饮冰室合集集外文·中册[M].北京:北京大学出版社,2005:999 - 1001.

[19] 杜垒.际遇:梁启超家书[M].北京:北京出版社,2008:198.

[20] 伍庄.梁任公先生行状[M]//夏晓虹.追忆梁启超.北京:生活·读书·新知三联
书店,2009:4.

[21] 梁启勋.病床日记[M]//夏晓虹.追忆梁启超.北京:生活·读书·新知三联书店,
2009:355.

[22] 夏晓虹.旧年人物[M].上海:文汇出版社,2008:68.

[23] 杜垒.际遇:梁启超家书[M].北京:北京出版社,2008:240 - 242.

[24] 杜垒.际遇:梁启超家书[M].北京:北京出版社,2008:240 - 241.

[25] 张品兴.梁启超家书[M].北京:中国文联出版社,2000:403.

[26] 同道.国学大师之死:百年中国的文化断裂[M].北京:当代中国出版社,2006:69
- 70.

[27] 李喜所,元青.梁启超传[M].北京:人民出版社,1993:664 - 666.

[28] 梁启超.饮冰室文集点校·第一集[M].昆明:云南教育出版社,2001:170.

[29] 张军.清政府拆除铁路与梁启超割错"腰子"[J].学习月刊,2010(21):54.

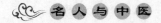

[30] 丁文江.梁任公先生年谱长编初稿[M]//高拜石.新编古春风楼琐记(第拾叁集).北京:作家出版社,2005:170.

[31] 梁启超.梁任公学术讲演集·第二辑[M].上海:商务印书馆,1926:138-153.

[32] 梁启超.欧游心影录[M]//忻剑飞,方松华.中国现代哲学原著选.上海:复旦大学出版社,1989:75-81.

杜亚泉：无论中医西医，
其研究各有浅深，道德各有高下

杜亚泉，原名炜孙，字秋帆，号亚泉，笔名伧父、高劳等，1873 年生于浙江绍兴府会稽县伧塘乡（今上虞市长塘）。生性颖悟，自幼习举子业。1889 年中秀才，翌年从绍兴名士何桐侯受业，致力于研习清初大家之文。1891 年，应乡试落第，始弃帖括之学而转从族叔杜山佳治训诂学，攻读许慎《说文解字》。1894 年春，赴杭州崇文书院学习，秋试后归里。1895 年，应岁试，考经解取全郡第一名。但受甲午战败的刺激，萌生爱国忧患意识，绝意科举，立志科学救国。1897 年任教绍兴中西学堂，进一步研读日本、西方化学书籍并亲自进行化学试验。1900 年赴上海，自办亚泉学馆，提倡发展科学技术，并创办我国第一个综合性的自然科学刊物《亚泉杂志》，自任主编和主要撰稿人。1901 年设普通学书室于上海，编译科学

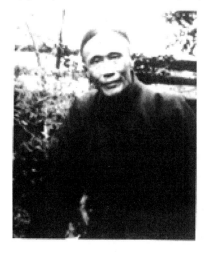

杜亚泉

史地政治等书，兼发行《普通学报》，自为主撰。旋因亏损停办，改任南浔浔溪公学校长。1903 年在绍兴创办越群公学，自任理化博物教员。1904 年应张元济之邀到上海，任商务印书馆编译所理化部长。1912 年受命主编《东方杂志》，历时 8 年。1924 年在上海创办中华中学。1932 年"一·二八"事变后返回绍兴，在稽山中学任教，并继续编译书籍。1933 年 12 月 6 日，因肋膜炎医治无效，在家乡病逝。

1916年,学医于日本的陈继武(字汉翘)编成了《中西验方新编》一书。书中首列中西医病症一百三十余种,并予以病理解释,详述病情,以及中西验方、用量、服法及摄生法。杜亚泉欣然为之作序,开篇即云:

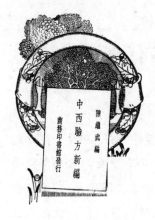

《中西验方新编》书影

中西医学,大同小异,世之学者,往往先入为主,惊其异而不求其同,中医西医,遂界若鸿沟。习西医者诋諆中医,谓中医专重阴阳五行之说,凭臆想而不求实验;信中医者排斥西医,谓西医多用金石剧烈之药,精外科而不善内治。是皆一孔之见,偏执之论也。余往时习闻中医之理法于父兄,近复稍阅西医书册,觉医学中精到之处,中西学说,若合符节。有中医相传之理,语焉不详,而西医则竟委穷源,了如指掌者,以西医之说考之则益明;有西医发明之事,诩为新得,而中医则习用已久,视为故常者,以中医之法证之则益信。[1]

在这段话中,杜亚泉并没有指出"诋諆中医"的人是谁,但由此可以得知,此时中医已经受到公开的批判。随后,杜亚泉对中西医的理论术语进行了一番解说和比较,如认为中医所讲的"气"就是西医所说的神经[2];在人体解剖方面,中医虽然没有西医讲得那么精细,但是中医的说法也有一些价值[3];在药理方面,中医也没有西医那样明晰,但是中药的效用却很明显,西医所说的药物性质及所治的病症,与中医相符合的,"殆居十之四五"[4]。最后,杜亚泉旗帜鲜明地亮出了自己的立场,认为中西医二者不可偏信,习西医的人诋諆中医,是没有见识的表现,而学习中医的人如果排斥西医,则是愚昧的表现:

习西医以诋諆中医,固为无见;若信中医以排斥西医,亦同为无识。西洋科学,事事求诸实验,既无将信将疑之虑,且处处与人以共晓,无若隐若现使人莫名其妙者,故学西医实较中医为易。学医者先以现译之解剖生理学及药物学入手,实较便也。现吾国人对于西医西药,往往怀疑。其实西医之药,或为散剂,或为水剂,无非从生药中取得,其所用生药,亦树皮草根居多,大抵以酒精或水浸出,或经熬炼而成膏。吾人惯用生药，故见其制剂，以为疑怪。须知彼之制剂，大都以糖浆、汽水、香料等赋形调味者居多，主药有限，分量甚少，服之无效，容或有之；若夫为害，则非极庸劣之西医，决不至是。以西医之药，用量常有一定，苟不逾量，不久服，必无害于人也。总之，无论中医西医，其研究各有浅深，道德各有高下。研究深而道德高者，不论中西皆为良医；若夫下驷，亦皆有之，中医之庸劣者，固所在多有，即西医亦何独不然？彼等在学堂或医院中稍习应用之技术，孜孜营利，既无研究之余暇，复乏道德之观念，待遇病人，既不亲切，诊察病状，亦不精细，而往往强人以行其不愿为之方法，诚于病者有害无益，是乃为西医者个人之咎，而非西医学术之咎也。夫学术者在于实事求是，本无国界可言，安有中西之别？融会而贯通之，实为现今学者之责任。[5]

1920 年，余云岫在《学艺》第 2 卷第 4 号发表《科学的国产药物研究之第一步》一文。文章由感叹自己的学医经历，而转入批判中医的基础理论。首先从解剖学开始，认为中医的解剖学，"不但毫无进步，而且越讲越糊涂了。所讲的都是模糊影响，它的十二经脉、五脏六腑、三部九候的学说，细细考究起来，差不多没有一字不错"；继而认为中医对生理和病理的解释，讲的都是阴阳五行，"那阴阳五行的话，是古代哲学家的一种概想，到了今日科学的时代，还有立脚的地方么？"所以，在余云岫看来，由于中医在解剖、生理、病理上的欠缺，使得中医就似无根的草木，根本无法生长，更不用说发扬光大了。但是，中医治病也有奏效的时候，余云岫对此的解

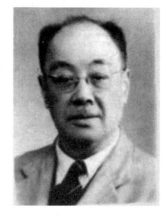

余云岫

释是：第一，中药确实是有用的，比如：麻黄确能发汗，车前子确能利尿等；第二，中医用药全靠经验，并没有什么深奥的道理，至于入肺入肝、克金克木之类的话，全是胡说；第三，许多疾病是自然痊愈，并非靠着药物的功效；第四，是暗示的效果，和催眠术类似，"全靠着医生的平素威信和病人的信仰心"。余云岫认为，有了这四个原因，做中国的医生就容易多了，凡是做了几年药店伙计，识得几味药的人，都可做医生，但是中医的理论与事实完全是两码事，中医的理论乃"是三教九流到处用得着，人人会说的笼统滥套，硬把他们的事实，牵强附会上

去就是了。几千年来，并没有人看破，却都信它是天然生成的道理"[6]。

余云岫的这篇文章发表后不久，就被他在浔溪公学就读时担任校长一职的杜亚泉读出了"鄙薄蔑弃"之意，遂于1920年11月在《学艺》第2卷第8号上发表了《中国医学的研究方法》，开门见山就予以批驳：

> 向来学西洋医学的，往往批评中国医学，说它"没有实验的根据，就是有些理论，不过阴阳五行、六气三候之类，笼统含糊，不合科学的法则。到了今日，实在无存立的地位了。"余云岫先生的大著，说"要斩钉截铁，把这点以伪乱真，空言欺人的勾当，一起看破"（见本志二卷四号）。余先生著的《灵素商兑》一书，就是极力排斥这种理论的。鄙人相信余先生的医学，并且相信余先生对于中国医学是极有研究的。但是他批评中国医学的理论，说它欺伪，要一起推翻它，这一点鄙人却不以为然。

首先，杜亚泉不赞同余云岫全盘否定中医理论的观点，认为中医在理论上并非完全无据，而是自有其优长之处。特别是对余云岫所唾弃的阴阳五行等中医所赖以成立的基础学说，给予了很高的评价。他认为对于一个高明的中医医生来讲，所谓"阴阳五行、六气三候之类"，绝对不能说它毫无道理，只不过他们没有接触过西洋医学，不能用通行的科学名词和术语来解释罢了！如果懂得科学知识的人，对中医理论能细心研究，必定会发现，中医与西医在很多方面是相通的，甚至在某些地方，中医可能是胜过西医的：

> 庸俗的医生，把中国医学的理论弃去精华，取了糟粕，满口阴阳五行，一切都用它来附会，真是可恶。鄙人曾闻一医生对人说："你是肾亏，可吃海参，海参色黑补肾，极有功效。"鄙人对那医生说："海参生活的时候，青紫各色都有，蒸熟晒干了，才变黑的。若是色黑补肾，何不饮墨汁，或者用石榴皮加皂矾呢？"这种附会之词，原不禁得一驳，我们实在也不值得驳它。不过这种欺伪，是庸俗医生的欺伪，不是中国医学的欺伪。若是高明的医生，所谈阴阳五行、六气三候之类，决不能说它全无道理。不过他们没有学过西洋科学，不能用科学的名词和术语来解释它。若是有科学知识的人，肯把中国医学的理论细心研究，必定有许多地方，与西洋医学相合，恐怕还有许多地方，比西洋医学高

些呢！

其次，杜亚泉认为西医的进步主要依靠三个要素：即尸体解剖、显微镜检查和动物活体试验。但生理的微妙和病理的繁变，非仅仅可藉此而能尽其事。人体的器质性病变可以从解剖或检查显出证据，而功能性疾患则决非解剖检查所能明白，动物活体试验于此亦作用有限，因为人与动物毕竟有异。人类微妙的生理，只有人类微妙的心灵可以感觉。医学的初步虽靠机械的试验，而医学的大本营不能不驻扎于心灵的体会。中国医学长于心灵的体会，已积累数千年的经验。若能用合宜的方法，把古人心灵上所体会的微妙的生理发挥出来，于医学上必有其价值。也就是说，西医在某些方面比如医学方法方面或许比中医更加高明，但是复杂的生命现象，也并不是完全依靠西医就能够解释清楚的。言下之意，中医在某些方面一定有独特而有价值的地方。希望有科学知识的人，勿过于看重机械的试验，而过于看轻心灵的体会。世界上的科学，除了物质方面以外，凡是精神科学和社会科学，都非全靠机械试验才能成立的：

杜亚泉手迹

> 西洋医学的进步，不外乎下列的几种根据：一是尸体的解剖，二是显微镜的检查，三是生活动物体的试验。但生理的微妙、病理的繁变，不是单用这几样本领，可以尽其能事。大约器质的疾患，就是因脏腑或组织变异而起的疾患，可以从解剖或检查显出证据；若是官能的疾患，就是因生理作用变异而起的病患，决不是解剖检查所能明白，就是用生活的动物体来试验，也不过可以帮助一点。因为人类和动物生理的习性是不同的。不但动物，就是这个人和那个人生理的习性，也是不同。总之，人类微妙的生理，只有人类微妙的心灵，可以觉着它。医学的初步，虽然靠着机械的试验。医学的大本营，不能不驻扎在吾人心灵的体会上。所以中国古时"医者意也"的一句话，鄙人以为是至理名言。鄙人的意思，中国的医学是专从心灵的体会上着手，已经积有

数千年的经验，若我们能用着合宜的方法，把古人心灵上所觉着微妙的生理发挥出来，于医学上必定有一种价值。鄙人不是为欺伪的医生来做辩护，不过希望有科学知识的人，不要把机械的试验看得太重，把心灵的体会看得太轻。世界上的科学，除了物质方面以外，凡是精神科学、社会科学，都不是全靠着机械的试验才能成立呢。

再次，杜亚泉又从术语上对中西医进行沟通。先指出中医理论的根本出发点，即在于"血气"二字。所谓"血"，是指血液；而所谓"气"，并非指空气的气。"气"字的意义，在中国古代大多是说它无形迹的、能运行的。在自然界中，可以用"自然作用"四个字来解释；在人体生理上，则可以用"神经作用"四个字来解

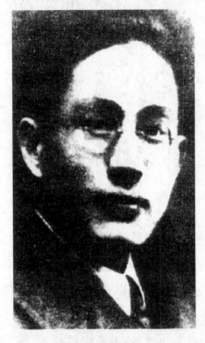

青年杜亚泉

释。"血气"两字，一虚一实，血指血液的实质，气指神经的作用。人类的生活，一靠血液营养，一靠神经作用，这两者周布全身且密不可分，神经作用全靠血液供给营养，而血液循环也离不开神经的作用。西洋生理学，将人体分为九大系统，但不论何种系统，最终均离不开血液的营养和神经的作用。血是表人体物的方面，因此它是"所动的"；而气是表人体心灵的方面，故它是"能动的"。古人讲的"血阴气阳""地阴天阳"之"阴阳"二字无非是哲学上所动的与能动的两种标志。天地有阴阳，人身亦有阴阳。人身本属自然界的一部分，所以说，"人身是一小天地"。西方哲学也有这种见解：

中国医学理论的出发点，就是"血气"两字。血是血液，气是怎么讲呢？这不是空气的气，古来用"气"字的意义，大都说气是无形迹的，又是能运行的。在自然界中用这"气"字，像"气化""气运"之类，大概可用"自然作用"四个字来解释它；在人体生理上，就可用"神经作用"四个字来解释它。像"肝气""胃气""顺气""益气""气郁""气滞""气虚""气逆"等种种"气"字，都是这个意思。就是我们平常说的"神气""气色""和气""怒气"等，也是指示

神经作用的表象。所以"血气"两字，一虚一实。血是指血液的实质，气是指神经的作用。人类的生活，一是靠血液营养，一是靠神经作用，这两件是周布全身的。而且神经作用全靠血液的营养，血液循环也全靠神经的作用。所以古人说"气以行血，血以摄气"，这两句话，把循环系统和神经系统的关系说得很明确。西洋生理学把人体的机官，分为九系统，但不论何种系统，终不能离了血液的营养和神经的作用。所以人体上除了表皮以外，不论何种机官，都有血液和神经联络分布。血是所动的，气是能动的；血是表人体上物的方面，气是表人体上灵的方面；所以说"血阴气阳"。自然界中，天为阳，地为阴。地是表自然界中物的方面，天是表自然界中灵的方面。"阴阳"两字，无非是哲学上所动的及能动的两种标志。天地有阴阳，人身亦有阴阳，所以说"人身是一小天地"。吾人身体本属自然的一部分，西洋哲学上，何尝没有这样的见解呢！

接着，杜亚泉认为中医所说的"阴阳不和"或"血气不和"，若用西医术语来解释，就是"循环障碍"。一切疾病都是循环障碍的现象。大凡血液在血管中流行，多寡迟速皆与血管的扩张和收缩相关。血管的扩张和收缩，又与神经的弛缓和紧张相关。所以血液流行全靠神经调节。若调节失宜，身体局部因血液增减，则出现"充血""郁血"和"贫血"三种现象。此即病理学上循环障碍之三子目。中医的"气血不和"的子目，却有风、火、寒、热、湿、燥六淫。并且用西医的病理解释中医的"血气不和"，以证明中西医病理理论的一致：

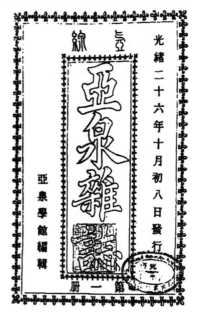

《亚泉杂志》创刊号封面

  中国医学上，对于"疾病"二字的解释，总是说"阴阳不和"，或是"血气不和"，若用西洋病理学上的术语来解释，就是"循环障碍"（Circulatory Disturbances）的意思。鄙人于西洋的病理学，虽然没有会通，但敢大胆说一句话，一切疾病都是循环障碍的现象。若要把这句话讲得明白,非要另外换个题目不可。现在只能把"循环障碍"的四个字,照西洋病理学上所说的略略一讲。大凡血液在血管中流行,多寡迟速都与血管的扩张和收缩相关。血管的扩张和收缩,又与神经的弛缓和紧张相关。所以血液的流行,全靠神经的调节。若是调节失宜,身体的局部上,因为血液增多或是减少,就起了"充血""郁血"和"贫血"的三种现象。局部的动脉管扩大,血液增多这叫做"充血";局部的静脉管扩大,血液郁积,这叫做"郁血";局部的动脉管收束,血液减少,这叫做"贫血"。这三件就是病理学上循环障碍的子目。除了"生理的充血"以外,余者都是疾病。中国医学上"气血不和"的子目,却有六种,就是风、火、寒、热、燥、湿的六淫。

再接着,杜亚泉用"科学的名词和术语"来解释中医的六淫:

神经奋兴,动脉血流行速疾时,叫做热,或叫做内热;全体微血管起充血现象时,叫做发热,或叫做表热。局部充血叫做火,像"胃火""肝火",都是局部充血的意思;"君火""相火",就是生理的局部充血。

神经沉滞,动脉血流行缓慢时,叫做寒;全体微血管起贫血的现象时,叫做寒战。局部贫血,也叫做寒,像"胃寒""脾寒""子宫寒",都是局部贫血的意思。

神经沉滞,静脉血流行缓慢时,叫做湿;全体起郁血现象,或局部郁血时,都叫做湿。像"皮湿""脾湿"等,都是局部郁血的意思。

燥是热的继续发生的现象。因为内热或表热,以致血液中的浆液,分泌过度,水分蒸发太多,血液渐渐减少时,就叫做燥。所以燥是充血中兼有贫血的意义。

风是气的变态,神经奋兴过度,起强度的充血,致发生痉挛现象时,或神经沉滞过甚,起强度的郁血,致发生痹麻现象时,都叫做风。但神经作用往往奋兴过甚,就变沉滞,沉滞过甚,又起奋兴,所以痉挛和痹麻常相间而作。像"肠风""惊风""中风"等,都是兼有痉挛和痹麻的现象,就是充血中兼有郁血的意义。

疾病的现象,虽然可分为上列的六种,但生理作用甚为微妙。此部的充血或郁血,可以引起他部的贫血;此时的郁血或贫血,也可以引起他时的充血。所以中国医家讲解病理,常有"湿夹热""寒包火""热生风""湿化热"等种种术语。依鄙人的见解,或者也有点研究的价值呢!

进而又指出,此"六淫"不仅是人体上阴阳不和的子目,也是自然界阴阳之乘除起伏的子目,即所谓"六气"或"五运"。中医最值得注意的,是其把人体生理现象和自然界的现象贯通一气。中医又把人体的病因,归本于感受六气,这虽不及西洋医学之病因论完密,但其以"寒热燥湿风"表高低温度作用、高低气压作用,及温度气压剧变时的病因,亦大体涵括了疾病的外因:

> 风、火、寒、热、燥、湿的六淫,不但是人体上阴阳不和的子目,就是自然界内阴阳的乘除起伏,也用这六个子目来说明它,叫做六气。又将火与热并合,叫做五运。五运中,寒与热是温度高低的差别,燥与湿是水分多少的差别,风是寒热燥湿骤变的现象。中国医学把人体生理的现象和自然界的现象,贯通一气,这是最可注意的一点。它又把人类的病因归本于感受六气,虽没西洋病因论中所讲的完密,但疾病的外因,除了毒物作用、电气作用、X光作用、器械作用等特别病因外,不过温度作用、气压作用、病源菌及寄生动物的作用为普通病因。中国医学以寒、热、燥、湿表"高温作用""低温作用""高气压作用""低气压作用"的四种病因,更用"风"字表温度气压剧变时的病因。至于病源菌及寄生动物,中国医学上殆不认为病因,因病源菌及寄生动物的发生和死灭概与自然界的温度和气压有关系,仍可包括在感受六气的总原因中。况且病源菌和寄生动物侵袭人体,人体所以不能排除它或杀灭它的缘故,就是因为人体上的气血不和。譬如肺痨菌在室中飞扬,人人都不免接触,并不是人人传染,若是肺部先起了充血或贫血、郁血的现象,肺痨菌就得势力了。疗养得宜,肺痨菌就渐渐死灭。又如疟疾的寄生虫,也是乘着人体精神倦怠、血液流行缓慢时,才发生势力。所以中国医家说疟疾的病因是寒湿。若是除了寒湿,就不用金鸡纳来毒杀这寄生虫,疟疾也会好的。譬如发疟的时候,遇着高兴的事情,神经活泼起来,疟疾就可以停止。鄙人幼时发疟,家人常领到街市游玩,疟就好了,叫做截疟。少年时得了一个快友来谈,也可以截疟。这都是鄙人经历的。服金鸡纳固然可以截疟,但寒湿不除,必然另发他病,鄙人也是经验过的。所以鄙人的意见,霉菌和寄生动物,譬如草寇,草

寇是应该剿灭的,但政治不修,剿灭草寇无益,譬如历史家说"唐室覆没的原因是黄巢,明室覆灭的原因是献闯"。这识见岂不浅薄呢?所以卫生的根本,在于血气和平。现在有新知识的人,不注意于自己修养,务竞争而好胜利,一切都是血气用事,专门考究表面的卫生,到处霉菌霉菌,弄得中国地面上,没有一处可以放着他身子,这种新知识,鄙人最不佩服。

另外,对中药药理和中医诊脉,杜亚泉也作了必要的说明。认为中国传统的药理,自然没有西洋药理学那样确实,但十分中有三四分二者仍是相同的;中国古代医书中所说的药的效用,与西洋药物学上所讲的药的效用,两相暗合之处不少。从诊脉来说,中医主张从左右寸、关、尺六个部位来诊断一切病症,这从科学上推论,看似毫无道理,但仔细分析,脉的搏动是血液循环的一个组成部分,循环发生障碍时,脉搏自然会受其影响,从这微小的影响中就可感受出人体的疾病[7]:

> 至于中国的药理,自然没有西洋药理学的确实,但十分中也有三四分是中西相同的;中国医书所讲药的效用,和西洋药物学上所讲,暗合的竟是不少。可见古人的经验,总有几分靠得住。若是我们能把中国方书中所用的术语解释明白,必定有许多意义可以寻绎出来。现在姑照鄙人的见解说个大意:大约药性能活泼神经,使局部血行畅利的,就叫做温。沉静神经,使局部血行和缓的,就叫做凉。刺激神经,使局部微血管扩大,血液增多,就叫做热。刺激神经,使局部微血管收缩,分泌增多,就叫做寒。刺激肺部或末梢神经,使微血管起充血现象,就叫做升或表。刺激肠神经,使蠕动急速,黏膜起充血现象,叫做降或攻。刺激心脏,使血液循环加速,或刺激肾脏,使微血管扩大,泌尿增多,叫做利或渗。刺激皮肤或黏膜使微血管收束制止分泌,叫做涩或敛。壮健神经,滋养血液,叫做补养。调节神经,清洁血液,叫做清理。这种解释,是否明白的确,鄙人也不敢自信,不过用这样的方法来研究,或者能达到明白确实的地位,鄙人的解释不过打个样子罢了。

> 中医诊脉的方法,要从左右寸、关、尺的六个部位诊断一切病症,从科学上推论,自然无此道理;但脉的搏动是血液循环的一部分,循环障碍时,脉搏自然受着影响,这微小的影响,积了经验,也可以得伟大

的效果。大凡精神所集注和心灵所觉察的，决不是科学的法则可以说明。譬如人的喜怒怨恨，本人就是竭力掩饰，别人往往一见就觉着。这种觉察，就不是科学所能说明。鄙人曾在乡间，试验一狗，这狗是进来偷食的。它进来的时候，你若不觉着，或者觉着了没有恨它的意思，它就大胆进来了；若你觉着它，并且有恨它的意思，它看了你的面色，它就跑了。我知道它会看人的脸色，等它进来的时候，故意装做不觉着的样子，它进来之后，狐疑了片刻，终究觉着不妥，就跑出去。这狗心灵，尚且有这样微妙的觉察，况且人类呢？大约诊脉察病的道理，也是和见面知心的道理相同，都不是科学的法则可以说明的。鄙人有个亲戚考究脉理，又有个朋友，不相信他的脉理，用生理学的道理来驳他，争论不下。这朋友说：你且诊我的脉说我有些没病。这亲戚诊了片刻，说道：你没有病，不过现患尿急。这朋友默然，后对鄙人说：尿急是很确的，不知他怎样能诊断出来？

最后，杜亚泉总结说：

鄙人的意思，希望明白科学的，不要作"科学万能"的迷想。世界事物，在现世科学的范围以内者，不过一部分。科学家的责任，在把科学的范围扩大起来。若说"世界事事物物都不能出了科学的范围"，这句话就是不明白科学的人所讲。现在学西医的或是学中医的，应该把中国的医学，可以用科学说明的，就用科学的方法来说明，归纳到科学的范围以内；不能用科学说明的，从"君子盖阙"之义，留着将来研究。不但中国的医学应该这样办法，就是别的学问也应该这样办法。若是用现世的科学来推翻中国的学问，譬如用德皇的军队来杀中国的苦力，自然到处胜利，不过从鄙人的眼光看来，恐防胜利是假的，失败倒是真的呢！[8]

杜亚泉与余云岫的这次争论，是关于中西医第一次公开的争鸣，这次论战主要涉及的问题是中医的基础理论。余云岫认为中医理论立足于阴阳五行的哲学式空想，而且，中医理论与事实相分离，这是不合理的、非科学的，但他又认为，中医的理论固然属于空想，但是中药却又具有实际疗效，所以他主张"要循着科学的系统，用科学的方法，来证明药物的作用，即照最新药物学研究的法儿去干,然后研究出来的成绩,方才靠得住"[9]。也就是说,中药尚在科学研究的范围之内。而杜亚泉则认为中西医学各有所长,大同小异,两者应互相参证,融会贯通,兼容互补,反对以现时的西方科学推翻中国学术,主张破除"科学万能"的思想,中医并非全无价值,能用科学说明的就用科学方法说明之,归纳到科学的范围之内;不能用科学说明的,则留待将来研究之[10]。

杜亚泉关于中医的观点,与他一贯主张的"文化调和论"是一致的:"一国有一国之特性,则一国亦自有一国之文明,取他人所长,以补吾之所短,可也;乞他人所余,而弃吾之所有,不可也。"[11]"两社会之交通,日益繁盛,两文明互相接近,故抱和调和,为势所必至。"[12]"就物质上、精神上之文明,裁除其弱点,养助其优点,使不长此为消耗、为袭取,而利用此输入之文明,以形成吾国独立之文明。"[13]

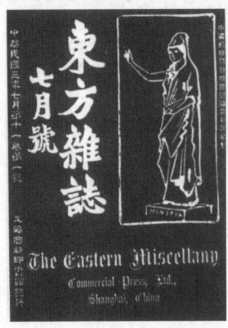

杜亚泉主编的《东方杂志》封面

杜亚泉这种用科学的术语与名词来沟通中西医的做法,其本意也许是好的,较之奉科学为君临一切、垄断真理的"赛菩萨"的唯科学主义,是有其进步意义的。但这种以西医术语解释中医医理的做法,却开启了此后中医研究的基本格式,可谓影响深远。如杨则民如此释阴阳:

凡新陈代谢机能之亢进者为阳,衰退者为阴。神经兴奋者为阳,衰弱者为阴。体力如旧者为阳,消耗者为阴。消化良好者为阳,消化机能不良者为阴。血行亢进者为阳,衰退者为阴。体温在37℃以上者为阳,不及37℃者为阴……总之,凡机体机能而有亢进、兴奋、积极、急性、热性症候者为阳,有衰退、抑制、消极、慢性、寒性症候者为阴,此其辨也。[14]

许半龙这样解病机:

气盛,动脉血流迅速,其现象为热,又称内热。全体之微血管充血,其现象为发热,又称表热。局部充血为火,如胃火、肝火。若君火、相火,则为生理之局部充血也……气滞,动脉血流缓慢,其现象为寒,全体微血管而贫血,则为寒战。局部贫血亦为寒象,如胃寒、脾寒是也。[15]

恽铁樵则这样阐发中医脉学理论:

弦脉者,脉管壁纤维神经拘急之脉也……弱脉者,圆而不湛之脉也……交感神经主一切非意识之动作,如血行、脉动、胃蠕动、肠蠕动等;迷走神经主喉头、食道、肺脏、心脏及胃之知觉运动。若迷走神经末梢钝麻,则脉动数,迷走神经兴奋,则脉动迟。交感神经则反是,钝麻则脉动迟,兴奋则脉动数。审是,凡热度高而反迟者,乃迷走神经兴奋之故;其热高而脉数者,乃交感神经兴奋之故……[16]

更为严重的是,自此以降以至今日,中医不得不采用西医的概念、术语、标准、规范,应用西医的病名、病因、病理、药理来解释中医的有关理论,并且整个社会都以为惟有如此,才算是对中医基础理论的创新和发展,由此而导致了中医学概念的混淆、理论的易辙。在这样的语境中,中医实际上变成了"失语的中医",也就是丧失了自己语言的中医。

[1] 许纪霖,田建业.杜亚泉文存[M].上海:上海教育出版社,2003:421.

[2] 原文:中医之书,辄言血气,其所谓气者,往往不知其何所指。将谓呼吸之气耶?则吸气中之氧气,由肺入血周行百脉,与炭化合成碳酸气体而呼出,是仍血也。血与气不可离而为二也。中医之所谓气,虽包肺气在内,然周于一身,通乎表里,灵妙而不可测,决不仅指此呼吸之气可知。然稍加思索,则知中医之所谓气,即西医之所谓神经。以此义读中医之书,则凡所谓气逆、气滞、气虚、气郁诸症状,肺气、肾气、肝气、胃气诸名称,理气、顺气、补气、散气诸方剂,皆可迎刃而解矣。盖神经亢兴则镇静之,神经沉衰则刺激之。一切机官之病状与其疗法,无不与神经作用有关系,此稍习西医者,无不知之。不过译西籍者谓之神经,意在指其实质,而我国古来则谓之气,意在示其作用而已。吾人平日于喜怒之表示,亦称曰喜气或怒气,其他神经作用,以气呼者甚多,故称人之精神状态,谓之神气。又,吾国初译医书时,亦称神经曰脑气筋,可知气之本义,含有精神作用之意,不仅指空气及其他气体而已也。推之而气动则生风,风之云者,指神经之变态而言。或神经过于兴奋,致痉挛或颠狂者,如肝风、惊风、疯癫("疯"古作"风")等是也;或神经过于沉滞,致痹麻或萎缩者,如中风、风湿是

也;或因神经之刺激过敏性,致感痛觉者,如痛风、头风等是也。既知气即神经,则血气并称,殊有至理。盖普通常见之病,由于血液之循环受局部之障碍而起者居多,肠胃病中之食伤下痢、呼吸器病之咳嗽痰喘,及其他一切炎症、热症,皆由于此。然其障碍之所由生,则因其局部之血管,或收缩或扩张之故。动脉扩张则充血,动脉收缩或静脉扩张则贫血,静脉收缩则郁血;种种之病名不同,病状各异,而病理则不外乎此三项。惟血管之扩张及收缩,主于神经,兴奋则收缩,沉滞则扩张,神经之变调,影响于血液者甚捷。至神经所以变调,或受外物之刺激(如寒热及器械、药物之类),或因内部之感动(如喜怒哀乐之类),而原因于血液成分之改变或含有毒素者亦多。总之,神经之兴奋与沉滞,影响于血液,而血液之清洁与污浊亦影响于神经。中医所谓'气以行血、血以养气'二语,实包括西医病理学之大半部。其所谓血阴而气阳者,阳为能动性,阴为所动性,阳动而阴静,阳生而阴长,证以今日生物学之理,实为颠扑不破之论。且中医之所谓气,就局部言,则指神经作用;就全体言,则指精神作用,如元气、精气等之气皆是。故气者无形之精神,血者有形之物质,宇宙万有,皆此精神与物质相合而成。故天地为阴阳交合之局,人身即万有中之一,亦精神与物质相附丽。中医谓人身为一小天地,实与今日哲学之理相符。//许纪霖,田建业.杜亚泉文存[M].上海:上海教育出版社,2003:420 - 421.

[3] 原文:人体解剖,中医固不如西医之精,然中医所言,亦间有价值。如中医以脾脏为消化机官,西医以为脾与消化无关,而不明其作用,或则以脾为最大之淋巴腺,近时始知脾脏缺损,则脾脏之液,变其成分而不能消化蛋白质。又,西医向以肝脏为消化机官,近时知肝脏于分泌胆汁之外,尚有种种复杂之化学作用,血液中使糖分与养素化合之物质,实为肝脏所分泌,肝遂为重要之血管腺。可知中医谓肝藏血,未始无理。中医又谓肝主怒,胆主决,西医固无此说,然人当愤怒、惊惧之后往往发黄疸,则肝脏之关系于精神状态,固有确证也。西医自发明内分泌以后,始知生活之脏器,功用复杂,不能仅就解剖尸体之所得,谓已尽窥其神秘,则中医之就体验而得者,亦未可遽弃矣。//许纪霖,田建业.杜亚泉文存[M].上海:上海教育出版社,2003:422.

[4] 原文:中医之药理,固不如西医之明晰,然数十年中经无数医家之实验,其效用亦复明确。试取西医之药物学细勘之,其所言性质,与中医相符者,殆居十之四五。他如麻黄发汗、半夏止呕,西医所无,而其效则甚著。如此之类,亦复不少。又如阿胶止血,为德医所发明,而我国早用以治经产劳损;铁质补血,为西人之新说,而我国久用以疗黄疸;古人研究之精深,殊令后人惊异。近时日本医生,就汉药中析其成分,加以精制,以为新药。我之国粹,乃为他人利用,殊可惜也。//许纪霖,田建业.杜亚泉文存[M].上海:上海教育出版社,2003:422.

[5] 许纪霖,田建业.杜亚泉文存[M].上海:上海教育出版社,2003:422 - 423.

[6] 祖述宪.余云岫中医研究与批判[M].合肥:安徽大学出版社,2006:244 - 246.

[7] 朱丹琼.科学个案研究与中国科学观的发展[M].西安:陕西人民出版社,2005:96 - 99.

[8] 许纪霖,田建业.杜亚泉文存[M].上海:上海教育出版社,2003:425 - 429.

[9] 祖述宪.余云岫中医研究与批判[M].合肥:安徽大学出版社,2006:248.

[10] 高力克.调适的智慧:杜亚泉思想研究[M].杭州:浙江人民出版社,1998:153.

[11] 许纪霖,田建业.杜亚泉文存[M].上海:上海教育出版社,2003:272.

[12] 许纪霖,田建业.杜亚泉文存[M].上海:上海教育出版社,2003:343.

[13] 许纪霖,田建业.杜亚泉文存[M].上海:上海教育出版社,2003:272.

[14] 董汉良,陈天祥.潜厂医话[M].北京:人民卫生出版社,1985:12.

[15] 陆拯.近代中医珍本集·内科分册[M].杭州:浙江科学技术出版社,1991:66.

[16] 恽铁樵.脉学发微[M]//恽铁樵.恽铁樵医书四种.福州:福建科学技术出版社,2007:210 - 211.

陈独秀：中医不知科学，其术殆与矢人同科

　　陈独秀，谱名庆同，又名乾生，字仲甫，号实庵。1879 年 10 月 9 日生于安徽省怀宁县（现安庆市）北门后营。1896 年考取秀才，次年入杭州求是书院学习。1897 年 8 月，参加江南乡试而落第。1901 年，东渡日本留学。1903 年，因和邹容等人剪阻碍学生爱国行动的清廷学监姚煜的辫子而被遣返回国，执教于芜湖

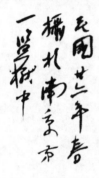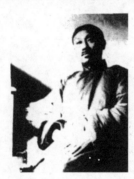

安徽公学。1904 年，创办被人誉为"海内白话报之冠"的《安徽俗话报》。1914 年 11 月 10 日，第一次用"独秀"发表《爱国心与自觉心》。1915 年 9 月 15 日，创办《青年》（1916 年 9 月 1 日改为《新青年》）杂志，揭开新文化运动序幕。1917 年 1 月，应蔡元培之聘，出任北京大学文科学长。1918 年 12 月 22 日，和李大钊创办《每周评论》。1919 年，与李大钊等积极组织领导了"五四运动"。1920 年上半年，开始接受马克思主义。1920 年 8 月，成立上海共产主义小组。从 1921 年到 1927 年，先后被选为中共一大中央局书记，二大、三大中央执委会委员长，四大、五大中央委员会总书记。因犯"右倾机会主义"错误，1927 年党的"八七会议"撤销他的总书记职务后，接受"托派"观点，1929 年 11 月被开除出党。1931 年 5 月，被托派组织"中国共产党左派反对派"推为总书记。1932 年 10 月，被国民党逮捕，1937 年 8 月出狱。1942 年 5 月 27 日，在贫病交加中死于四川省江津县，终年 63 岁。

陈独秀是"五四新文化运动"的旗手，被誉为"新思潮之首领"。提倡民主与科学，反对旧道德提倡新道德，反对旧文学提倡新文学，吹响了革传统文化之命的号角。作为中国传统文化一部分的中医，自然也是他反对和抨击的对象。在 1915 年《新青年》创刊号上发表的《敬告青年》一文中，有对中医的鞭挞。他说：

中医不懂得科学，既不明晓人体的结构，又不对药物的性质和成

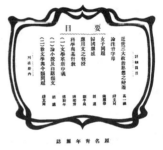

分进行分析，更不要说细菌、病毒传染这些学说了；只知道附会阴阳五行学说，沿袭古方用药，其术大概与造箭工匠差不多；其中想像最为神奇的，是关于"气"的学说，而且其说通于力士、道人之术。不信试试搜遍宇宙之间，也实在不知道这个"气"到底是什么东西！[1]

陈独秀认为科学与迷信、中医与西医水火不相容。他在《今日中国之政治问题》一文中说：

《新青年》封面

若相信科学是发明真理的指南针，像那和科学相反的鬼神、灵魂、炼丹、符咒、算命、卜卦、扶乩、风水、阴阳五行，都是一派妖言胡说，万万不足相信的。因为新旧两种法子，好像水火冰炭，断然不能相容；要想两样并行，必至弄得非牛非马，一样不成。中国目下一方面既采用立宪共和政体，一方面又采倡尊君的孔教，梦想大权政治，反对民权；一方面设立科学的教育，一方面又提倡非科学的祀天、信鬼、修仙、扶乩的邪说；一方面提倡西洋实验的医学，一方面又相信三焦、丹田、静坐、运气的卫生；我国民的神经颠倒错乱，怎样到了这等地步！[2]

陈独秀认为中国文化由于"既超脱客观之现象，复抛弃主观之理性，凭空构造，有假定而无实证"，因而是"有想像而无科学"[3]。中国"若真要取法西洋，应该弃神而重人，弃神圣的经典与幻想而重自然科学的知识和日常生活的技

能"[4]。因为"现在只应该专门研究科学,已经不是空谈哲学的时代了"[5]。

陈独秀极力推崇科学,信仰科学万能,最初认为"科学是发明真理的指南针"[6],对于促进社会发展和民族进步"其功不在人权说下"[7],坚信"德先生""赛先生""可以救治中国政治上、道德上、学术上、思想上一切的黑暗"[8]。但"五四运动"之后,陈独秀以科学思想来改造中国传统学术的思考焦点和注意力越来越集中于哲学及人文学科,认为"拿研究自然科学的方法,用在一切社会人事的学问上,像社会学、伦理学、历史学、法律学、经济学等,凡用自然科学方法来研究、说明的都算是科学,这乃是科学最大的效用"[9]。

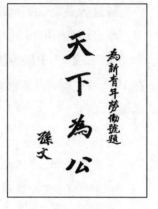

孙中山为《新青年》"劳动节纪念号"的题词

极力主张中国文化的未来必须发展科学、吸收西洋文化,全盘西化。他曾经说过:"无论政治、学术、道德、文章,西洋的法子和中国的法子,绝对是两样,断断不可调和牵就的……若是决计革新,一切都应该采用西洋的新法子,不必拿什么国粹、什么国情的鬼话来捣乱!"[10]

以上两点,完全可以解释陈独秀为什么会对中医持上述偏见。

晚年的陈独秀患有高血压、心脏病、肠胃炎等多种疾病,加之生活十分困难,疾病得不到有效而及时的治疗,病情急剧恶化。但"他这个相信科学的人竟轻信江湖医生的药方,服了扁豆花煎的汤药,中毒而亡"[11]。事情的经过是这样的:

陈独秀听许多医生介绍说,用蚕豆花泡水代茶饮,可以治疗高血压。自1942年春季开始,经常泡服。虽然血压未能得到有效控制,但也没有任何不良反应。5月12日中午约12时,他又像往常一样,泡制蚕豆花茶水半小杯,饮用后不久,忽觉一阵腹痛,并伴有腹胀与呕吐之感。原因是:这次所泡服的蚕豆花采摘时遇阴雨天,晾晒了好几天才干,其中有部分发了霉,长了黑点;用开水泡过后,汁水呈黑色,味道也不正。陈独秀没有在意,喝了因霉变而产生了毒素的扁豆花茶水,结果中了毒。

5月13日上午,好友包惠僧来访,陈独秀一时高兴,多吃了些四季豆烧肉。晚饭时又将中午没有吃完的饭菜重热一遍,陈独秀又吃了一些四季豆烧肉。晚饭后便感觉腹部不适,逐渐疼痛难忍,辗转反侧,难以入眠,一直折腾到子夜时分，顿觉肠胃如在翻腾，接着便是一阵剧烈的呕吐。吐过之后，感觉稍好些。但仍然难以安然入眠。在随后的三天里，他一直躺在床上，精神疲惫，夜眠不安，间断服用"骨炭末"止住了腹泻，他感觉稍微有所好转。

5月17日早晨醒来，感觉稍有轻松，于是便想下床活动。勉强下地并开始盥洗，但很快便感觉一阵头晕目眩，随即又到床上静静地躺了一会儿。不久，他又想到厕所中去，仍然感觉眩晕剧烈，只得又躺下。晚上7点半，他又勉强上厕所，刚站起来就晕倒了，四肢僵直，身上冷汗淋漓。大约过了一个小时，才渐渐苏醒过来。9时左右，又一次昏厥过去。三刻钟过后，又渐渐地醒来，只觉全身冰凉，冷汗如浴，一会儿又觉全身如置火炉，炙热难耐，发烧症状约持续了又一刻钟，才逐渐退去。

5月18日清晨，江津的何之瑜接待了陈独秀委托传信的人，他匆匆问了些情况，便当即决定告知在同校工作的陈独秀的儿子陈松年，让他先请假前往鹤山坪，自己将一些琐事安排好后随即就到。来人走后，何之瑜便按照陈独秀的要求约了邓仲纯医生，同时给重庆的周纶、曾定天两位医师写信，请求二人来江津鹤山坪为陈独秀治病。

然而，曾、周二人迟迟未来，陈独秀的病况，在急剧恶化，时间已不能再拖延了，于是何之瑜与邓仲纯两人便将陈独秀的详细病因病情写了出来，决定让人到重庆去见二位医师，拿给他们斟酌对策，最好能请二人到江津来。但是二人非常抱歉地表示，医务繁忙，实在脱不开身。但他们非常仔细地看了去的人带来的病历，细心研讨治疗方案，并开具了处方。为了表示对陈独秀的崇敬，二人又"各赠药品"，周纶医师还将其太夫人用以预防血压变化针剂的一部分赠送给了陈独秀。但二人深知，陈独秀病至此况，他们也已经没有了挽救之计，即使赶到江津也是于事无补。

5月22日上午，陈独秀在日趋衰减的气息里又昏厥过去，守在一旁的邓仲纯忙给他注射了强心剂，他又渐渐地苏醒过来；旋即又昏厥过去，前后接连三次昏迷，每一次都被强心剂从死亡的边缘拉扯回来。

1942年5月27日晚9点40分，陈独秀逝世。时仅有夫人潘兰珍、儿子陈松年夫妇、孙女长玮和长玙、侄孙长文、邓仲纯、何之瑜、包惠僧在身侧。6月1日下午1点30分，陈独秀的灵柩从距江津县三四十里外的鹤山坪一直抬到县城大西门外的鼎山山麓桃花林邓氏康庄[12]而下葬。

[1] 原文:医不知科学,既不解人身之构造,复不事药性之分析,菌毒传染,更无闻焉;惟知附会五行生克寒热阴阳之说,袭古方以投药饵,其术殆与矢人同科;其想像之最神奇者,莫如"气"之一说,其说且通于力士羽流之术。试遍索宇宙间,诚不知此"气"之果为何物也! //陈独秀.敬告青年[M]//胡明.陈独秀选集.天津:天津人民出版社,1990:16.

[2] 陈独秀.今日中国之政治问题[J].新青年,1918(1):3.

[3] 陈独秀.敬告青年[M]//胡明.陈独秀选集.天津:天津人民出版社,1990:15.

[4] 陈独秀.近代西洋教育——在天津南开学校演讲[M]//胡明.陈独秀选集.天津:天津人民出版社,1990:58.

[5] 陈独秀.答皆平(广东—自然科学)[M]//陈独秀.独秀文存.合肥:安徽人民出版社,1987:820.

[6] 陈独秀.今日中国之政治问题[J].新青年,1918(1):3.

[7] 陈独秀.敬告青年[M]//胡明.陈独秀选集.天津:天津人民出版社,1990:16.

[8] 陈独秀.《新青年》罪案之答辩书[M]//胡明.陈独秀选集.天津:天津人民出版社,1990:73.

[9] 陈独秀.新文化运动是什么?[M]//陈独秀文章选编·上.北京:生活·读书·新知三联书店,1984:512.

[10] 陈独秀.今日中国之政治问题[J]新青年,1918(1):3.

[11] 濮清泉.我所知道的陈独秀[M]//王树棣,强重华,杨淑娟,等.陈独秀评论选编·下册.郑州:河南人民出版社,1982:381.

[12] 陈独秀病逝经过,据何之瑜《独秀先生病逝始末记》改写。原文:"先生素患胃肠症,四年前又患高血压,迄无起色,年来息影深山,生活不安,营养尤为不良。本年五月十二日上午用蚕豆花泡水饮半小杯(约十二日),腹胀不适,初闻诸医言,用蚕豆花泡水,服之可治高血压,今春不时泡服,虽未奏效,亦无损害。此次所服之豆花,采摘时遇雨,经数日始干,中有发酵者,泡服时水呈黑色,味亦不正,或系酸酵后含有毒汁,一时失机,因以中毒也。次日(十三日)上午,友人过访,午餐食四季豆烧肉过量,晚餐时又食,言食物作梗,夜不成寐,午夜呕吐大作,吐后稍适,仍难入梦,自后精神疲乏,夜眠不安,间服'骨炭末',似觉稍适。至十七日晨起盥漱,顿觉头目晕眩,随即静卧,少眩欲奏厕,以头晕未果。午后七时半,强起上圊,即起晕倒,四肢僵厥,冷汗如注,约一时许,始苏。少顷(九时)又复昏厥,约三刻钟,始苏,周身发寒,冷汗如浴,旋又发烧,约一刻钟,始复旧状。十八日清晨,先生遣人来告,乃约先生之公子松年及先生之至友邓仲纯医生上山探视(先生出函请邓先生上山医诊);同时上函重庆周纶、曾定天两医师莅津诊治。因周、曾两名医年前曾为先生详细诊察病状,最为先生所信赖,

时以先生病状甚危,又草以详细病历送重庆周、曾两医师过目,两医师虽医务繁忙,然莫不细心研讨处方,且各赠药品,而尤以周纶医师将其太夫人预防血压变化之针剂分赠,其情况尤为可感。但因先生所病实无挽救之方,故两医生均未能来津,于是数日之间,辗转床第,苦冈不安。至二十二日上午,又复昏厥,前后接连三次,虽经注强心剂苏醒,然病难治矣。二十三日又请江津西医邹邦柱、张熙尧两医师上山诊视,施行灌肠,大便得通,然病情仍未少减。先生于二十五日上午命夫人约之瑜至榻前略有所嘱。二十七日午刻,先生乃陷于昏睡状况,强心针与平血压针交互注射,均无效验。延至晚九时四十分逝世。时除先生夫人潘兰珍女士、公子松年夫妇、孙女长玮、长玙、侄孙长文及邓仲纯医师与之瑜外,适包惠僧君由重庆来山探病,均亦在侧。先生之衣衾棺木与墓地安葬等身后大事,均承江津邓蟾秋老人及其侄公子燮康先生之全力赞助,始得备办齐全。而邓氏叔侄之古道热肠,诚令人铭感!先生灵枢乃于六月一日下午一时半安葬于四川江津大西门外鼎山山麓之康庄。"(三十一年六月六日何之瑜记)//王树棣,强重华,杨淑娟,等.陈独秀评论选编·下册[M].郑州:河南人民出版社,1982:411－412.

陈垣:解剖学未明,不足以言医理

陈垣,字援庵,又字星藩、援国、园庵,别号圆庵居士,笔名谦益、钱罂[1]等。1880年11月12日生于广东省新会县棠下镇石头乡富冈里。17岁赴京应试落

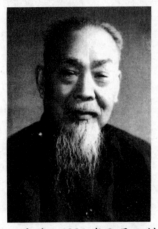

第。18岁在广州教学馆教书。1904年和友人创办《时事画报》。1907年在广州振德中学教书。同年考入美国教会主办的博济医学院习医,嗣与医学界同人创办光华医学院[2]。1911年毕业,留校任助教,研究医学史,讲授人体解剖学、细菌学和生物学等课程。同年创办《震旦日报》并主编该报副刊《鸡鸣录》,撰文反清。辛亥革命后,当选为国会众议院议员,1913年离广州定居北京。1920年与友人筹办"北京孤儿工读团",收容河北二百多孤儿,实行半工半读。1921年9月又创办平民中学,任校长兼教文史课程。1921年10月任教育部次长。次年辞职,任北京大学研究所国学门导师。后在北京大学、北平师范大学、辅仁大学、燕京大学任教。1929年起任辅仁大学校长,达25年之久。还曾任京师图书馆馆长、北平图书馆委员、故宫博物院理事兼故宫图书馆馆长、中央研究院历史语言研究所研究员、北平研究院特约研究员等职。新中国成立后仍为辅仁大学校长。1952年院系调整,辅仁大学与北京师范大学合并,任北京师范大学校长,还兼任中国科学院历史二所所长、中国科学院哲学社会科学部委员。1971年6月21日病逝。主要著作有:《元西域人华化考》《元典章校补》《元典章校补释例》《旧五代史辑本发覆》《释氏疑年录》《元秘史译音用字考》《史讳举例》《通鉴胡注表微》《吴渔山先生年谱》《清初僧诤记》《南宋初河北新道教考》等。

  1908—1911 年,陈垣先后在《医学卫生报》和《光华医事卫生杂志》上发表了几十篇医学文章,如《张仲景像题词》《说诊脉》《王勋臣像题词》《说肾》《孔子之卫生学》《为虎列拉答读者问》《论江督考试医生》《长命术》《日本德川季世之医事教育》《黄绰卿像题词》《广东军医学堂奏咨立案》《又有用担竿压毙孖胎者》《局坏》《光明眼药》《在公地唾涎者真要罚矣》《针灸术保存会》《贵人之信西医》《青岛又有医科专门学校》《跋阮元引痘诗》《牛痘入中国考略》《洗冤录略史》《释医院》《警道示预防时疫》《禁屠避役》《伟哉汕头防疫会》《改良医院急乎? 重建城隍庙急?》《粤军新设看护乎?》《医生产婆痘师注册》《吉省新设检验吏》《英人谋兴中国医学》《灭鼠防疫》《来路猫》《万国卫生会》《万国学校卫生会是真牺牲其身》《禁止用漱口水喷衫》《记普通征兵身体检查法》《肺痨病传染之古说》《论人巧免疫之理》《告种痘者》《奏设检验吏已咨行到粤》《坏鬼先生多别字诚哉》《坊人有太古遗风》《广府中学有疫存疑》《伟哉海阳又有防疫会》《京师医事汇闻》《美医剖验交涉命案》《宝隆医生画像》《日本医人之风度》《人骨可作奇货》《日人以新世界医术逼韩》《飞猎滨除疫法》《题郑学士送别图》《送郑学士之白耳根万国麻疯会叙》《新药制造公司之萌芽》《此死孩而不以供解剖之用惜哉》《京师亦有私立产婆学校矣》《美医剖验交涉命案续闻》《南雄雅·狗》《江督派员考察日本医学》《江南又考试医生》《光华医事卫生杂志发刊词》《高嘉淇传》《古弗先生之业绩》《古弗先生传》《中国解剖学史料》《奉天万国鼠疫研究会始末序》等[3]。都是介绍近代医学发展和中外医学史研究的论文,大略可分为四类:报道防疫状况、批驳传统观念;关注国际动向、倡导医学自立;著录医学革新、剖析背后矛盾;著录古今医史、发展国家医学。

  1908 年 8 月,在《医学卫生报》第二期刊行的《王勋臣像题词》,认为我国医学最早曾重视解剖并有记载,及于后世,由于儒家有所谓"身体发肤受之父母,不敢毁伤"等论点,同时医生地位卑微,为此,我国医学解剖虽发源很古,但后来却不能得到应有之发展,发生了停滞现象:

  吾国解剖学最古,《灵枢·经水篇》已有"八尺之士皮肉在此,外可度量切循而得之,其死可解剖而视之"之言。是以《内经》言解剖者甚夥。时在

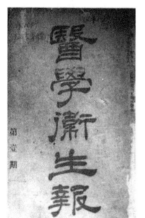

医学卫生报

初民,有所错误,无可为讳。岐黄而降,只有方论,于人身构造之理反阙而不详。秦越人、皇甫谧诸人亦皆演述经文,无复实验。以视东西各国医事制度之以解剖生理等学为前期医学,内外诸科为后期医学者,仅得其半矣。盖先儒持论,以戮尸为虐政,虽帝者犹有罪及枯骨之诫。医术昔又侪于贱技,其不能如岐黄之剖视死者,有由然也。[4]

1908 年 7 月,在《医学卫生报》第一期发表的《说诊脉》,完全否定中医脉诊的合理性,认为中医的切脉,乃是一种未明解剖生理学的产物,不过是不明解剖情况下的想像理论而已:

世人亦知脉之何自来乎?脉来自心耳!脉犹水喉,心犹水泵。水之能行,由于水泵之压力;血之能行,由于心之缩力……水行于水喉,不觉其跳动,而血行于脉,则觉有跳动之力焉……脉之一缩一涨,医学上谓之至数。脉之至数,每分钟七十五至八十为常,仍视人之老少强弱、动静饥饱而少异……血运循环之理皆系于心,则诊脉果不足以知病乎!诊脉岂独不可以知他脏腑之病,即心病亦非尽靠脉而可知其病之如何也……尚有寸、关、尺分脏腑之理否乎?既无所谓寸、关、尺,则古人何谓有此论也?盖在解剖学未明之世,凭个人之理想,于无可知

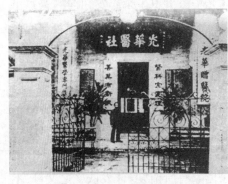

病之处而姑作一求病之方,其用意亦良苦矣。非古人之学识有不逮,时势为之也……诊脉之积习可改革否乎?曰难矣……业医者无不知诊脉之不足以知病也,特以数千年之积习,大半社会之所趋向,姑为是应酬然耳。[5]

光华医学院

1908 年 8 月,刊载于《医学卫生报》第二期的《说肾》,从解剖学、生理学的角度介绍了肾的结构和功能,指出中医所谓肾亏、补肾、滋肾之说并不成立:

肾,滤尿器也。世人乃以为精窟,其可笑又岂只以肾为肾耶?自有精窟之说出,而肾亏、补肾、滋肾等名词遍布矣。精神不足则以为肾

亏,夜不安睡又以为肾亏,记性不好又以为肾亏,虽至眼矇耳聋、腰酸脚软,无不以为肾亏。其内肾耶？其外肾耶？以言内肾,则所谓滤尿器也,非世人所谓肾亏之意也。[6]

1908年9月,在《医学卫生报》第三期刊发《论江督考试医生》,先追溯中医古代之不重考试、近世尤视医学考试为读书不成者不得已而为衣食之举,复举日本医师资格之养成过程以对照江督考试医生,终以扩充医师教育、继而考试医生等具体倡议以振兴中医学作结:

> 为今之计,欲考试医学,不可不先扩充医师教育。五年之后,方可以应也。迫不及待,则惟假开业一法。虽假开业,亦必经简易之试验,而后授以假开业免状。试验之法,假以年月,先一年半年为之布达规则焉,则受验者得所预备也。又先指定所考试之科目焉,则受验者知有必习之科学也。又先指实所考试各书焉,则受验者知有应读之书也。略仿前期后期之分试焉,有前期试验及格证书方许受后期试验也,则受验者得补习前期试验诸科学说,不致荒谬也。后期试验去前期试验至少须半年焉,则受验者可无忧兼顾也。前后期试验均及格然后授以假开业免状焉,将来科学有进步,可以引换正式开业免状也。夫吾国医学之所以不见进步者,以医师之厚自封蔀耳。今以压力强使就轨,则经此次之考试多读许多新书,多识许多新理,至此时,有好学者虽欲禁之不改良不可得也。则未始非振兴中国医学之一大关键也。若仍试以旧说,则非所敢知矣。[7]

1909年7月,挪威白耳根开万国麻风会议,清政府派郑豪参加。陈垣作《送郑学士之白耳根万国麻疯会序》,希望郑豪此行后能译他国治疗麻风的成绩:

> 麻疯之为患于我国,数千年于兹矣。《素问·风论》所谓其肉有不仁,其鼻柱坏而色败,肌肉愤䐜,皮肤疡溃,非疯也耶？《说文》谓之疠,解之曰恶疾。《巢氏病源候论》谓之癞,释之曰恶风。《苏沈良方》则直谓之大风。至今日人犹谓之癞,而吾粤则谓之疯(潮阳麻疯院犹称癞民所)。无论其为疠、为癞、为疯,斯疾之害吾民,孔子已有命夫之叹矣。然累世学者,多不肯于斯疾措意,以故医籍虽众而言疯者殆绝少。其中仅有元·朱震亨《本草衍义补遗》,所发明之大风子油,为今世界

学者所公用。其他治疗疯病者,皆下流医已。而世界则自千八百八十年,亚理穆尔氏认定疯病原杆菌以来,斯学日见发达,月有考查,岁有报告。若爱克司光线、那斯丁之疗法,吾国人竟充耳不闻也。吾愿学士此行,有以得各家治疗疯病之成绩,汇译之,以为吾国组织疯病疗养所之预备也。[8]

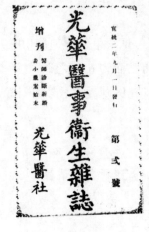

光华医事卫生杂志

1910 年 11 月和 12 月,在《光华医事卫生杂志》第四、五两期发表的《中国解剖学史料》一文中认为我国古代虽有解剖学,但以后则始终未能"新寻出一物,新发明一功用""只可谓之神话解剖学,而不可谓之人工解剖学""曰解则有之,未可以为剖也。是可谓之借观解剖学,而不可谓之正规解剖学":

自世界医学之输入日见发达,嚚然者以为世界医学之所长特解剖学,于是举吾国昔日之近似解剖者以为争胜之具。不知世界医学岂徒以解剖为能事,解剖特基础医学耳。吾国《内》《难》《甲乙》诸经,何一非古代解剖学。第数千年来,未闻有能于古籍之外新寻出一物,新发明一功用,而拘守残帙,相与含毫吮笔,向壁构虚而争辩则有之,抑亦大可骇已。他人方日事探险,日辟新岛,而我则日蹙百里,乃夸大其祖若宗开国之雄烈以自慰,抑亦可谓大愚也已。吾今即述其祖若宗开国之雄烈,黄帝子孙,有能来言恢复乎,吾将执大刀劈斧从其后![9]

并认为中国解剖学不振,除了"以戮尸为虐政""医术昔又侪于贱技"外,尚因施行解剖术者不得其人:

吾纂吾国解剖学史料已,而叹吾国解剖学之不振,其原因由于历代施行解剖术者之不得其人也。一误于纣,再误于王莽,三误于贼。千年古书,言解剖学者只有此数。其无名之英雄,私行解剖,不及著书,又无学人纪录其事者不论。其散见古籍,为吾侪鄙所未及见者,姑俟他时之续述亦不论。纣,世所称为独夫也,其行事宜不可法于后世。王莽所为原与纣异,其所规划,秦汉不过也。汉人以为贼,后之人从而贼之,竟以人废言哉!悲夫!唐宋以后之解剖人,又皆愍不畏死之草

窃也。以为草窃,乃得人人而诛之,致剖之剡之不为过。然则凡天下
被解剖者皆贼耶？解剖人者,皆纣、王莽耶？固有《灵枢·经水》之言
在也。岐伯、黄帝非纣、莽,未闻岐伯、黄帝所剖者必罪人。安得将此
数千年之舆论一旦改造之。[10]

对于陈垣学医,其弟子刘乃和有这样的解释:
"他认为要使中国摆脱贫穷落后,必须提高文化、发
展科学。一八九二年广州大瘟疫,传染得很快,他
看见郊区四处是病死人的尸体,都来不及掩埋。他
想如果医学发达何至于这样传染蔓延,这时他就有
学习西医的想法。"[11]但这"不足以完全解释陈垣
在27岁时,走入医学院课堂,从头学习一门全新的
专业"[12]。总体说来,陈垣学医可以被看作清末科
举失意文人的一种职业选择,所谓"读万卷诗书,习
一技之长"乃当时风尚,对陈垣亦有相当的影响[13]。
其二,1906年陈垣的父亲患膀胱结石,痛苦非常,虽
然自家开有中药店,亦结识不少名医,但服药未见

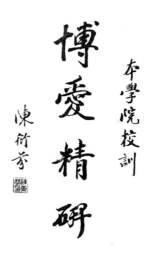

光华医学院校训

任何缓解,最后由西医行取石术始愈[14]。他由此感到中医有非常明显的不足,
这件事成为他决心学习西医的直接原因[15]。其三,陈垣出身于药商家庭,祖父
陈海学19世纪上半叶靠贩卖新会特产陈皮起家,后来离家到广州经营药材,店
号初名"松记",后改名"陈信义"。药材店鼎盛时,不仅在广州本地,而且在上
海、天津、重庆、香港,以及新加坡等地开设了分店。父亲陈维启继承父业,与兄
弟一起经营药材生意。对医学的熟悉也应是陈垣学医的原因之一。

1913年5月15日出版的《光华医事卫生杂志》刊载了叶慧博《送陈君援庵
之北京序》一文。该文不仅说明了陈垣和叶慧博友谊相得的情况,更重要的是
它还记录了陈垣致力医学是由于"睹医事之不发达,慨医流之多事治疗,恒悒悒
不乐,乃发奋著《牛痘入中国考略》及高嘉淇、黄绰卿等传以见意"。又说:"陈
君邃于古学,资于事故,隐以著述医(史)自任,近更有志李濂《医史》之续,其改
革,其抱负,其高瞻远瞩,不可一世之概(慨)。"[16]已有论者指出:"陈垣先生不
遗余力地写作、介绍近代医学和中西医学史的文章,是有着对我们民族危亡抱
有切身责任感的,他是受'科学救国'思潮的影响而致力于医的,这是他青年时

代革命思想的体现。"[17]因此,他对中医作出"解剖学未明,不足以言医理"及肾亏、补肾、滋肾之说并不成立等平和之论,也就非常容易理解了。

陈垣"一生热爱祖国,追求真理,在敌人面前,大义凛然,久为人景仰。他一生勤俭,不慕虚荣,胸襟坦荡,富贵不能淫,贫贱不能移,威武不能屈。他一生勤奋好学,勇于探索,治学严谨,实事求是,一丝不苟。他的一生是奉献的一生,是勤奋的一生"[18]。1951年10月,在全国政协一届三次会议最后一次宴会上,毛泽东主席向别人介绍陈垣说:"这是陈垣先生,读书很多,是我们国家的'国宝'。"[19]为了研究医学史,陈垣于1908年利用暑假之机,与苏墨斋一起东渡日本寻访中医古籍。日本学者丹波元胤撰著的《医籍考》,是他寻求的主要书籍之一。这部80卷书目巨著按朱彝尊《经义考》的体例撰写,汇集了清代道光以前的中国历代医学古籍,一一注明了各书作者、卷数、存佚,并录有序跋和各家的评论,资料详备,考订严谨。陈垣认为《医籍考》是"医史一巨著",作者的"治学方法,一如中国乾嘉诸老",可称为"日本医史学界之钱竹汀"。到日本后,陈垣会见了很多日本医界人士,并在东京见到了汉医学世家、文学和医学博士富士川游。在富士川游家见到《医籍考》稿本,欣喜异常,并想动手抄录副本。富士川游告诉他,此书很快就要付刊,所以只匆匆借阅几天,并未录副本。结果,中国直到1936年才刊行此书,离他赴日访书已近30年,对他的医学史研究未能有所帮助。尽管如此,对此书刊行,他还是异常高兴,并写下七言绝句诗《题新印医籍考》,刊于该书首页,以示庆贺。诗曰:"竹垞竹汀含一手,庶几医学之渊数。成自东儒大是奇,实斋史籍亡何有。卅载闻声富士川,梦中何幸到嫏嬛。食单见后思鸮炙,喜遇医林复古年。"[20]

20世纪中国实证史学家中,陈垣是当之无愧的泰山北斗,一代史学宗师。早年业医的经历对他后来研究史学,在史学方法和逻辑思维上,也有不小的启发和助益。他在20世纪30年代的一封家书中曾说:"余今不业医,然极得医学之益,非只身体少病而已。近二十年学问,皆用医学方法也。有人谓我懂科学方法,其实我何尝懂科学方法,不过用这些医学方法参用乾嘉诸儒考证方法而已。"[21]这里虽然有自谦之意,但医学的严格训练,确实给了他一把解剖历史的手术刀,也是他能超越乾嘉考证大师们的一个重要原因。

------

[1] 1959年陈垣在函复广东中山图书馆时对这两个笔名作了解释:"谦受益,取其与'满招损'对,钱罂取其别名'扑满',这是当时的思想。"这两个笔名,反映出他当时具有浓厚

的反清反满思想。

[2]光华医学院创建的宗旨是要同外国列强"争国权""争医权""争医学教育权"。取名"光华",是"光耀中华"的意思。

[3]刘乃和.陈垣同志解放前已刊论著目录系年[J].史学史资料,1979(5):15-16.

[4]陈智超,曾庆瑛.陈垣学术文化随笔[M].北京:中国青年出版社,2000:57.

[5]陈智超.陈垣早年文集[M].台北:台湾中央研究院中国文哲研究所,1992:162-165.

[6]陈智超.陈垣早年文集[M].台北:台湾中央研究院中国文哲研究所,1992:168-169.

[7]陈智超.陈垣早年文集[M].台北:台湾中央研究院中国文哲研究所,1992:190-191.

[8]陈智超,曾庆瑛.陈垣学术文化随笔[M].北京:中国青年出版社,2000:70.

[9]陈智超,曾庆瑛.陈垣学术文化随笔[M].北京:中国青年出版社,2000:78.

[10]陈智超,曾庆瑛.陈垣学术文化随笔[M].北京:中国青年出版社,2000:83-84.

[11]刘乃和.励耘承学录[M].北京:北京师范大学出版社,1992:5.

[12]刘贤.清末陈垣医学文章叙论[M]//黄爱平,黄兴涛.西学与清代文化.北京:中华书局,2008:589-606.

[13]1897年,陈垣满怀信心地到北京参加顺天乡试,虽然文章写得很精彩,但因为不合八股程式,落榜而归。此事对他刺激很大,几十年后仍然记忆犹新,他在1941年10月23日家书中回忆说:"丁酉赴北闱,首场冉求之艺,文之以礼。题本偏全,放笔直书,以为必售。出闱以目示同县伍叔葆先生,先生笑颔之。榜发下第,出京时重阳已过,朔风凛冽,叔葆先生远送至京榆路起点之马家铺。临别,珍重语之曰:'文不就范,十科不能售也。'虽感其厚意,然颇以为耻。"回到广州后,陈垣"尽购丁酉以前十科乡、会墨读之,取其学有根柢与己性相近者,以一圈为识,得文数百篇。复选之,以两圈为识,去其半。又选之,以三圈为识,得文百篇,以为模范。揣摩其法度格调,间日试作,佐以平日之书卷议论,年余而技粗成"。1901年,入开封再次参加借河南贡院举行的顺天府乡试;1902年,陈垣在河南开封参加"光绪帝三旬万寿科考"乡试,但两次均以落第告终。最让他不能释怀的是,1901年他曾为别人代考,自己未中,别人却中得举人。陈垣回忆说:"这次考试曾有一广东同乡甄某请代考,因自己作文较快,便应允了。考试时,自己作两篇文章,给甄某一篇。公榜结果,自己未中,而同乡甄某却得中第62名顺天府举人。得甄某酬金3000元,将历年从家中支出的钱全部还清。父亲很不高兴,但也无可奈何。自己未中,究其原因,是自己的文章思想奇特,不合当时口味,越用心越南辕北辙。代别人作文,不下功夫,作普通文章,反而中了。"//刘乃和,周少川,王明泽,等.陈垣年谱配图长编[M].沈阳:辽海出版社,2000:21-29.

[14] 刘乃和.励耘承学录[M].北京:北京师范大学出版社,1992:5.

[15] 西医传入中国能为中国人接受,当时主要靠两个强项,一是接种牛痘预防天花,二是以外科手术解决服药不能解决的问题。

[16] 陈智超.陈垣早年文集[M].台北:台湾中央研究院中国文哲研究所,1992:419–420.

[17] 赵璞珊.陈垣先生和近代医学[J].北京师范大学学报(社会科学版).1983(6):22.

[18] 刘乃和.编者的话[M]//纪念陈垣校长诞生110周年筹委会.纪念陈垣校长诞生110周年学术论文集.北京:北京师范大学出版社,1990:529.

[19] 王明泽.陈垣事迹著作编年[M].桂林:广西师范大学出版社,2000:201.

[20] 刘乃和.励耘承学录[M].北京:北京师范大学出版社,1992:56–57.

[21] 陈智超.陈垣早年著作初探——纪念陈垣先生110周年诞辰[J].五邑大学学报(综合版),1990(2):140.

焦易堂:取人之长,补己之短,中西汇通,互相研究,成为世界最精良进步之医药

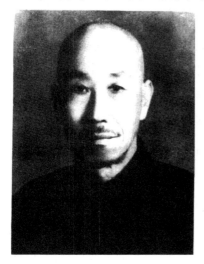

焦易堂,名希孟,号稷山,字易堂,1880年3月20日生于陕西省武功县河道乡河大村。早年加入同盟会,从事秘密活动。1911年陕西宣布独立,任都督府参谋。1913年任临时参议院议员。1917年任大元帅府参议。1928年任南京国民政府首届立法委员兼法制委员会委员长,与人创办南京女子法政讲习所。1930年任国民政府考试院考选委员、国民党中央执行委员会委员。此后,历任中央国医馆馆长、国民政府最高法院院长、国民政府委员。1947年当选为第一届国大代表,后辗转于1949年12月22日抵达台湾。1950年10月28日逝世于台北。

焦易堂一生严肃认真,自幼爱革命、爱读书,早年参加同盟会,参加辛亥革命、反袁运动、护法斗争、北伐战争。孙中山曾高度赞扬说:"易堂兄,秦中杰士也,为国奔走有年,于民国创造颇有功焉。其为人也,端直温厚,不类近世子。"焦易堂酷爱中医药,极力主张提倡发扬我国中医药之国粹,与汪精卫等人"废除中医,锢禁国药"的崇洋媚外、摧残民族优秀文化的错误做法,坚持数年予以抗争,为倡导中医药,竭尽全力。他曾说:

> 余不业医,又非药商,然余深爱中医药。中医书籍,流览不知凡几,此国粹也,当维护之。况中国地广人众,穷乡僻壤之区,西医院未有之地,如有一二中医,则人民受惠不浅。即以余之处境而论,幼年丧父,兄患猩红热,弟病瘫痪,原配产厄,姊产后失调,均相继而逝。余生后缺乳,家人常以干馒头嚼碎哺余,故自幼即患胃肠病。先母饱经忧患,老弱多病,医药缺乏,徒唤奈何? 推己及人,可知中医药不可废也。余非维护整理改进不可。允宜取人之长,补己之短,中西汇通,互相研究,成为世界最精良进步之医药。造福人群,宁非一大快事![1]

1929 年 2 月 26 日,国民政府第一届中央卫生委员会会议通过了《废止旧医以扫除医事卫生之障碍案》。消息传出,举国哗然。中医药界反对最为强烈。全国各地中医药团体纷纷致电质问,并推派代表集会南京,商讨对策。与会者计六十余人,有北平施今墨、陆仲安,上海谢利恒、南京张简斋、杨伯雅、随翰英等。会议地点在慧园街杨伯雅诊所。会议商定,采取赴沪召开全国性会议、向国民政府请愿、上呈文、发通电等措施,坚决反对该案。焦易堂到会慷慨陈词说:"中医中药乃中华民族延续数千年之宝贵遗产,关系国民健康至深且巨。今竟有人提出废除,不仅不智,且是妄动……吾辈当力争,以维护国粹。"[2]

为取缔中医一事,他曾当面向汪精卫据理争辩,并联络国民党元老于右任等对汪精卫施加压力,劝其收回成命。汪精卫理屈词穷,虽口头答应考虑,但迟迟未见下文。焦易堂一气之下,令秘书冯逸铮按其意见,撰写文章送报纸发表。文中有云:

> 秦始皇焚书坑儒,而对医药书籍明令豁免。秦始皇古之暴君也,二千多年前犹知中国医学之重要,不准焚烧。而今民国政府竟然明令取缔,其暴虐无知,实有甚于秦始皇! 如不收回成命,则国民党必将遗

臭万年! 汪精卫身为执政大员,如不收回成命,亦将成为千古罪人![3]

1930 年 5 月 7 日,焦易堂与谭延闿、胡汉民、陈肇英、朱培德、邵元冲、陈立夫等,向国民党中央执行委员会第 226 次政治会议提出设立"中央国医馆"的议案:

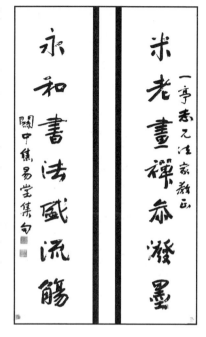

焦易堂墨迹

我国医术由轩岐至今,具有四千年的历史,迭代先哲苦心研究,兼各有其特别经验,笔之于书,以传后世,故我大中华民族代以繁衍,各遂其生,得免天札之患。现在我国提倡西医,各省分设医科专门学校,又或派遣留学(生)分赴各国,所以希望西医精粹输入我国者至殷。第以我国地广民众,而西医人才骤难培养足用,又中西医互有长短,亦有中医治愈之病而西医束手者,故中医在今仍须并行提倡,以期收普遍疗救之功。惟历代著作颇繁,综计不下五千卷,其间学有心得堪为世资者固多,而附会穿凿无裨世用者亦复不少。兹拟援照国术馆之例,提议设立国医馆,以科学的方法,整理中医学术及中药之研究。其工作约分为:(一)学说的整理。(二)诊断法的整理。(三)药品的研究。(四)针灸法的整理。务祈统系秩然,便于实施以昌明绝学,惠济民生。其组织大纲略陈如下:

一、于首都设立中央国医馆,于各省会及各特别市设立国医分馆。

二、国医馆设馆长一人,副馆长二人。

三、国医馆酌设四处:(一)总务处办理文件庶务、会计保管、印信档卷;(二)研究处用科学方法研究国医学说中生理、病理及诊断、针灸等事;(三)化验处用化学方法化验中药并改良膏、丹、丸、散制法;(四)编印处将本馆研究及化验两处所得结果著为专书,或本馆医师重要著作或国内外有关中医学术研究之名著,经本馆审定者,分别编印发行。

四、国医馆得附设国医学校。

五、国医馆得附设国医医院。

六、国医分馆应缩小范围改处为科。[4]

这个提案,当即被议决通过:"国医应整理研究改良,其办法交国民政府决定。"[5]同年 10 月 19 日,由国民政府立法委员焦易堂等人出面,召集著名中医施今墨、郭受天等 17 人为发起人商议成立中央国医馆有关事宜。同月 21 日召开中央国医馆第一次筹备委员会会议,有陈立夫、焦易堂、彭养光、施今墨、郭受天等 9 人参加,会议决定对全国各地中医药界的状况做一次调查,指定郭受天为南京调查员。经过几个月的筹划,于 1931 年 1 月 17 日在南京正式成立"中央国医馆"(馆址:长生祠 1 号)。同年 8 月,国民政府核准《中央国医馆组织章程》及《中央国医馆各省市国医分馆组织大纲》。不久,许多省市及一些海外侨胞相继筹建国医分馆。至 1937 年 5 月止,国内设分馆的省市有:浙江、湖北、上海、湖南、山西、河南、绥远、贵州、陕西、山东等;国外设分馆的有:菲律宾、美国三藩市、巴达维亚、秘鲁、安南等国。设支馆的有:江苏 2 县、河南 1 县、浙江 7 县。中央国医馆在焦易堂的领导下,短短的几年中,促进了《中医条例》的制订实行,维护了中医执业权利,拟定了学术计划,组织了中医药研

孙中山致焦易堂信札

究机构,出版刊物并和海外交流,筹建了大型的国医院。

1933 年 6 月 7 日,焦易堂又与国民党中央执行委员石瑛、褚民谊、居正、叶楚伧、邵力子、陈立夫、黄复生、陈树人、洪陆东、谢作民、邓家彦、郑占南、张继、王祺、经亨颐、石青阳、周启刚、丁超五、白云梯、谷正纲、段锡朋、克兴额、郭春涛、张道藩、邓飞黄、黄吉宸、陈果夫、戴传贤 29 人联名提出《制定国医条例责成中央国医馆管理国医以资整理而利民生案》:

　　查中央国医馆,曾经中央政治会议决议交国民政府核准设立。自二十年七月成立以来,积极进行,各省市分馆亦逐渐组织成立。关于

国医国药，系以科学方法整理改进，俾成为有系统之学科，现已成立学术整理委员会，并拟定《整理国医国药学术标准大纲》，呈由行政院备案，决定分期施行，其任务至为重大。惟吾国幅员辽阔，各省市地方以中医药为职业者，随处皆是，积四千余年之因袭嬗传，素乏适当管理之方法，浮夸散漫，无可讳言，

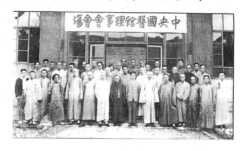

中央国医馆理事会会场

而在今日为尤甚，国家如不定一整齐之法则，则整理改进，徒托空言。查十九年五月二十七日国民政府公布之《西医条例》，完全属于西医方面，而对于中医之管理法规至今尚付缺如，现在国家既赋予中央国医馆以整理国医药之职责，则关于医学知识技术之增进、医生资格经验之审查，以及监督国医药商制造改良等事，在与人民生命关系密切，亟应规定专条，责成中央国医馆依法整理，切实执行，以一事权而资改进，除管理国药商及成药制造等条例另案办理外，兹特拟具《国医条例》立法原则十项，是否可行，敬请公决。[6]

焦易堂还亲自撰写了"中央国医馆须由政府赋予管理权之说明"的摺呈。在这份摺呈中，焦易堂仗义执言，痛说中医所遭受的种种不公正待遇，申述中医中药对国计民生的重要作用，力主中央国医馆应有对于国医国药的管理权，并力促政府审订颁布《中医条例》：

> 查中央国医馆自政治会议决议设立后，易堂旋即承乏馆长职任，当以吾国医药有四千余年历史，嬗传至今，固多精进之长，而固执庞杂亦所不免，急宜整齐系统，衷诸一是。故首先注重以科学方式整理学术，于以絜从来之奥窔而应时代之需求。经专设学术整理委员会，延聘专家，广征论识，制定《国医药标准大纲》，继方审议统一疾病名词，更须纂辑分科标准书，及订正旧有参考书，循序进行，矢成完范，此就对内计划而言；对外计划，举其较著，约有五端，一、筹设分馆、支馆；二、统辖医药团体；三、审定国医资格；四、监督国药商及核验成药；五、领导医药学校。以上五者，无一非中央国医馆应负责任，然非有实际管理权，则措理动生周折，实施徒托空言。证诸经过二年情形，则分支

馆已成立者,地方政府多不与补助费,形同虚设;未成立者,则当地医药团体,嫉忌龃龉,互生争执,至业国医药者,国中不下百余万人,既受西医之侵烁,复遭官方之漠视,此影响于国粹及民生者尤巨。此外,医药学校与医生药业,表里相关,树基教育,势不容缓;除中央国医馆正拟筹办国医学院外,各省市医药学校办有成绩者颇多,先后筹拟设立者亦不少。然自二十一年十月六日,行政院训令中央国医馆所有医药学校一律改为学社,不准立案,不得列入学校系统,而各地医校,即无形顿挫,数月来函电频仍,恳求挽救,格于功令,无可如何。以上种种困难,皆因中央国医馆实际无管理权,驯至百尔瞻回,穷于因应。现特先行提出《国医条例》原则,如荷会议通过,交立法院审订,由政府公布,中央国医馆当即修改章程,呈请政府备案施行,以期适合职制,得有相当管理权,以祛隔阂难通之弊,一切庶有实施促进之可能也。[7]

1933年立法院审查《国医条例》时,焦易堂和陈立夫、彭养光出席,委员间分歧很大,争论很激烈,焦易堂和彭养光激愤地向立法院提出辞职,才迫使通过了《国医条例》。焦易堂这种仗义执言、不畏强权的精神使得中医界对他十分崇敬和信任。

1937年3月25日,焦易堂又联合53名国民党中央委员向中央执行委员会第三次全体会议提交了《请责成教育部明令制定中医教学规程编入教育学制系统以便兴办学校而符法令案》:

查二十四年十一月,本党第五次全国代表大会中委冯玉祥等提议:对于中西医学应平等待遇,以宏学术,并规定设立中医学校一案。经决议,交中央政治委员会。嗣于二十五年一月《中医条例》公布,其第一条开列中医资格,第三项在中医学校毕业得有证书者,是中医教学之应有学校,彰彰明甚。乃事隔经年,教育部未将中医教学规程编入教育学制系统,对于各地中医教学机关,非惟苛事摈柜,抑且多方取缔,揆之五全大会意旨与国民政府法令殊感未合,应请大会规定教育学制系统,从速编入中医教学规程,以便兴办学校,而符法令。[8]

教育部专门委员会的审查意见是:

奉交审查焦易堂等五十三委员提请责成教育部明令制定中医教

学规程,编入教育学制系统,以便兴办学校而符法令一案。遵于三月六日开会讨论,金谓医学与民生关系至大,旧术已将失传,新学未臻上理,希其各尽所长,固不应歧视,惟均宜深造,始可问世,不若其他职业学校,得有不同程度,便可操业,医无中西,已成双方共同之论,条例既有二,暂作过渡之办法,规程不可再有二,庶合平等之原则。查部颁医学专科学校暂行课目表,并无限制,与原案所列基础学科及应用学科两相对照,科目大致相同,惟温病学与针灸学、按摩、正骨数种,不妨定为特别科目,开办学校时,准其向教育部备案。谨将审查意见报告如下:

养成医师之学校,在学制系统中,应遵专科以上学校之规定,以收受高中毕业生为原则。

教学规程不必另定,参照医学专科学校暂行课目表办理,得加设特别科目,呈请教育部及卫生署核准备案。

本国药物应特别注意,由教育部指定研究机关切实研究。[9]

1939年2月,国民政府教育部医学教育委员会第三届委员会议讨论中医专科学校暂行课目表,焦易堂说:

本人赞同以科学方法,改进中医学术,由中医设立学校,即依原拟课表试行,凡中医所不能担任之科目,可酌聘西医教授。有人主张在西医学校附带研究中医,此项办法,阎百川曾在山西试验,结果全校中医,概被摈斥。此议断难赞同。

准许中医设立学校,系中央代表大会决定之原则,此项课表,乃由教育部交会咨询意见,故本会只能审议课表是否合理,不能在原则上再加讨论。有人主张此案提付表决,万一否决,将令教育部无法应付。故如决定表决,本人一定退席。[10]

至此,在焦易堂的据理力争及运筹帷幄下,中医有了半官、半民、半学术、半行政的特殊组织——中医国医馆,在行政上取得了一定的发言权;通过了《中医条例》,取得了在法律上被认可的生存权;教育部制定并公布了《中医教学规程》,在行政程序上获得了开办中医学校的资格。除此之外,焦易堂还矢志不渝地继续开拓和主办其他中医药事业,并都取得了成功。

1937 年 7 月,上海林炳炎感于焦易堂维护祖国医药之热忱,捐赠国币 10 万元,焦易堂乃与商定为中央国医馆奖励国医药学术研究之用,成立炳炎基金委员会,分存于中央信托局 5 万元,中国银行及大生信托股份有限公司各 2.5 万元。旋以战事发生,抗战 8 年,存款冻结,胜利还都后,委员分散,以致无法处理[11]。

先生为革命先驱
文章道德足以昭
迪后人

焦易堂先生诞辰一〇八周年纪念

屈武

屈武为焦易堂诞辰 108 周年题词

1937 年 8 月,日机轰炸南京,军民死伤甚重,下关难民伤病尤惨。朱子桥将军时任赈务委员会委员长,乃与焦易堂磋商,在老虎桥设中医救护医院,下关设第一诊疗所。由陈果夫、陈立夫、彭养光、饶凤璜、陈郁、张锡君、黎剑虹、焦江定等组成董事会。焦易堂任董事长,朱子桥任院长,张锡君、饶凤璜、黎剑虹任副院长。每日由中医师轮流前往义诊、施药,内科名医有邹云翔、随翰英、周柳亭、沈仲圭、黄坚白等,外科名医有虞尚仁、钱仲谊、王君毅及鲁道南等。初,收容由上海至南京的伤病官兵凡八九百人;3 个月后,住院人数增至数千人。南京失守后,奉命后撤,所有伤病官兵,移交战地后方医院治疗。撤退时,第一批人员由焦易堂率领,乘轮赴汉,第二批人员由张锡君率领转平汉铁路赴汉口待命。在汉口时,经董事会决定,总院设重庆,分院设四川万县,同时聘请汉口名医冉雪峰为总院副院长,兼万县分院院长。并在万县办中医医务人员训练班,由冉雪峰兼班主任,分院医师兼讲师,学员八十余人,训练时期为六个月。焦易堂率领部分人员赴渝后,成立总医院,院址在重庆大梁子,院舍宽宏,病床二百余张。每日门诊,逐渐增加,最多时内外科达一千余号。贫病难民,受惠实多。且与西医院交换难于医疗之患者,互相为之治疗,而痊愈者颇不乏人。又于重庆设立中医医务人员训练班,训练人才,并于重庆郊区设立中医诊疗所 18 处,每所医师 2 人、护士 2 人,以利疏散郊区民众。1939 年,"五三""五四"大轰炸后,医院迁北碚,由沈仲圭任院长,院务仍蒸蒸日上[12]。

抗战期间,国民政府迁都重庆,西药来源缺乏,而伤病军民,需药甚多。焦易堂为贯彻其改良国药精制之计划,设立中国制药厂,聘冯志东为制药师,饶凤

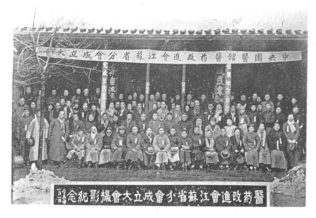

中央国医馆医药改进会江苏省分会成立大会

璜为总经理，于江家巷住宅前设制药厂。每日自最高法院办公完毕回家，必先回制药厂。制药厂所有药方，均为各地名医祖传验方，如肝素粉、戒烟九、止咳片、救济水、防疫丹等数十种药，无不为前方将士、后方民众所乐用；国民政府对此厂，亦特加重视，所有税务一律豁免。1943 年，焦易堂以川地险湿，常患疟疾，乃回原籍休养，继由孔雯掀任董事长，刘一平为总经理。未几，孔雯掀夜晚出席会议，跌伤病倒，刘一平以为有机可乘，擅自迁厂南岸，与其经营之植物油厂为邻，油厂员工即药厂员工，不事生产，坐写假账，意图将药厂占为己有。1945 年春，焦易堂至重庆出席会议，孔雯掀病体亦康复，深以无法向焦易堂交代为歉，二人会商，决定法律解决，一场官司始将药厂收回。抗战胜利后，由郑曼青、覃勤接办。抗战初期，西药缺乏，军中伤患苦之，焦易堂介绍使用云南白药，收效极宏，至是拟大量制造供应前方，特请云南白药发明人曲焕章来渝。但曲焕章的药方，始终不愿意公开，焦易堂优礼厚遇，亦未有效。曲焕章有鸦片癖，焦易堂深恶嗜此者，但思以一人而能有利于千万人，虽有斯癖何妨焉？嘱侄孙焦书叶陪住旅舍，朝夕伴侍，以图从闲谈中获知其主要药品，卒不可得。而曲焕章在重庆住月余，患病不治去世，中央国医馆公葬之。

抗战前，中央国医馆决议设立首都国医院。医药界纷纷响应，集资创设，且有吴光斗立捐助文契，自愿将丹阳第四区张堰镇陈家村土地捐首都国医院焦易堂名下，以充建筑经费之用，旋以抗日战事发生而搁置。胜利后，焦易堂复谋筹建首都国医院。南京昆卢寺主持峻岭，以中医济世活人之旨，与佛教慈悲之旨相契，愿将寺西土地，借与首都国医院为院址，因寺庙为公产，不得转让，故立借约，定期 15 年，自 1948 年 3 月至 1962 年 3 月，期限如需用，仍可续借。订约后，由殷冠三承造。1948 年底，首都国医院落成[13]。

1946 年冬，赖少魂因教育部封闭上海中医学校案，代表广东省中医药界赴南京请愿。有一次焦易堂病了,赖少魂去看他。焦易堂在病榻上说:"少魂,复兴中医药是一件繁重的工作,今后所顾虑的很多,除了自己中医药界不调和障碍复兴工作之外,仍有少数卫教人员及洋派人士的反对,以及在位者对中医的不予重视,这都是我们将来复兴中医药工作前途的障碍。少魂,这不要紧,只要我们中医界团结,一定有办法,你年轻今后须多负一点责任,苦干硬干下去,中医终有抬头的日子。"[14]

[1] 江定.追忆焦易堂先生[M]//中国人民政治协商会议陕西省咸阳市委员会,武功县委员会文史资料委员会.辛亥革命前后的焦易堂先生.1992:65-66.

[2] 江苏省文史研究馆.三吴风采[M].上海:上海书店出版社,1993:165.

[3] 史国华.焦易堂与汪精卫关于中医的一场论争[M]//西安市文史研究馆.风雨长安.上海:上海书店出版社,1993:3-4.

[4] 设立国医馆原提案[J].国医公报,1933(1):10.

[5] 为设立国医馆案中央政治会议致国民政府原函[J].国医公报,1933(10):3.

[6] 中央委员石瑛等二十九人提议制定国医条例责成中央国医馆管理国医以资整理而利民生案原文[J].国医公报,1933(8):1-3.

[7] 焦易堂.中央国医馆须由政府赋予管理权之说明[J].国医公报,1933(8):7-8.

[8] 中国第二历史档案馆.中华民国史档案资料汇编·第五辑·第一编·教育[M].南京:江苏古籍出版社,1994:356.

[9] 中国第二历史档案馆.中华民国史档案资料汇编·第五辑·第一编·教育[M].南京:江苏古籍出版社,1994:358.

[10] 中国人民政治协商会议陕西省咸阳市委员会,武功县委员会文史资料委员会.辛亥革命前后的焦易堂先生[M].1992:178.

[11] 江定.追忆焦易堂先生[M]//中国人民政治协商会议陕西省咸阳市委员会,武功县委员会文史资料委员会.辛亥革命前后的焦易堂先生.1992:68.

[12] 鲁道南.抗战期间的中医救护医院[M]//中国人民政治协商会议陕西省咸阳市委员会,武功县委员会文史资料委员会.辛亥革命前后的焦易堂先生.1992:91-92.

[13] 江定.追忆焦易堂先生[M]//中国人民政治协商会议陕西省咸阳市委员会,武功县委员会文史资料委员会.辛亥革命前后的焦易堂先生.1992:69-72.

[14] 赖少魂.回忆焦易堂先生对我的教诲[M]//中国人民政治协商会议陕西省咸阳市委员会,武功县委员会文史资料委员会.辛亥革命前后的焦易堂先生.1992:87.

鲁迅:中医不过是一种有意的或无意的骗子

鲁迅,原名周树人,字豫才,1881年9月25日生于浙江省绍兴府会稽县(今绍兴县)东昌坊口新台门。1902年留学日本,初学医,后从事文艺活动。1909年回国,先后在杭州、绍兴任教。1912年任南京临时政府教育部部员,后随政府

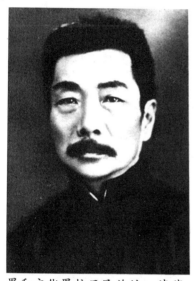

迁到北京,任科长、佥事,并在北京大学、北京高等师范学校、女子高等师范学校授课。1918年参加《新青年》杂志的编辑活动。同年5月,第一次用"鲁迅"的笔名发表作品《狂人日记》。先后创作并出版了《呐喊》《彷徨》《坟》《热风》《野草》《朝花夕拾》《华盖集》等作品。1926年起先后任厦门大学、中山大学教授。1930年起,先后发起成立中国自由运动大同盟、中国左翼作家联盟和中国民权保障同盟等组织,并以杂文为武器,抨击国民政府。1936年初"左联"解散后,积极参加文学界和文化界抗日民族统一战线。1927年起,创作了《故事新编》中的大部分作品和大量杂文;领导和支持了未名社和朝花社等文学团体;任《国民新报副刊》《莽原》《奔流》《萌芽》《译文》等文艺期刊编审;翻译外国进步文学作品和介绍国外著名的绘画木刻;搜集、研究、整理了大量古典文学,编著《中国小说史略》《汉文学史纲要》等。1936年10月19日病逝于上海。著作收入《鲁迅全集》。

鲁迅对待中医的态度,是一个颇为值得研究的问题。历来众说纷纭,各执一端。有的认为鲁迅对中医是持批判、否定态度的;有的认为鲁迅对中医是一贯的重视和爱护的;还有的认为鲁迅对中医的认识和态度,随着他的思想的发展,有一个从否定到肯定的发展过程。那么,究竟应该如何评价这一问题呢?其实,鲁迅对中医的态度到底怎么样,这本来是一个不难解决的问题。因为有他的文章在,我们完全可以从中得出结论。

鲁迅在他的文章中谈到中医的地方很多,时间跨度也很大。最早谈到中医的,是在 1922 年 12 月 3 日写的《呐喊自序》中。鲁迅给中医下过这样的判决:"中医不过是一种有意的或无意的骗子。"

> 我有四年多,曾经常常——几乎是每天,出入于质铺和药店里,年纪可是忘却了,总之是药店的柜台正和我一样高,质铺的是比我高一倍。我从一倍高的柜台外送上衣服或首饰去,在侮蔑里接了钱,再到一样高的柜台上给我久病的父亲去买药。回家之后,又须忙别的事了。因为开方的医生是最有名的,以此所用的药引也奇特:冬天的芦根,经霜三年的甘蔗,蟋蟀要原对的,结子的平地木……多不是容易办到的东西。然而我的父亲终于日重一日的亡故了。
>
> ……
>
> 我要到 N 进 K 学堂去了……在这学堂里,我才知道世上还有所谓格致、算学、地理、历史、绘图和体操。生理学并不教,但我们却看到些木版的《全体新论》和《化学卫生论》之类了。我还记得先前的医生的议论和方药,和现在所知道的比较起来,便渐渐的悟得中医不过是一种有意的或无意的骗子,同时又很起了对于被骗的病人和他的家族的同情;而且从译出的历史上,又知道了日本维新是大半发端于西方医学的事实。[1]

1925 年 1 月 15 日,鲁迅利用自己在日本仙台医学专门学校的便利,于解剖学方面受到了良好的训练和知识,写了《忽然想到(一)》,慨叹中医虽然历史悠久,但缺少一部作为医疗基础知识的可靠解剖学,指出《内经》和《洗冤录》关于人体肌肉构造有不少胡说,以至乱成一片:

> 作《内经》的不知道究竟是谁。对于人的肌肉,他确是看过,但似

乎单是剥了皮略略一观，没有细考校，所以乱成一片，说是凡有肌肉都发源于手指和足趾。宋的《洗冤录》说人骨，竟至于谓男女骨数不同；老仵作之谈，也有不少胡说。然而直到现在，前者还是医家的宝典，后者还是检验的南针。这可以算得天下奇事之一。

牙痛在中国不知发端于何人？相传古人壮健，尧舜时代盖未必有；现在假定为起于二千年前罢。我幼时曾经牙痛，历试诸方，只有用细辛者稍有效，但也不过麻痹片刻，不是对症药。至于拔牙的所谓"离骨散"，乃是理想之谈，实际上并没有。西法的牙医一到，这才根本解决了；但在中国人手里一再传，又每每只学得镶补而忘了去腐杀菌，仍复渐渐地靠不住起来。牙痛了二千年，敷敷衍衍的不想一个好方法，别人想出来了，却又不肯好好地学。这大约也可以算得天下奇事之二罢。[2]

1925年10月30日，鲁迅基于自己治牙疼病的亲身经历，写了《从胡须说到牙齿》。说他从小就是"牙疼党"之一，牙齿或蛀或破，终于牙龈流血，在中国试尽"验方"，投用单方，看中医，服汤药，都不见疗效，被说是患了极难治疗的"牙损"，但后来到日本的长崎，只花了两元的诊金，用了一小时的时间，医生刮去了牙后的"齿垽"，此后便不再出血了。以后他看中国的医学书，忽而发现触目惊心的学说：齿是属于肾的，"牙损"的原因是"阴亏"。这才发觉了原先别人是在诬陷自己，说出了"有人说中医怎样可靠，单方怎样灵，我还都不信"这样的"名言"：

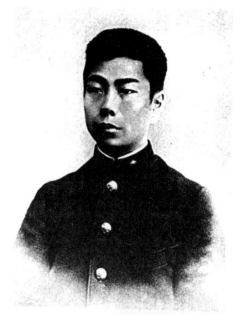

留学日本时的鲁迅

自从盘古开辟天地以来，中国就未曾发明过一种止牙痛的好方法……我从小就是牙痛党之一，并非故意和牙齿不痛的正人君子们立异，实在是"欲罢不能"。听说牙齿的性质的好坏，也有遗传的，那么，这就是我的父亲赏给我的一份遗产，因为他牙齿也很坏。于是或蛀,或破……终于牙龈上出血了,无法收拾;住的又是小城,并无牙医。那时也想不到天下有所谓"西法……"也者,惟有《验方新编》是惟一的救星;然而试尽"验方"都不验。后来,一个善士传给我一个秘方:择日将栗子风干,日日食之,神效。应择那一日,现在已经忘却了,好在这秘方的结果不过是吃栗子,随时可以风干的,我们也无须再费神去查考。自此之后,我才正式看中医,服汤药,可惜中医仿佛也束手了,据说这是叫"牙损",难治得很呢!还记得有一天一个长辈斥责我,说:因为不自爱,所以会生这病的;医生能有什么法? 我不解,但从此不再向人提起牙齿的事了,似乎这病是我的一件耻辱。如此者久而久之,直至我到日本的长崎,再去寻牙医,他给我刮去了牙后面的所谓"齿垩",这才不再出血了,化去的医费是两元,时间是约一小时以内。

我后来也看看中国的医药书,忽而发现触目惊心的学说了。它说,齿是属于肾的,"牙损"的原因是"阴亏"。我这才顿然悟出先前的所以得到申斥的原因来,原来是它们在这里这样诬陷我。到现在,即使有人说中医怎样可靠,单方怎样灵,我还都不信。自然,其中大半是因为他们耽误了我的父亲的病的缘故罢,但怕也很挟带些切肤之痛的自己的私怨……又是章士钊。我之遇到这个姓名而摇头,实在由来已久;但是,先前总算是为"公",现在却像憎恶中医一样……[3]

国父孙中山患肝癌,协和医院宣告束手时,仍然不愿意服中药。鲁迅对此十分感动。1926 年 3 月 10 日,鲁迅在《中山先生逝世后一周年》中写道:

> 那时新闻上有一条琐载,不下于他一生革命事业地感动过我,据说当西医已经束手的时候,有人主张服中国药了;但中山先生不赞成,以为中国的药品固然也有有效的,诊断的知识却缺如。不能诊断,如何用药? 毋须服。人当濒危之际,大抵是什么也肯尝试的,而他对于自己的生命,也仍有这样分明的理智和坚定的意志。[4]

1926 年 6 月 25 日,鲁迅在日记体杂文《马上日记》中,谈到中医时,有这样的话:"中医,虽然有人说是玄妙无穷,内科尤为独步,我可总是不信。"

> 我的胃的八字不见佳,向来就担不起福泽的。也很想看医生。中

医,虽然有人说是玄妙无穷,内科尤为独步,我可总是不相信。西医呢,有名的看资贵,事情忙,诊视也潦草,无名的自然便宜些,然而我总还有些踌躇。事情既然到了这样,当然只好听凭敝胃隐隐地痛着了。

自从西医割掉了梁启超的一个腰子以后,责难之声就风起云涌了,连对于腰子不很有研究的文学家也都"仗义执言"。同时,"中医了不得论"也就应运而起;腰子有病,何不服黄芪欤?什么有病,何不吃鹿茸欤?但西医的病院里确也常有死尸抬出。我曾经忠告过G先生:你要开医院,万不可收留些看来无法挽回的病人;治好了走出,没有人知道,死掉了抬出,就哄动一时了,尤其是死掉的如果是"名流"。我的本意是在设法推行新医学,但G先生却似乎以为我良心坏。这也未始不可以那么想———由他去罢。

但据我看来,实行我所说的方法的医院可很有,只是他们的本意却并不在要使新医学通行。新的本国的西医又大抵模模胡胡,一出手便先学了中医一样的江湖诀,和水的龙胆丁几两日份八角;漱口的淡硼酸水每瓶一元。至于诊断学呢,我似的门外汉可不得而知。总之,西方的医学在中国还未萌芽,便已近于腐败。我虽然只相信西医,近来也颇有些望而却步了。[5]

1926年10月7日,鲁迅写了回忆性的散文《父亲的病》。这篇文章,其实是在鲁迅1919年写的《我的父亲》一文的基础上改编、扩充而成的。《我的父亲》虽然只是五百余字的短篇,但是从描写的"我"的父亲临终前的那段情景来看,可以说是《父亲的病》的源作。在《我的父亲》中,"我"认为自己听了老乳母毫无恶意的催促,在父亲临终时大呼"父亲"是犯了"大过错"。并且在结尾处讲了这样一句黑色笑话:"我现在告知我的孩子,倘我闭了眼睛,万不要在我的耳朵边叫了。"[6]《父亲的病》约有三千四百字,比起《我的父亲》篇幅要多出六倍以上。而其增加部分大半

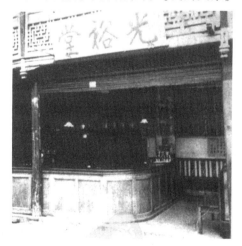

少年鲁迅长去为父亲买药的绍兴"光裕堂"药店

是对中医的冷嘲热讽。

最先来给鲁迅父亲看病的"某个名医",是位出诊费极高的人物,据说他曾给一个城外人家的闺女看病,只是草草地一看,说了些"不要紧的"之类的话,结果给治死了。就是这个"名医"给鲁迅父亲治了两年病,可病情却是不断地恶化而没有一点好转,到最后,他推荐了另一位叫陈莲河的医生而自己离去了。

于是在这位陈莲河医生的方子里,就有了"原配同巢"的"蟋蟀一对","谁都不知道的""平地木十株"以及用打破的旧鼓皮作的"败鼓皮丸"等药引。关于蟋蟀,鲁迅又加以讽刺地说:"昆虫也要贞节,续弦或再醮,连做药资格也丧失了。"对"败鼓皮丸"他也附以说明道:因为父亲的病是"水肿",别名"鼓胀",所以"用打破的鼓皮自然就可以克伏他"[7]。

从上面的摘引中,可以很明显地看出来,鲁迅对中医是抱有成见的,甚至是颇为反感的。在他的作品中,凡涉及中医的地方,几乎使用的都是抨击和鞭笞的文字,以及尖刻、辛辣的嘲讽,极尽调侃挖苦之能事。可以说,这是当时的大气候,也是当时自诩为新潮人士的共识与共举。而西医刚传入中国,新娘三分香,就更为得宠,将西医视为科学的楷模也就天经地义。尤其是,由于中医的深刻与玄妙,表面看来确乎与科学有距而与迷信有染,视中医为迷信也就"顺理成章"了。

为什么这么一个证据确凿的问题,却嬗变成了"他从来没有对祖国文化遗产采取过一笔抹杀的态度,包括祖国医学遗产在内"[8]"他对祖国医学整体来看,还是肯定的,采取了唯物主义的态度"[9]"后期他随着世界观的转变,对祖国医药学的认识,如同文化遗产一样也应用了历史唯物主义和辩证唯物主义的观点。他对中医药作出了科学的评价,看法日趋完整、全面、严谨和正确"[10]了的呢?简单说来,其背景有二:

一是毛泽东非常推崇鲁迅。鲁迅逝世后,以毛泽东为首的中共中央和苏维埃共和国中央政府,立即发出了4封电报:一份给南京国民政府,要求为鲁迅举行国葬,并付国史馆列传;一份是《告全国同胞和全世界人士

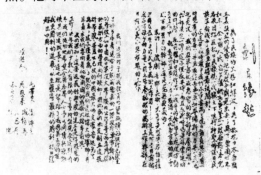

由毛泽东、周恩来等发起创办鲁迅艺术学院的《创立缘起》

书》:"当此德、日等法西斯蒂张牙舞爪,挑拨世界大战,中华民族危急存亡之秋,鲁迅先生的死,使我们中华民族失掉了一个最前进最无畏的战士,使我们中华民族遭受了巨大的不可补救的损失!"一份是给鲁迅夫人许广平的唁电:"本党与苏维埃政府及全苏区人民,尤为我中华民族失去最伟大的文学家,热忱追求光明的导师,献身于抗日救国的非凡领袖,共产主义苏维埃运动之亲爱的战友,而同声哀悼。"[11]一份是给中共上海办事处主任冯雪峰的专电,责成他代表党中央全权主持鲁迅的治丧工作。为悼念鲁迅,经毛泽东倡议,在十分困难的条件下,党中央在延安创办了3所以鲁迅名字命名的单位,即鲁迅艺术学院、鲁迅图书馆和鲁迅师范学校。1937年10月19日是鲁迅逝世一周年纪念日。毛泽东应成仿吾之请在延安陕北公学鲁迅逝世一周年纪念大会上发表演说,这就是著名的《论鲁迅》讲话。在这篇讲话中,毛泽东称鲁迅不仅是一个伟大的文学家,而且是一个民族解放的急先锋。"他并不是共产党组织中的一人,然而他的思想、行动、著作,都是马克思主义的。他是党外的布尔什维克。""鲁迅在中国的价值,据我看要算是中国的第一等圣人。孔夫子是封建社会的圣人,鲁迅则是现代中国的圣人。"[12]1940年1月9日,在《新民主主义论》一文中,毛泽东称"鲁迅是中国文化革命的主将,他不但是伟大的文学家,而且是伟大的思想家和伟大的革命家""鲁迅是在文化战线上,代表全民族的大多数,向着敌人冲锋陷阵的最正确、最勇敢、最坚决、最忠实、最热忱的空前的民族英雄。鲁迅的方向,就是中华民族新文化的方向"[13]。1942年5月23日,《在延安文艺座谈会上的讲话》中,号召"一切共产党员,一切革命家,一切革命的文艺工作者,都应该学鲁迅的榜样,做无产阶级和人民大众的'牛',鞠躬尽瘁,死而后已"[14]。1949年12月,毛泽东率中国党政代表团访问苏联,在莫斯科下榻的别墅里,毛泽东刚参加完一次外事活动回来,听说还要过半个小时才开饭,他便拿出一本鲁迅的书,津津有味地读了起来。他边看边在书上圈圈画画,还自言自语:"说得好!说得好!"饭菜端上来了,他还放不下手里的书,直到把20来页书看完才吃饭。他对身边的工作人员说:"我就是爱读鲁迅的书,鲁迅的心和我们是相通的。我在延安,夜晚读鲁迅的书,常常忘记了睡觉。"[15]

二是新中国成立初期,卫生部的当权者依然认为:中医是我国封建时代产生的医学,是"封建医"。我国封建社会既已被消灭了,作为"封建医"就不该存在,必须予以消灭。武断地认为"中医不科学""中医没有实际治病的效力""他们只能在农民面前起到精神上有医生治病的安慰作用",并声称取消中医是为了人民。为了取消中医,在1951年卫生部公布的《中医师暂行条例》和1952年公布的《中医师考试暂行办法》中,对中医师提出了一些苛刻要求。1954年10月20日,《人民日报》发表了全面阐述党的中医政策的社论——《贯彻对待中医的正确政策》,明确指出:"中国共产党和人民政府向来是重视自己祖国的文化遗产的,党和人民政府对中医的政策向来是明确的……可是几年以来,卫生行政领导部门一直没有认真执行党和人民政府的这一政策,没有切实贯彻团结中西医的正确方针……卫生行政领导部门甚至往往违反党和人民政府的政策,对中医采取轻视、歧视和排斥的态度,采取种种限制的办法,这就打击了中医的工作积极性,助长了卫生工作干部和西医轻视中医中药的错误心理,严重地影响了中医业务的发展和提高……卫生行政领导干部所以不能贯彻执行党和人民政府对中医的政策,就是因为他们中了资产阶级思想的遗毒,看不起祖国的医学遗产的缘故。他们不懂得继承和发展祖国文化遗产对建设新文化的重要性,不懂得发扬祖国医学遗产对提高现代医学和医疗水平、发展人民保健医疗事业的重要性,因此也不懂得团结和提高中医,使它充分发挥作用的重要性。他们忽视广大人民对中医中药的实际需要,忽视中医的丰富经验和显著疗效,不去认真学习研究,不加仔细分析总结,就笼统的说中医'落后''不科学',全盘加以否定。这种不承认事实、不重视实践经验的态度,是极端'不科学'的武断。卫生行政领导干部对待中医中药的这种错误的态度,是严重的宗派主义思想情绪的具体表现……因此,要切实改进中医工作,首先必须坚决纠正卫生行政领导部门和其他有关方面轻视祖国医学遗产、忽视中医中药对我国人民的保健作用的严重错误。"[16]

既然重视和加强中医工作已然成为党的一项基本政策,那种轻视、歧视和排斥中医的倾向和态度必须加以批判和纠正,而当时被奉为"神"的鲁迅说的"中医不过是一种有意的或无意的骗子"作为流传最广的反中医"经典"语言,早已深入人心,路人皆知,于是就出现了党和政府树立的旗帜人物的思想和行为与党的路线和政策相悖逆的状况,这可如何是好?于是乎,鲁迅的夫人许广平在《新港》1956年第10号发表了《略谈鲁迅对祖国文化遗产的一二事》一文,专门就鲁迅对待中医中药的态度进行了所谓的辩解。

许广平首先借"读者"之口,将问题摆了出来:"有的读者来信问我:鲁迅对中医中药为什么采取'否定'的态度，现在在党和政府大力提倡中医中药的时候，我们如何来看待这个问题？甚至有人认为：中医中药过去不被人所重视，鲁迅'也要负一定的责任'。"接着，许广平来了一个自问自答："鲁迅对中医中药是否完全'否定'了呢？并不尽然。"为什么这样说呢？许广平分了五个层次来论证这个一般人难以自圆其说的问题。

第一，鲁迅在杂文《经验》中，对李时珍的《本草纲目》给予了充分肯定，进而认为医药不是圣贤所创造的，而是劳动人民几千年来同疾病斗争的总结：

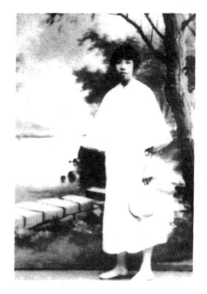

许广平

他在《南腔北调集》的《经验》一文中这样说：

古人所传授下来的经验，有些实在是极可宝贵的……偶然翻翻《本草纲目》，不禁想起了这一点。这一部书，是很普通的书，但里面却含有丰富的宝藏。自然，捕风捉影的记载，也是在所不免的，然而大部分的药品的功用，却由历久的经验，这才能够知道到这程度，而尤其惊人的是关于毒药的叙述。我们一向喜欢恭维古圣人，以为药物是由一个神农皇帝独自尝出来的，他曾经一天遇到过七十二毒，但都有解法，没有毒死。这样传说，现在不能主宰人心了。人们大抵已经知道一切文物，都是历来的无名氏所逐渐的造成。建筑，烹饪，渔猎，耕种，无不如此；医药也如此。

从这一段话里，我们可以看出鲁迅认为在中医中药中虽然有"捕风捉影"的地方，但更重要的是他认为中医中药是历来许多无名氏经验的积累，它和建筑，烹饪，渔猎，耕种一样，从很早的时候起，就为我们服务，并不像有些人所说的它是什么"封建医学"，因此，我们怎能把鲁迅对中医中药的态度和某些人的错误观点连系起来，混为一谈呢？

第二，列举了鲁迅重视验方、成药和民间医药的几个例证，自以为找到了鲁迅重视中医的事实：

鲁迅不但理论上这样认识，而且在实际生活中也这样相信。记得他在上海活着的时候，常常和周建人先生相见，兄弟俩在茶余饭后，总有谈话。谈话内容，其中就会从植物学谈到《本草纲目》或其他中医如以生草药治急病见效等的。鲁迅非常称赞《验方新编》上的一些药方，曾经亲自介绍一位朋友用它治疗孩子的疳病。他自己曾经生过"抱腰龙"的病，在乡间也用一种简单的药物治疗好了。每逢忆述，就很可惜因当时年青没有记下药名来。当用白凤丸治妇科病有效的事实给他亲眼看到以后，他就很热心的向熟识的朋友介绍，并且有时还把中医中药治病有效的点滴经验，向医学刊物写出介绍。他常常向周围的人称谈过一种叫"草头郎中"的医生，以为他们用几样简单的生草药治病，往往有非常好的效果，但是这些医药，因为没有得到重视，所以不能更大地发挥作用，或者因为年久失传因而埋没无闻，对这一点他曾深表惋惜，以为没有人来对它加以整理研究，是一个很大的损失。因此，如果说他"否定"了祖国医学遗产，是完全不符合事实的。他正是希望有人加以科学整理，来好好继承应用，像今天所做的，也是他所拥护期望的。

第三，鲁迅批评的只是那些道德低下、作风恶劣、开方荒诞不经、治疗无效时推给鬼神了事的中医，鲁迅对这些落后迷信现象无情加以揭露和批判，应是无可非议的：

鲁迅对中医中药是否没有一点意见呢？勿庸讳言，那是有的。就我所记得的，这一点除了《呐喊自序》中曾提到几句以外，还有《朝花夕拾》中的《父亲的病》和《三闲集》中的《皇汉医学》。《皇汉医学》内容并非着重谈中医本身，因此我不多谈，现就《父亲的病》和《呐喊自序》中的有关几句，说说个人的意见。

鲁迅为了说明问题，有时在自己的文章中往往对事情的某一方面特别强调得厉害。《父亲的病》是集中批评

鲁迅赠送许广平的《而已集》封面

从前中医方面的某些缺点的文章。比如有些人虽然大门上挂着"是乃仁术"的牌匾，但当别人，尤其是劳动人民请他看病的时候，却要"出诊原来是一元四角，特拔十元，深夜加倍，出城又加倍"，而且出门必须坐轿，进门必须烟酒相待，必恭必敬，深有"请医如拜相"的味道；有些人医疗作风极不严肃，医疗道德极其不好，给人看病，看到病人十分危急，便推荐一个生手代替自己，以便推卸责任；所用的药物，有些也缺乏科学根据，冬天的芦根，经霜三年的甘蔗，结子的平地木，打破的旧鼓皮，这些对水肿病究竟能起多大作用？蟋蟀用来当作药物也就罢了，为什么还要"原配"呢？原配与治病有什么关系？而且更甚的还有什么"医者，意也"的附会，和"医能医病，不能医命"的迷信观念，这在后来学过医学的鲁迅回忆起来，能不给他一种批评吗？

第四，鲁迅之所以说"中医不过是一种有意的或无意的骗子"，与他父亲生病虽经治疗，而庸医误人，最后一命呜呼有关，但鲁迅"是从人民利益出发的"，才对"中医中药不合理的地方有过一些批评"：

> 大家知道，鲁迅是一个伟大的处处为人民设想的革命者，他因为父亲的病被错误和不负责任的医疗耽搁了，因而后来起了一种"对于被骗的病人和他的家族的同情"，到日本去学医。"预备卒业回来，救治像我父亲似的被误的病人的疾苦，战争时候便去当军医"。当时他对中医某些不好的方面给以批评，是从人民利益出发的。即使从他个人的角度来说，他因为父亲的病"有四年多，曾经常常——几乎是每天，出入于质铺和药店里……从一倍高的柜台外送上衣服或手饰去，在侮蔑里接了钱，再到一样高的柜台上给我久病的父亲去买药……然而我的父亲终于日重一日的亡故了。"不但自己被弄得狼狈不堪，而且家庭也由"小康"而坠入"困顿"。这些惨痛的记忆和沉重的负担，在幼年鲁迅的心里，曾经留下了不可磨灭的印象，所以后来对中医中药不合理的地方才有过一些批评。这难道是违反科学没有一些根据的吗？这怎么能说人们对中医不重视，鲁迅"也要负一定的责任"呢？

第五，作为前期革命民主主义者的鲁迅，由于还没有建立起辩证唯物主义世界观，方法上还包含着不少形而上学的成分，看问题难免存在片面性和绝对化,对中医药的看法可以说有着偏颇之处;后期随着世界观的转变,对中医中药运用了历史唯物主义和辩证唯物主义的观点,看法日趋完整、全面、深刻:

> 当然,这里有一点,我也要加以说明的。有一位读者写信问我:为什么鲁迅在《呐喊自序》中对待中医中药的态度和《南腔北调集经验》一文中的态度有很大的不同。我认为这一点也是由于鲁迅思想发展的特点所决定的。《呐喊自序》写于一九二二年,这是鲁迅思想的前期阶段,那时鲁迅还只是一个民主革命者,而《经验》一文,写于一九三三年,这是鲁迅思想的后期阶段,到那时候,鲁迅已经成为一个马克思主义者了。看问题已经会用辩证唯物主义和历史唯物主义的武器了。所以得出来的结论也就比以前更深刻,更全面了。[17]

许广平的上述观点为以后如何评价鲁迅关于中医的批判,奠定了基本基调。1956年版的《鲁迅全集》在第二卷《父亲的病》的注解里做了如下的阐释:

> (鲁迅说清末绍兴的医生)诊断病人大都缺乏科学的根据,同时又抬高诊金,从事剥削——他这样的批判,对所批判的事实来说,无疑是正确的。但也十分明白,这只是当时我国医学界(中医)的一部分情况,我们不能以一部分人的不良作风来概括全体。在我国历史上,富有有效的经验而且勤劳不倦地为人民服务的,真正名副其实的良医(包括有名的无名的),是不可计数的。同时,我国有几千年发展历史的医学在我国几千年来人民的健康上作了无法估计的伟大贡献,积累了无限丰富的宝贵经验,我们必须用科学的方法把经验加以整理,研究和发展,而绝不应该采取否定的态度……必须指出,如在《呐喊自序》中说的'中医不过是一种有意或无意的骗子'的话,是以局部代替了全体,他在其他早期的文章中对于我国医学的某些论断也有不够全面的地方。[18]

之后在“文化大革命”结束的1981年,为了纪念鲁迅诞辰一百周年,作为一项国家事业,重新出版了《鲁迅全集》十六卷。在《父亲的病》那一篇中,也把1956年版《鲁迅全集》中有关拥护中医的解说性注解消去了。参与这次1981年版《鲁迅全集》编辑注释工作的四十七名学者,把在这次工程作业中遇到的有关考证和解释的问题,整理出一百项,以随笔集的形式写出来了,这就是《鲁迅研究百题》。其中有一篇由何启治写的随笔《鲁迅对中医、中药的态度有错误吗?》，这是对1956年版《鲁迅全集》的注释进行考证的文章。何启治除《呐喊自序》之外，还引用了鲁迅本人的随笔《经验》，又从鲁迅夫人许广平的回想录中选来《萧红的追想》和《略谈鲁迅对祖国文化遗产的一二件事》等两篇文章。在此基础上，何启治做了以下的阐述：

> 关于《朝花夕拾·父亲的病》。我们认为，这篇散文是鲁迅对他十三岁到十六岁（一八九三年至一八九六年）的家庭生活的忠实记录，它集中地抨击了绍兴的几个"名医"，揭露了他们巫医不分、敲诈勒索、故弄玄虚、草菅人命的种种劣迹。这中间，尽管有文学语言的夸张，以及尖锐、辛辣的嘲讽，但所根据的都是当时确实发生过的事实。因此，应该看到，鲁迅在这里所抨击的，是祖国传统医学中的消极面和其中掺杂着的封建迷信的糟粕（如作药引用的蟋蟀还要"原配"，以"败鼓皮丸"治"鼓胀"，以及"医者，意也"，"舌乃心之灵苗"，"医能医病，不能医命"之类的昏话）。这在清末的城乡村镇中，是普遍存在的落后现象，不独绍兴一地如此。我们如能从历史的角度来看待这个问题，就不能不承认鲁迅对这一类恶劣现象的揭露和抨击是正确的。谁要是把鲁迅所批评的祖国传统医学中的消极的一面以及封建性的糟粕和解放后经过科学整理的祖国医学划上等号，那只能怪他自己搞错了时代和对象，怎么能怪到鲁迅的头上去呢?![19]

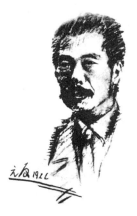

陶元庆作的鲁迅画像

总之，尽管鲁迅在其小说和散文中出现的所有"中医"的形象，都是他深恶痛绝、极力鞭挞的反面人物，他对中医抱有很深的成见，明显是持批评、否定态度，白纸黑字、彰彰俱在，但现在占主导地位的观点却是"鲁迅先生从来没有排斥或否定过中医"[20]，折衷的观点是"鲁迅在这个问题上的认识是有一个过程的，有发展变化的，是越到后来越准确、越科学的"[21]。这些极力为鲁迅在对待中医的态度上"翻案"的学者，所持的证据有：

其一，鲁迅并不反对中医，只是批判庸医。鲁迅父亲的病，中医久治无效，最后一命呜呼，而巨额的医疗费用又使鲁迅家道中落,"由'小康'而坠入'困顿'"[22],因此鲁迅"所抨击的'骗子'式的中医,就是指像《父亲的病》中所描述的,发那种议论和开那种药方,弄神弄鬼、害人骗钱的庸医"[23]。诚然,鲁迅自己也说过,他之所以鄙薄中医"大半是因为他们耽误了我的父亲的病的缘故罢,但怕也很挟带些切肤之痛的自己的私怨",并且在《父亲的病》中感慨绍兴城"那时不但没有西医,并且谁也没有想到天下有所谓西医",言外之意很明确:假如当时有西医,他的父亲很可能得救。然而,青年时代就在日本受过西医学洗礼的鲁迅不知是否理智地想过:他父亲的"鼓胀"病,西医在当时可以说是束手无策的,是不治之症,即便在西医高度发达的今天,也是难治之病,是无回天之力的。仅仅因为中医"医死"了他的患有"不治之症""难治之病"的父亲,就"挟带""私怨"说中医是"骗子",这是一分为二、实事求是的科学态度吗? 在这个问题上,鲁迅至少存在着将局限于个人经历的个别抽象作全体概括的偏颇。

其二,鲁迅关于中药起源的认识符合历史唯物主义和辩证唯物主义,否定了神农尝百草的神话传说,认为药物是古代人民遍尝各种对治病有效、无关以至有毒的物味后的经验总结,是劳动人民经历巨大牺牲的无数次试验的结果。遗憾的是,惟一的根据是鲁迅在《南腔北调集·经验》说过的一段话:

> 古人所传授下来的经验,有些实在是极可宝贵的,因为它曾经费去许多牺牲,而留给后人很大的益处。

> 偶然翻翻《本草纲目》,不禁想起了这一点。这一部书,是很普通的书,但里面却含有丰富的宝藏。自然,捕风捉影的记载,也是在所不免的,然而大部分的药品的功用,却由历久的经验,这才能够知道到这程度,而尤其惊人的是关于毒药的叙述。我们一向喜欢恭维古圣人,以为药物是由一个神农皇帝独自尝出来的,他曾经一天遇到过七十二毒,但都有解法,没有毒死。这种传说,现在不能主宰人心了。人们大抵已经知道一切文物,都是历来的无名氏所逐渐的造成。建筑,烹饪,渔猎,耕种,无不如此;医药也如此。这么一想,这事情可就大起来了:大约古人一有病,最初只好这样尝一点,那样尝一点,吃了毒的就死,吃了不相干的就无效,有的竟吃到了对证的就好起来,于是知道这是对于某一种病痛的药。这样地累积下去,乃有草创的纪录,后来渐成为庞大的书,如《本草纲目》就是。而且这书中的所记,又不独是中国

的，还有阿剌伯人的经验，有印度人的经验，则先前所用的牺牲之大，更可想而知了。[24]

论者以为，这段话反映了"鲁迅对中医中药的马克思主义观点：一，劳动创造世界。人民群众是物质财富的创造者，也是科学文化等精神财富的创造者。一切文物，包括医药，都是人民群众在长期的生活实践中集体创造的，而决不是某一个圣者贤人所能一手包办。这就把几千年来被统治阶级颠倒了的历史重新颠倒了过来，还历史以本来面目。像《本草纲目》这样丰富的中医学巨著，当然是千百年来我国劳动人民同疾病斗争的经验积累，但也不能否认李时珍个人的巨大贡献，不然，就没有这样一部举世闻名的'庞大的书'。二，实践第一。一切真知都来自实践。某种药物有毒，还是无毒，能医这种病，还是不能医这种病，主要靠实践。实践是检验药性的惟一标准。而这种实践，又不是某一个个人的实践，而是千百万人民群众的实践。三，一分为二，看本质和主流。一部集古今中外中医药之大成的《本草纲目》，在四百多年前的封建社会里成书，这就很难避免不受统治阶级的思想影响和作者世界观的局限。在一千八百九十二种药物和一万一千首方剂的记载中，有点'捕风捉影'，也是在所难免。但它大部分的记载是正确的。鲁迅的这些论述，对当时医学界对待中医中药的那种一概否认的民族虚无主义和全盘接受的封建复古主义，是个有力的批判"[25]。但俞樾在《医药说》中早就明确表达过同样的观点："原药之所以自起，盖天生五谷所以养人，人可常服，其余百果、草木则皆不可以常服，故亦不可以养人，然其性有与人之疾宜者。生民之初，皆食草木之实，遇有风雨、晦明、寒暑不时之疾病，偶食一草一木，忽然而愈，始犹不察，继而惊异，转相传告。"[26]难道我们据此也可以说这位近代史上"废止中医"第一人在马列主义尚未传入中国之前已然接受了历史唯物主义和辩证唯物主义的洗礼了吗？

其三，鲁迅在日记中，多次写到服用中药的经历。1912年11月10日，"饮姜汁以治胃痛，竟小愈"。同年11月23日，"下午腹痛，造姜汁服之"。1916年4月22日，"晚因肩痛而饮五加皮酒"。

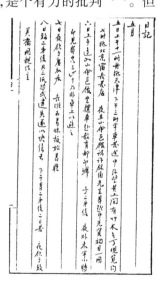

鲁迅日记书影

1930年8月30日至9月6日的八天日记里,有四次写到为儿子周海婴前往仁济堂购买中药。但"使用某种中成药,也不等于是在肯定中医,因为在当时即使是最激烈的反对中医的人士,也持'废医存药'的观点,承认某些中药是经验的结晶,有其治疗价值"[27]。

其四,许广平说鲁迅对"草头郎中"和总结民间医药的《验方新编》一类著作相当尊重[28]。但实际情况是,鲁迅对中成药也不太相信,他在1935年5月22日致邵文镕的信中说:"中国普通所谓肝胃病,实即胃肠病。药房所售之现成药,种类颇多,弟向来所偶服者为'黑儿补',然实不佳。盖胃病性质,亦有种种,颇难以成药疗之也。鄙意不如首慎饮食,即勿多食不消化物,一面觅一可靠之西医,令开一方,病不过初起,一二月当能痊愈。但不知杭州有可信之医生否? 此不在于有名而在于诚实也。在沪则弟识一二人,倘有意来沪一诊,当绍介也。且可确保其不敲竹杠,亦不以江湖诀欺人。"[29]

其五,鲁迅阅读收藏并亲自动手修补中医药书籍。在《鲁迅日记》中有关这方面的记载有:1914年9月12日"买《备急灸方附针灸择日》共二册",1915年2月21日"买景宋《王叔和脉经》一部四本",同年2月26日"购到《巢氏诸病源候论》一部十册",4月27日"买《铜人腧穴针灸图经》一部二本",1927年8月2日"买《六醴斋医书》一部二十二本"。鲁迅不仅亲自到书店选购中医书,而且还自己动手修补中医书籍。1927年8月12日的日记写道:"下午修补《六醴斋医书》。"8月17日"下午修补《六醴斋医书》讫"。有人认为:"如果鲁迅先生对中医药怀着偏见眼光的话,他是不会如此长期无间地购买阅读钻研这些祖国医学典籍的,从这里正有力地说明了鲁迅先生对中医药的重视。"[30]阅读收藏中医药古籍,能否作为鲁迅重视和热爱中医药的证据呢? 答案自然也是否定的。鲁迅在《我怎么做起小说来》一文中,说他写作第一篇白话小说《狂人日记》"大约所仰仗的全在先前看过的百来篇外国作品和一点医学上的知识"[31]。换言之,鲁迅收藏中医药书籍,目的是为了自己创作的需要,如在小说《明天》中有这样一段描写:"宝儿吃下药……睡了一刻,额上鼻尖都沁出一粒一粒的汗珠,单四嫂子轻轻一摸,胶水般粘着手;慌忙去摸胸口,便禁不住呜咽起来。"[32]这里说的胶水般粘手的汗珠,就是中医说的"绝汗",是病危重时,阴阳离决,阳气外脱的恶候。鲁迅利用自己"也看看中国的医药书"[33]所得来的中医知识,对人濒临死亡时的一种特殊现象进行了描写而已。进一步说,即便是鲁迅对中医素有研究，也是不能作为他重视和热爱中医药的证据的，近代"废止中医"派的领袖——余云岫，对中医研究的某些方面甚至比当时的中医大家都要高深，难道我们也可以说余云岫重视和热爱中医药吗？

其六，鲁迅的儿子周海婴说鲁迅并不反对中医。其在回忆录《非凡书房：鲁迅与我七十年》一书中说："曾有人著文，说鲁迅反对中药，更不信中医。实际似乎并不如此。"证据是："母亲当时因过度劳累，白带颇多，西医让用冲洗方法，没有见效。她遂买'乌鸡白凤丸'服了，见效很快，连西医也感到吃惊。这种中药丸，后来父母亲还介绍给萧红服用，因她也是体弱劳累，生活不安定，以致患了妇女的月经不调症，结果也治愈了。"[34]周海婴这段为自己父亲鲁迅在对待中医问题上的辩解，有对有错，有真有假。他的母亲许广平确实患过"白带"病，服用乌鸡白凤丸治愈并介绍给萧红使用，这是真的，但不是鲁迅介绍的。1946 年 7 月 1 日，许广平在《文艺复兴》第 1 卷第 6 期发表的《追忆萧红》一文中，是这样说的：

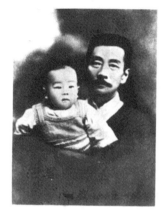

鲁迅与周海婴

> 她同时还有一种宿疾，据说每个月经常有一次肚子痛，痛起来好几天不能起床，好像生大病一样，每次服"中将汤"也不见好。我告诉她一个故事，那是在"一二·八"上海作战的时候，我们全家逃难，和许多难民夹住在一起，因此海婴传染到疹子，病还没十分复元，我们就在战事一停之后就搬回北四川路的寓所了。没有人煮饭，得力的女工跑了去做女招待。我自己不是买菜就是领小孩。病后的小孩，刚三岁半，一不小心，又转为赤痢了，医了一年总不肯好。小孩长期吃流质，营养不足，动不动就又感冒生病，因此又患着气喘。这一年当中，不但小孩病，鲁迅先生和我都病了。我疲劳之极，患了妇人常遇到的"白带"，每天到医院治理，用药水洗子宫，据医生说是细菌在里面发炎，但是天天洗，洗了两个多月一点也没有好。气起来了，自作聪明地偷偷买了几粒白凤丸，早晚吃半粒，开水送下，吃到第二天，医生忽然说进步非常之快，可以歇一下看看再说。我心想既然白凤丸有效，或者广东药店出售的白带丸更有效，也买了几粒服下，再服几粒白凤丸善后，

从此白带病好了，永远没有复发。鲁迅先生是总不相信中医的，我开头不敢告诉他，后来医生叫我停止不用去疗治才向他说。再看到我继续服了几粒白凤丸居然把患了几个月的宿疾医好，鲁迅先生对于中国的经验药品也打破成见，而且拿我这回的经验告诉一些朋友。他们的太太如法炮制，身体也好起来了。像讲故事似的把前后经过告诉了萧红先生，而且我还武断地说，白凤丸对妇科不无效力，何妨试试？过了一些时候，她告诉我的确不错，肚子每个月都不痛了，后来应该痛的时候比平常不痛的日子还觉得身体康强，她快活到不得了。等到"八·一三"之后她撤退到内地，曾经收到她的来信，似埋怨似称谢的，说是依我的话服过药丸之后不但身体好起来，而且有孕了。[35]

周海婴是否记得自己的父亲鲁迅曾针对乌鸡白凤丸说过这样的话："中国古人，常欲得其全，就是制妇女用的'乌鸡白凤丸'，也将全鸡连毛血都收在丸药里。"[36]总之，鲁迅有文章在，至亲好友的解释都是徒劳的。

笔者之所以不惜大段大段地抄引原文，为的是让人们清楚而全面地看到鲁迅对待中医中药的真实态度。可以肯定地说，鲁迅到死都没有改变对中医的看法，他晚年患肺结核，当时西医尚未发明治疗肺结核的特效药，只能给予对症治

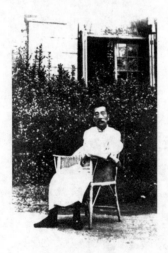

五十寿辰时的鲁迅

疗，而中医治疗肺结核还是具有相当疗效的，有人劝鲁迅请中医来看看，鲁迅坚决不要，最后被日本医生须藤误诊而被气胸活活憋死[37]。"从鲁迅的主体世界来说，他的'恋日情结'和'偏执性格'，是他只找须藤、不找别国医生，只找西医、不找中国医生诊病的重要原因，也是他被误诊致死的重要原因"[38]。

总之，鲁迅是人不是神，他不可能没有缺点和错误，我们没有必要、也不应该把他继续神化。关于鲁迅有关中医的看法是否正确，毛泽东早已有着较为客观的评价："在中医和京剧方面他的看法不大正确。中医医死了他的父亲。他对地方戏还是喜欢的。"[39]也如一贯支持"废止中医"的方舟子所说："鲁迅至死没有看过中医，也没有发表过任何赞扬中医的言论，这说明他在晚年并没有改变对中医的

看法。"[40]

崇拜西医,以西医作为参照系对中医进行抨击的鲁迅,最后竟死于西医的误诊,真是既可悲又可叹。其实,在全盘西化、崇洋之风甚嚣尘上的近代,一些思想激进的所谓名人在摒弃中医之后,前赴后继,死于西医的误诊之下,鲁迅只是其中之一而已。

---

[1] 鲁迅.呐喊[M].北京:人民文学出版社,1979:Ⅰ-Ⅱ.

[2] 鲁迅.华盖集[M].北京:人民文学出版社,1980:5.鲁迅对中医解剖的诟病,尚有许多。如1924年11月11日在《论照相之类》中说:"黄帝岐伯尚矣;王莽诛翟义党,分解肢体,令医生们察看,曾否绘图不可知,纵使绘过,现在已佚,徒令'古已有之'而已。宋的《析骨分经》,相传也据目验,《说郛》中有之,我曾看过它,多是胡说,大约是假的。"//鲁迅.坟[M].北京:人民文学出版社,1980:176.1934年12月11日在《病后杂谈》中说:"医术和虐刑,是都要生理学和解剖学智识的。中国却怪得很,固有的医书上的人身五脏图,真是草率错误到见不得人,但虐刑的方法,则往往好像古人早懂得了现代的科学。例如罢,谁都知道从周到汉,有一种施于男子的'宫刑',也叫'腐刑',次于'大辟'一等。对于女性就叫'幽闭',向来不大有人提起那方法,但总之,是决非将她关起来,或者将它缝起来。近时好像被我查出一点大概来了,那办法的凶恶、妥当,而又合乎解剖学,真使我不得不吃惊。但妇科的医书呢?几乎都不明白女性下半身的解剖学的构造,他们只将肚子看作一个大口袋,里面装着莫名其妙的东西。"//鲁迅.且介亭杂文[M].北京:人民文学出版社,1993:159-160.

[3] 鲁迅.坟[M].北京:人民文学出版社,1980:242-244.

[4] 鲁迅.集外集拾遗[M].北京:人民文学出版社,1993:83-84.

[5] 鲁迅.华盖集续编[M].北京:人民文学出版社,1980:126-127.

[6] 鲁迅.集外集拾遗补编[M].北京:人民文学出版社,2006:116-117.

[7] 鲁迅.朝花夕拾[M].沈阳:春风文艺出版社,2004:48-55.

[8] 鲁深.鲁迅与中医药[J].哈尔滨中医,1965(8):37.

[9] 王烈,陈根生.鲁迅眼中的祖国医学[J].中国医学生,1986(3):33.

[10] 沈祖方.鲁迅与中医[J].医学与哲学,1983(11):16.

[11] 王观泉.鲁迅年谱[M].哈尔滨:黑龙江人民出版社,1979:171.

[12] 中共中央文献研究室.毛泽东文集·第2卷[M].北京:人民出版社,1993:43.

[13] 中共中央文献编辑委员会.毛泽东选集·第二卷[M].北京:人民出版社,1991:698.

[14] 中共中央文献编辑委员会.毛泽东选集·第三卷[M].北京:人民出版社,1991:877.

[15] 吴黔生,高保华,李新乐.中国出了个毛泽东丛书·肝胆相照[M].北京:军事科学出版社,1993:114.

[16] 中华人民共和国卫生部中医司.中医工作文件汇编(1949－1983年)[G].1985:35－36.

[17] 许广平.许广平文集·第二卷[M].南京:江苏文艺出版社,1998:404－407.

[18] 鲁迅.鲁迅全集·第二卷[M].北京:人民文学出版社,1956:448.

[19] 何启治.鲁迅对中医、中药的态度有错误吗?[M]//丁锡根.鲁迅研究百题.长沙:湖南人民出版社,1981:91－92.

[20] 鲁深.鲁迅与中医药[J].哈尔滨中医,1965(8):38.

[21] 何启治.鲁迅对中医、中药的态度有错误吗?[M]//丁锡根.鲁迅研究百题.长沙:湖南人民出版社,1981:94.

[22] 许广平.许广平文集·第二卷[M].南京:江苏文艺出版社,1998:407.

[23] 何启治.鲁迅对中医、中药的态度有错误吗?[M]//丁锡根.鲁迅研究百题.长沙:湖南人民出版社,1981:93.

[24] 鲁迅.南腔北调集[M].北京:人民文学出版社,1980:129.

[25] 刘一新.也谈鲁迅对中医和京剧的看法[J].鲁迅研究月刊,1984(5):14.

[26] 俞樾.春在堂全书·第三册[M].南京:凤凰出版社,2010:857.

[27] 方舟子.鲁迅晚年改变对中医的看法了吗[J].同舟共进,2007(4):52.

[28] 许广平.许广平文集·第二卷[M].南京:江苏文艺出版社,1998:405.

[29]《鲁迅文集全编》编委会.鲁迅文集全编[M].北京:国际文化出版公司,1995:2158.

[30] 鲁深.鲁迅与中医药[J].哈尔滨中医,1965(8):39.

[31] 鲁迅.南腔北调集[M].北京:人民文学出版社,1980:101.

[32] 鲁迅.呐喊[M].北京:人民文学出版社,1979:33.

[33] 鲁迅.坟[M].北京:人民文学出版社,1980:242－244.

[34] 周海婴.非凡书房:鲁迅与我七十年[M].海口:南海出版公司,2001:247－248.

[35] 许广平.许广平文集·第一卷[M].南京:江苏文艺出版社,1998:191－192.

[36] 鲁迅.且介亭杂文末编[M].北京:人民文学出版社,1973:114.

[37] 关于鲁迅的死因,一直存有争议。1984年2月22日上海鲁迅纪念馆和上海市第一结核病防治医院邀请上海市著名肺科、放射科专家、教授就鲁迅1936年6月15日拍摄的胸部X光片专门举行了"鲁迅先生胸部X光片读片会"。专家们认为:"鲁迅先生患两侧慢性开放性结核、右侧结核性胸膜炎,病情属于中等程度。因此,肺结核病不是直接造成鲁迅先生死亡的原因。从X光片上看,鲁迅先生还患有慢性支气管炎与肺气肿,由此形成肺大

泡。结合鲁迅先生逝世前 26 小时(1936 年 10 月 18 日早晨 3 时至 19 日早上 5 时)的病情记录：脸色苍白、冷汗淋漓、呼吸纤弱、左胸下半部有高而紧张的鼓音、心脏越过右界等记录，大家认为鲁迅先生直接致死原因，是左侧肺大皮泡破裂，使气体进入胸膜腔引起自发性气胸，压迫肺和心脏而引起死亡。"更多的资料和争论，可参看葛涛主编的《鲁迅的五大未解之谜：世纪之初的鲁迅论争》一书的第 97~358 页。

[38] 庄严.两个视野中的"鲁迅之死"[M]//葛涛.鲁迅的五大未解之谜：世纪之初的鲁迅论争.北京：东方出版社,2003:343.

[39] 中共中央文献编辑委员会.毛泽东著作选读·下册[M].北京：人民出版社, 1986:751.

[40] 方舟子.鲁迅晚年改变对中医的看法了吗[J].同舟共进,2007(4):52.

冯玉祥:一味的崇拜西医
与笃信中医,都各有它的得失

冯玉祥,字焕章,1882年11月6日生于安徽省巢县竹柯村。早年从军,曾充任北洋军第六镇队官、第二十镇管带,武昌起义后,与施从云等在滦州密谋响

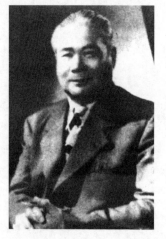

应失败。1914年随陆建章赴陕,任第十六混成旅旅长。1918年奉命率军南下攻打护法军,在武穴通电主和,被段祺瑞免职。1921年升第十一师师长,旋任陕西督军。1922年第一次直奉战争后,调任河南督军,不久改任陆军检阅使,驻军南苑。1924年第二次直奉战争爆发,被吴佩孚任命为第三军总司令。同年10月与胡景翼等联络,发动北京政变,囚禁总统曹锟,推翻直系军阀政府,改所部为国民军,任总司令兼第一军军长。冯玉祥电邀孙中山北上讨论国事,12月底北京政府被段祺瑞控制,冯玉祥被排挤出北京。1926年9月,在中国共产党帮助下,在五原誓师,率国民军南下,占领陕西,进军河南,与北伐军遥相呼应。1927年5月在西安就任第二集团军总司令,曾参与蒋介石、汪精卫的反共活动。1928年起,因与蒋介石集团发生冲突,举兵反蒋,后爆发蒋冯战争和中原大战。1931年"九一八"事变后,主张抗日,反对蒋介石的不抵抗主义。1933年5月与中国共产党合作,在张家口组织抗日同盟军,任总司令。抗战胜利后,与李济深等人发起组织中国国民党革命委员会。1946年出国考察水利,1948年9月回国参加中共中央发起的新政治协商会议筹备工作,中途在黑海因轮船失火遇难。著有《我的生活》《我所认识的蒋介石》等书。

1935 年，在国民党第五次全国代表大会上，以冯玉祥为首的 81 名代表共同提出"政府对中西医应平等待遇以宏学术而利民生案"，要求公布实施《国医条例》，"政府于医药卫生等机关应添设中医""应准国医设立学校"。此项提案以冯玉祥为首，联名者有中央委员 25 人，各省市代表 33 人，海外代表 23 人。

岐黄行中国上下数千年，治效昭著。自西医东渐，政府锐意维持，举凡卫生行政一卑西医，而国医不与焉，似不免失之偏执。西医对生理之解剖、药物之提炼，有独得之妙，固不可厚非，而国医经数千年聪明贤哲之研究经验，亦岂无精到处？即在西医发达进步之今日，其所认为不治之症，经中医诊治，往往应手奏效，例不胜举。且世界西医最进步之国，除德国外，厥维日本，日本近年对于汉医特别注意研究，而美国檀香山一带业中医者至五百余人，咸为美国人士所信仰，诚以汉医之经验良方，实较优于西医，而同一病症，西医统以一方治之，汉医可以多方治之，其治法之精细灵活，尤非西医所能比拟。此为中西医共认之事实，不容否认者，倘举数千年无数先贤先哲体验研究所结晶之国医，一旦委之沟壑，不惟数典忘祖，即于民生上、实业上、学术上，亦均蒙不良影响。为拯救斯弊，谨拟办法如下：

一、前经立法院决议通过之《国医条例》迅予公布实施。

二、政府于医药卫生等机关应添设中医。

三、应准国医设立学校。

所请是否有当，敬请公决。[1]

1936 年 6 月 2 日，在鼓楼医院护士学校药学专科实验专科毕业典礼上的讲演词——《国难与医药事业》中说：

我国事事落后，科学不发达，教育不普及。人民在医药上的享用，无论"质"的方面、"量"的方面，都是非常可怜。百分之八九十的同胞，都是在内地里、农村里，他们根本不知道科学的医药是什么东西；卫生上的常识自然更是一点都谈不上。比如河北省定县的调查，乡民的医生百分之九十八都是中医，而这里面占最大数目的，是什么样的中医呢？是巫婆，是打针的，是画符的，是捉鬼的，一些不学无术的江湖上的骗子。并且，在定县的乡村内，乡民之患病死亡，并没有经过医

為最大多數的人
類謀最大幸福

馮玉祥 泰山
二三、九、一七、

冯玉祥墨迹

生医治的，差不多占三分之一以至一半。可怜啊！他们连这种江湖医生的医诊也不能享用的！定县如此，其他的农村内地可想而知。至于都市里呢，根据民国二十三年全国登记了的医生数目，是六千七百六十一人。把这个数目分配到全国，六七万人才能分得一个医生。比之美国七八〇人中就有一个医生，差得多么远呢？这都是如何严重而危险的问题！为今之计，有两件工作万分迫切而且重要：一是在"质"的方面、"量"的方面提高和推广医药卫生的设施；二是把医药卫生上的科学知识，普遍地灌输给全国同胞。这两件迫切重要的工作，都是要靠着诸位热心尽力的！[2]

1937 年 3 月 27 日，在卫生署的讲演词——《今日的卫生事业》中说：

我于民国十七年在京时便曾提议中央成立一个卫生部，各省成立一个卫生处，各县成立一个卫生局，来恢复我们四万万五千万民众的健康，来改进我们每个人的生活安全。可惜当时因为种种困难，没有成功……二十世纪西洋物质的进步，大都借重于科学，而科学对于人类，最大的供献莫过于医学。我希望在座的诸位能致力于西洋医学的介绍与研究，使我国普遍的民众都能享受这种科学的惠赐。同时中国的医理，也自有悠久的经验，中国的药物也自有它独到的效力，所以诸位现在对于中国药物的化验与医理的探讨，更是我衷心所企仰与敬佩的。下面两个例子更显示出中西医术的各有所长。我的一个朋友患小肠疝气，经许多中医诊治，吃了好些中药，统没见效，结果跑到协和医院一经开刀割治，没有几天功夫，便安然出院了。有许多人得半身不遂症，经西医治疗都束手无策，但经中医治疗，吃几粒"再造九"，就霍然告瘥了。有一个朋友也是得这种病，也跑到协和医院诊视，经几次的开刀，不但没找着病源的所在，却把个膀胱给弄破，无法医治了。

现在小便只好从肚上开个窟窿,引个管子,每天来放。这样看来,一味的崇拜西医与笃信中医,都各有它的得失啊![3]

冯玉祥虽然这样说,其实他是相信西医的。其女冯弗伐在《怀念先父冯玉祥》一文中,曾这样说:"当父亲任陆军检阅使驻在北京南苑的时候,我的母亲刘德贞于1923年12月病故。起初说母亲是患感冒,后来又说患的是伤寒。母亲相信中医,父亲相信西医。经医治,不久母亲病愈。那时我们在南苑,住着五大间北房,父亲工作很忙,不常回来。母亲病好了,父亲回家来看望,母亲起床梳洗,全家高兴。不料,母亲又着了凉,病又犯了。母亲患病,前后两次进入协和医院治疗,最后死在医院,终年36岁。"[4]但也不是绝对相信西医,据吴祖缃《帚翁谈老》一文说:"抗日战争的时候,在重庆,由于愁闷和生活艰苦,我曾经得过'胃痉挛'。一痛就满床乱滚,坐也不是,躺也不是。冯玉祥先生那里有位德国留学的军医,也拿我的病没有办法。我常常满面灰白,话也说不出来。可是一好之后,食欲非常之旺,想吃这个,想吃那个。冯先生买了鹿茸片送给我吃,又在重庆的苏联大使馆要了两瓶鹿茸精,居然把我的病治好了。我至今也不晓得这是什么病。据说是一神经性的病。"[5]

[1] 政府对中西医应平等待遇以宏学术而利民生案[J].苏州国医杂志,1935(7):95 – 96.

[2] 冯玉祥选集编辑委员.冯玉祥选集·上[M].北京:人民出版社,1985:359.

[3] 冯玉祥选集编辑委员.冯玉祥选集·上[M].北京:人民出版社,1985:452 – 453.

[4] 冯弗伐.怀念先父冯玉祥[M]//北京市政协文史资料委员会.世纪风云.北京:北京出版社,2000:512.

[5] 吴祖缃.帚翁谈老[M]//范泉.文化老人话人生.上海:上海文艺出版社,1992:114.

汪精卫:凡属中医不准执业,全国中药店限令歇业

汪精卫,名兆铭,字季新,1883年5月4日生于广州三水县(今佛山市三水区)。早年留学日本。1905年加入同盟会,后积极投身革命活动,取得了孙中山的

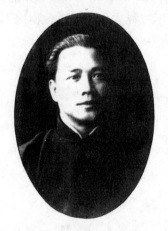

信任。1910年行刺摄政王载沣被捕,武昌起义后获释。1919年,参加孙中山在上海创办《建设》杂志的工作。1921年任广东教育会会长。1924年1月在国民党一大上,被选为中央执行委员会委员,并任宣传部长,被视为国民党左派。为孙中山遗嘱记录人。1925年7月,被举为广州国民政府常务委员会主席兼军事委员会主席。"中山舰事件"后,辞职出走法国。1927年4月回国,主持武汉国民政府工作。1928年冬,中国国民党改组同志会(简称改组派)成立,奉为领袖。中原大战时,与阎锡山、冯玉祥、李宗仁联合反蒋。中原大战后,潜赴香港。国民党三届四中全会决定开除其党籍。1931年5月,另组广州国民政府,被选为常务委员。1932年1月,再度与蒋介石合作,出任行政院长,后兼外交部部长,为国民党暨政府内亲日派首领,一贯主张对日妥协。抗日战争爆发后,任国民党国防最高会议副主席。1938年3月,国民党在武汉召开全国临时代表大会,被选为副总裁,并任国民参政会议长。12月,逃出重庆,潜往越南河内,发表《艳电》,公开投降日本。1939年5月赴日,策划建立伪政权。1939年12月在上海同日本签订了卖国协定《日支新关系调整纲要》及其附件。1940年3月,在南京成立伪国民政府,任伪府主席兼行政院长。1940年11月,与日本签订了卖国的《日汪基本关系条约》及附属秘密协约、《日满华共同宣言》。与此同时,日本政府宣布正式承认汪伪傀儡政权。1944年11月10日,病死于日本名古屋帝国大学医院。

民国伊始，汪精卫春风得意，每以革新派领袖自居，"到处游说日本明治维新，第一件事是废止汉医"[1]。意欲仿效日本，一举消灭中医。但实际上，汪精卫最初并不是反中医的。相反的，还曾站在中医的立场上，对以汤尔和为代表的西医派盲目排挤打击中医的行为极为愤慨。

1924 年 11 月 13 日，孙中山应邀自广州乘永丰舰北上，经上海又绕道日本赴北京，不意旅次天津而病发。1925 年 1 月 26 日，入协和医院行剖腹探察，诊断为肝癌末期，术后姑且行镭锭放射以延时日。当时围绕孙中山的治疗问题有两派不同的意见，以张静江为首的一方，见放疗起色不大，极力主张请中医治疗；而孙科和汪精卫则犹豫不决。但协和医院的态度却是要服中药则请出院，尽管当时协和医院的院长是孙中山的好友刘恒瑞，但竟然也一点不能通融，真是一视同仁，铁面无私，连显贵如孙中山者也概莫能外。

因为孙中山的地位和威望，当时的报刊均逐日巨细无遗地报道孙中山病情的进展，并密切注意其到底采用中医还是西医治疗。不承想，孙中山还未决定是否服用中药，医院之外就引起了一场争论。

西医汤尔和首先发难：

> 我取放肆说一句，中医要讲医理那是完全站不住的。退十步说，现在中医的先生们实无"论病"之可能，不要说"治病"。为什么呢？若使我们同他讲癌的形状、种类、转移等等，他说那是外国语。我们就问他中医所必须知道的事情，如问心、肝、脾、肺、肾的位置？相火是什么东西，中医有几种解释法？王勋臣看不懂的一层破膜是什么？甚至于问他寸、关、尺的部位，恐怕他也不见得清楚。这种"数典忘祖"的朋友，如何把生命交给他制裁！[2]

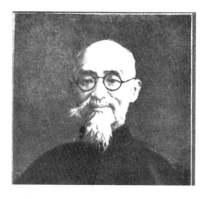

汤尔和

汤尔和对待中医的态度，其实就是当时轻中重西、中医药被视为旧文化的一分子、落后于时代、是封建迷信的骗人把戏、相当一部分人对中医持蔑视甚至反对态度、主张用西医取代中医的现实折射。汪精卫随即作《答汤尔和先生》，对汤尔和贬斥中医的态度予以有力回击：

　　凡是有科学思想的人,都是很虚心的,都知道现在的科学对于世界万物所知道的还很少,所不知道的还是很多。例如癌病,科学今日尚未能发现特效药,至于将来能否发现,是科学家发现还是非科学家偶然发现而为科学家所注意,现在无人敢说肯定的话。如果有人肯定说非科学家不能发现特效药,科学家尚未发现,其他一切人类便无发现之可能,那么,我要以汤先生的话赠他道:"这是名为科学家,实则顽固派。"[3]

　　8年后,汪精卫摇身一变而成为民国时期主张"废止中医"派人士的总后台,不但自己有大量贬斥中医、"废止中医"的言论,而且把持行政院百般阻挠《中医条例》的颁布。

　　在1933年6月召开的国民党中央第360次政治会议上,国民党中央委员石瑛等29人提交了"制定国医条例拟责中央国医馆管理国医以资整理而利民生案"。这是中医学界多年奋斗希望实现的目标,目的是争取中医药行政管理权。但这也是"废止中医"派最不愿意的事情。在会议讨论中,行政院长汪精卫不但反对、不肯执行该提案,而且提出废除中医中药。他说:

　　　　国医言阴阳五行,不重解剖,在科学上实无根据,至国药全无分析,治病效能,殊为渺茫。本人患病经验,深受国医国药之误,主张纯采用西医西药,根本废除国医国药,凡属中医不准执业,全国中药店限令歇业。以现在提倡国医,便等于用刀剑去挡坦克车。[4]

　　汪精卫的狂吠,当即遭到强烈反对,并引起了国民党中央委员会内部言辞激烈的大辩论,反对"废止中医"的各委员纷纷以中国医学几千年的历史功绩,中医药在我国国计民生中的地位以及自己对中医药疗效的切身体会对汪精卫加以反驳。最后,汪精卫无言以对,退出会场,提案以多数通过,交教育、内政两部审查[5]。当时,教育、内政两部内"废止中医"的思想已占上风,且又属于汪精卫把持的行政院管辖,审查结果可想而知。1933年6月27日,行政院召开的112次会议认定"国医馆为学术团体,并非行政机关,似无拟定条例之必要"而将此案否决。

　　这引起了中医药界的强烈抗议,《医界春秋》严词批驳,斥责汪精卫"亡国未足,必灭种而后快"。后来,汪精卫见众怒难犯,便转换手法,在《中医条例》交立法院审查时，他亲自写信给立法院院长孙科，大谈"若授国医以行政权力，恐非中国之福"，试图与孙科联手，共同阻止《中医条例》的通过：

> 哲生先生惠鉴：
>
> 兹有中华医学会代表牛惠生、颜福庆两先生前来访谒，对于所谓《国医条例》欲陈述意见。弟意此事不但有关国内人民生命，亦有关国际体面，若授国医以行政权力，恐非中国之福。前在中政会议已再三痛切言之，今此案已送立法院，惟盼吾兄设法补救，是所至祷。兹因牛、颜两先生来谒之便，顺贡数言。敬祈察酌，此上。

汪精卫这封"阻碍《国医条例》之铁证"的信函，1935 年 9 月被《医界春秋》主编张赞臣通过关系用照相机摄录下副本，经制版在《医界春秋》第 105 期上公之于众，并发表了《鸣鼓而攻》的短评[6]。汪精卫的图谋被揭露后，引来一片抗议之声，也招致了国民政府的极度不满，"冷讽热嘲、齿笑唾骂几乎不绝于彼时的报刊杂志"[7]。批评者针对当时国力衰微、外交失败、租界随处可见等不利局面，责问汪精卫："国际体面，不在割地赔款，而在国医的存在与否？""以私人之意见请托，自认不讳。行政院长之行为如是，则中国之政胡足问哉！一人之政乎？抑国民政府之政欤？"[8]一片责骂之声不绝于耳，汪精卫被搞得焦头烂额，气急败坏，甚至以辞职相要挟，而孙科也不示弱，反以辞职回敬，结果都未真正辞职，但却使得《中医条例》被压了两年之久，行政院和立法院在中医废存问题上的矛盾也越来越深，几成尖锐对立。

不仅如此，汪精卫还在 1934 年元旦召开的全国医师公会第三次代表大会上发表反中医的长篇演说，指责中医不科学，如果谁有中西医并存的观念，便会使医学"陷入了非科学的歧途"：

> 如果拿三个指头去摸脉的称作中医，那么，拿弓箭刀枪的自然也可称作中军了；如果应用科学知识、科学器具来治病的称作西医，那么，采用新式枪炮的自然不能不称作西军了。但是现在社会中军、西军的名词并不存在，而中医、西医的名词居然存在，即此一例，中国人对于生人工具的比较进步没有对杀人工具那么明暸，是无可辩护的。
>
> 本来不但医学为然，一切学问，都无中西之分，只有新旧之分；其实新旧二字，还太笼统，只能说是科学与非科学之分……日本维新以

前，医学全是模仿中国，及至维新以后，努力于现代医学之进步，同时以现代科学之知识整理日本固有的方剂和药材，对于现代的医学有了不少的贡献，所谓国医、西医的名词，在日本是不会对立存在的，因为只有科学的现代医学，无所谓国医，亦无所谓西医。

兄弟说这话的时候，并不是抹杀了我们中国从前的一切医学。

汪精卫手迹

兄弟知道中国人积神农以来之经验，对于疾病有了不少的方剂，而地大物博尤其有不少的药材，这些方剂和药材都是极应继续研究，加以适当之整理的，但是研究与整理是要应用科学的知识，科学的方法，使其成为现代医学之一部分，绝不是脱离了现代的医学而独立存在；如果有对立存在的观念，那么，便陷入了非科学的歧途。所以兄弟主张中国只应有现代的医学，无所谓中医，无所谓西医。[9]

上海市国医公会强烈抗议汪精卫的言论，分别致电国民党四中全会、国民政府和立法院，要求提高国医国药的地位、中西医平等对待并尽快公布《中医条例》。

汪精卫对待中医的态度前后判若两人，着实让人费解。有认为"他后来力主废中医完全是出于政治派系斗争的需要"[10]者，亦有认为"是受其亲戚褚民谊说辞影响"[11]者，虽不无道理，但不免偏颇，理由也不够充分。笔者认为：汪精卫早年留学日本法政大学，其对中医的敌视态度，不能不说受到了日本关于废止汉医的政策及西方科学的影响；其次，他在接见第三次全国医师大会代表《演讲词》中的话，似乎也颇能说明一些问题：

如今居然有人以为中医能治传染病，且能消毒，这真可谓奇怪之至，须知道传染病是从微生物来的，微生物是从显微镜下看出来的，绝不是三个指头可以摸得着，一双肉眼可以看得见，然则所谓中医从何知道那些传染病呢？连知道还不可能，又如何能治传染病？能消毒呢？以此事权付之所谓中医，其结果必至硬指非传染病者为传染病，硬指传染病者为非传染病。硬指非传染病者为传染病,其结果不过病人倒霉,或病人一家倒霉;硬指传染病为非传染病,其危险可就大了,其结果可以使整个社会蒙其灾害。我们知道传染病之预防及其扑灭,为现代医学一大发明,亦即现代人类一大福祉,如果使所谓中医脱离了现代医学而独立存在,那么不能不为现代的中国人类担忧不少。

中西医论争是近代中国社会中西冲突的一个侧面。其论争的实质在于:面对中西新旧并存的近代中国医界,中医如何与中国现代国家建设相携并进。当时,西医院、西医学校已在中国扎根,科学的医学理论已显现优势;西医传染病学为本的公共卫生制度,有效地防治传染病,不能不引进仿效。也就是说:引发这场中西医存废之争的核心在于,中医是否有资格成为现代医疗体系的一员。中医虽能防治传染病,但现代防疫系统要求整齐划一的群体规范来约束医生的行为,这与中医凭借个体经验对抗传染病的习惯背道而驰。因此,此时在政府的眼中,采纳西医既是顺应世界进化,弃旧从新之主观愿望,又是政府推行检疫卫生诸政的客观要求,而中医则是与现代政府乃至时代要求格格不入之物。这从汪精卫的下列话语中也可以明显地看出来:

> 医学是保障社会安宁、人类幸福的,政府对之自然应该尽力。积极的方面加以保护发达,消极的方面予以破除障碍,这是政府应尽的责任,纵使一时不能全然做到,也必要努力的使其逐渐做到。[12]

在近代中国内忧外患的局面下,所谓的文化话语权之争,实质上根源于政治话语权之争。这是近代中西医论争掺杂了诸多政治因素在内的背景和根源之一。

[1] 陈存仁.银元时代生活史[M].上海:上海人民出版社,2000:111.

[2] 汤尔和.关于孙中山病状的疑问[J].民国医学杂志,1925,3(2).

[3] 汪精卫.答汤尔和先生[J].民国医学杂志,1925,3(2).

[4] 汪精卫主张根本废除中医中药[J].国医杂志,1933(15).

[5] 当时报纸的报道是:"中华民国二十二年六月八日上午八时,中央政治会议举行七十四次常会,到林森、汪精卫、叶楚伧、孙科、居正、顾孟余、经亨颐、邵力子、唐有壬、陈公博等二十余人。席间讨论修正《国医条例》时,主席汪精卫忽提出反对国医异议,言辞激昂,发挥透辟,颇能言人所不敢言。略谓中国医药治病效力渺茫全无标准,医士阴阳五行之说在科学

方面毫无根据。本人因病,屡为国医汤药所误,从病的经验上得来,深知中国医药学理缥缈不足为恃,故依本人主张中国医士应全废,全国药店皆停业,每省各县至少皆应创立西医院一所以利病家云云。汪院长语毕,出席各委员对汪氏主张亦起而反对,谓中国医药已有五千余年之历史,未闻为如汪院长之所言,中国医药如无治病效力则我国人民早已无此类矣,何以至今仍有四万万之多?且提倡西医之后舶来药品势必便于全国,漏卮可惊,国粹恐永沉沦焉。当时各中委唇枪舌剑辩论至二小时之久,至为激烈。结果乃将《国医条例》交付内教两部审查遂告散会云。"//梁峻.中国中医考试史论[M].北京:中医古籍出版社,2004:391－392.

[6] 张赞臣,王慧芳.上海医界春秋社创办的概况[J].中华医史杂志,1986(4):202.

[7] 宋爱人.医难的一段因果[J].医界春秋,1935(107):4.

[8] 翔山布衣.读行政院汪院长致立法院孙院长函之感想[J].医界春秋,1936(108):4.

[9] 行政院汪院长招待第三次全国医师大会代表演词[J].医事汇刊,1934(19):156－157.

[10] 赵洪钧.近代中西医论争史[M].合肥:安徽科学技术出版社,1989:107.

[11] 马伯英,高晞,洪中立.中外医学文化交流史:中外医学跨文化传通[M].上海:文汇出版社,1993:553.

[12] 行政院汪院长招待第三次全国医师大会代表演词[J].医事汇刊,1934(19):157－158.

阎锡山:以西医之精神,改进中医之学术

阎锡山,字百川(伯川),号龙池,1883 年 10 月 8 日生于山西五台县河边村永和堡(今定襄县河边镇)。1902 年考入山西省武备学堂。1904 年 7 月,被保送到日本留学,初入东京振武军事学校,结业后进入日本陆军士官学校。1905

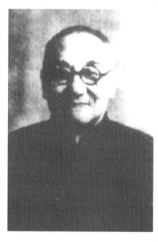

年加入同盟会。1909 年回到山西,任山西陆军小学堂教官、监督。次年春升任新军第四十三混成协八十六标教练官和标统。武昌起义爆发后,阎锡山参加了山西的起义,被公推为大都督。1912 年 3 月被委任为山西都督,1914 年 6 月升为同武将军。1916 年袁世凯死后,投靠到北洋军阀段祺瑞门下。1925 年,参与直系和奉军进攻冯玉祥的国民军。1926 年 7 月,国民政府开始北伐,于 1927 年 6 月 5 日电告南京政府,表示"服从节制",并自任北方国民革命军总司令,7 月 7 日被南京政府任命为军事委员会

委员。1928 年初,蒋介石复出后,就任改编的国民革命军第三集团军总司令。是年 6 月,北伐军夺取了津京地区,被委任为京津卫戍总司令,并相继担任太原政治分会主席、北平分会代理主任及山西省政府主席。同年 10 月,被国民党中央政治会议任命为内政部长。1931 年"九一八事变"后,被恢复为国民党中央执行委员。1932 年 2 月 20 日,出任太原绥靖公署主任。1935 年 4 月 2 日,被授予陆军一级上将。1937 年 8 月 5 日,出任第二战区司令长官,兼山西省政府主席。相继组织指挥了娘子关之战、忻口战役、平型关战役及太原保卫战。1949 年 6 月 13 日,担任国民政府行政院长兼国防部长。同年 12 月 8 日,从成都乘飞机去往台湾。1952 年,被聘任为"总统府资政"和"国民党中央评议委员会委员"。1960 年 5 月 23 日,在台北病故。

对于中医,阎锡山持一种既强调继承又倡导改造的态度。1918 年 8 月,阎锡山在教育计划会议上说:"中医本非世界公共之学术,才智之士不肯投入此界,以牺牲其脑力。且提倡中医亦必须有半改造的办法,改良药料,参加西医之适于行政及治方的确者,渐次造成一种中医大学之组织,方能站得住。"[1]为完成援引西医改造中医的任务,就必须成立中医研究会或大学。1919 年 4 月,阎锡山在给中医改进研究会的手谕中指出:

> 人为国本,医学为发育人类、保障人命之必要,是以先进诸国无不以医学为首务,而特重视之。我国维新多年,而医学进步特后,自鄙人秉政以来,调查所及,人民之死于无医与误于庸医而死者,不知凡几!固人类之大悲,实学术之缺点。是兴办医学,为今日当务之急,了无疑义。所疑难者,学习中医乎? 学习西医乎? 学习中医,则既无专精之教员,又无有统系之学术;学习西医,则尽舍己以从人,难造普及之药料。今拟以西医之精神,改进中医之学术,特设专校,分科研究,学生按区保送,学成而后,归区服务,以期普及。[2]

1919 年 4 月 20 日,身为山西督军兼省长的阎锡山亲自筹集基金 20 万元(本金存入银行,利息作为经费)并拨开办费 15 万元,山西中医改进研究会在太原督军署成立。阎锡山亲任会长,山西省政务厅长杨兆泰任理事长,还聘请了全国医学界和教育界的名流担任理事和名誉理事,会员遍及全国 14 个省、市。下属机构有:医校、医院、针灸征集讨论会、医学杂志社。该研究会的宗旨是:"集大家之所长,并取西医之所长,互相研究,改进中医,渐成有系统之科学,广济人群。"同年 8 月,山西医学传习所成立,由杨兆泰任所长,租用国民师范学校东院为校址,阎锡山拨款 13000 元作为日常教学经费,学生生活费由各县支付。9 月开学,课程中西医兼授,中医课程有:内经、难经、本草、

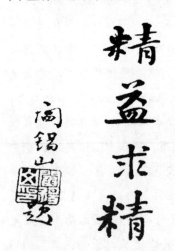

阎锡山为山西医学专门学校的题词

伤寒、金匮、温病、针灸和妇科、儿科、外科等;西医课程有:解剖、生理、病理、药物,以及内科、外科、产科、卫生防疫等,并加授英语。1920 年派薄桂堂赴日本采

购标本、仪器和医院设备，并在新民中街购地 100 余亩，新建校舍和医院，于 1920 年 5 月落成。学校占地面积 48750 平方米，房屋 143 间；医院 17750 平方米，房屋 265 间。中医改进研究会和医学传习所先后搬入新址。医学传习所继续办至 1926 年 12 月第六期学员毕业，后改设中医专修班，学制四年，中西医课程同时开设，并加授英、德、日等外语，学生免收学费。1921 年 8 月，山西医学传习所改组为山西医学专门学校[3]。

附属医院在学校的西侧，创设于 1921 年 8 月，以"救济病人，辅助医会，改进医术，指导学生实习"为宗旨。中医改进研究会每年拨给经费 18000 元。内部分中西医两部，各设主任 1 人。中医部有医士 4 人，西医部有 3 人，还有医助 4 人，药剂士、司药生各 1 人。中西医主任与医士均由理事、名誉理事和会员兼任[4]。医院有病床 150 张，分设男、女养病室。附属医院直到抗战开始、太原沦陷才被迫停诊。

中医改进研究会还于 1921 年 6 月成立了《医学杂志》社，把宗旨定为"整理旧学，输进新知，以组成有系统之学说"，共向全国发行 95 期，1937 年抗战爆发后停刊[5]。

阎锡山建议中医多实验，以求出一定的原理、公式；在外科、产科方面，中医要多向西医学习，并建议中医以求专精。还成立了针灸研究讨论会，挖掘民间验方、秘方，组织讲演和讨论，共刊出《审查征集验方》6 集，以保留中医中有价值的内容。当时有记载曰："设中医改进研究会于省垣，研究中医医药之改进方法，每周在国署集会讨论，进行甚有精神。近更创办医学校一所，聘请中西名医，以培养医才。"[6]

因为深受传统文化的熏陶，阎锡山对中医是情有独钟的。早年曾患胃病，在其日记中曾记载此事，并记治胃病方剂甚多。如 1937 年 4 月 26 日记："汾西李秉同函送治胃病药方：焦术三钱、白术三钱、砂仁一钱、白豆蔻一钱、陈皮一钱、广木香一钱。以上六味理中宫之元气。当归五钱、川芎一钱、红花三分、远志一钱、怀

《审查征集验方》书影

牛膝二钱,以上五味入心养血。巴戟二钱、杜仲二钱、菟丝子二钱、山药三钱、芡实二钱、熟地二钱,以上六味补先天炉火。生姜三片,枣一枚开破为引,水煎空服。"1937 年 4 月 27 日记:"上海北京路广顺里 29 号寿守型函送治胃病药方:香附三钱、刺猬皮五钱、瓦楞子四钱、白蔻末三分捣烂、甘松钱五、木蝴蝶五对、炒白芍三钱、淡吴萸四分、拌炒真川连六分、绿萼梅一钱、鲜姜汁一匙。此方止痛之力甚著,但绝非麻醉剂,乃从病之根方治疗也。"1937 年 5 月 1 日记:"南京湘人函送治胃病药方:元胡索五钱、草果五钱、五灵脂五钱、没药五钱,四味研末过筛于病发时以黄酒冲吞三钱。"1937 年 5 月 22 日记:"杜君函送治疗胃病秘方:元胡一钱、广木香一线、五灵脂一钱、胡椒一钱、白蔻仁一钱、硫磺八分。共为细末,每服三分。烧酒送下,不能饮酒者开水亦可。"[7]

阎锡山相信中医能治病,认为中医确有提倡的价值,有保存、研究和改进的必要。在改进的过程中,要适当地吸收西医有利于治病的方面。阎锡山说:"中医因其陈义过高,不易学习而致其学渐失,十分可惜,故不善;西医因其注重凭证,有形可求,常人易于学习,故比较为善。中医应取西医之长补自己之短。"

首先,中医要吸取西医中的科学成分。"中医之医理率近虚玄,西医之医理纯按科学,虚玄者多独得难传之秘,科学者有普遍可能之法。化虚玄而日近于科学,此尤为中医改进切要之图。例如医者诊病,中西俱用切脉,中医凭手固能诊察多端,然查察脉搏缓急究与西医表记之结果精粗不同。其他如验热度、征血压、听呼吸类皆如此。"

阎锡山手迹

其次,中医的手术与药丸都不如西医给患者带来的痛苦小,所以应当向西医学习。"病者之服药,疮者疽者之割治,本皆为不得已之举。然西药凡散或用糯麦制筒装之或用糯麦制皮包之,则化苦为不苦,变噎而不噎。中医则一仍其旧不加改善,以致视服药为畏途。又,西医之割治疮疽或用全身蒙汗或用局部麻醉,而中医则此法久不通用,但凭患者、医者之胆力以致视割治如蛇蝎;其他如发明霉菌之后预防传染尤为治病所不可少之举,关于此点,西医常用预防注射及护口具、消毒水等预为之,所然皆为我中医之所不讲求。"

再次，中医因不管患者病情如何，"药量没有变化以至效果不佳"，而西医则相反，"病体之变化时有不同，药力之效果每多转易，西医之于病者之于药力通常则日三验之而重者尤繁。中医则不守病人，不时究药力之结果，以致绝好经验会之东流。"

最后，中医同道之间因缺乏交流而不容易进步，也容易失传，而西医则常常在交流中不断进步。"一医具一长，百医具百长，设教育以教之，设研究团体以交换之，则彼此互益，一医可获百长，不特此也，医学流传时有进步，此世譬进步三尺，有教育有组织则下世可以继三尺而进为六尺，再下世继六尺而为九尺。"这是西医的特点。而中医"历来纯重书本无教育之设置，无系统之研究，无互益之团体，以至人只一长，世只三尺。寻见五千年之中医将不免为幼稚之西医所扑灭"。

不过，无论是用中医还是西医，都是以治好病为目的。阎锡山说："吾国医学不振，真传失绪，尤其在增进吾国国人治病之效率也。"所以，"以治病为主不画中医、西医畛域。举凡中医、西医之良法以及社会上流传之偏方甚至针砭按摩，何者有效即用何者"[8]。他曾讲过："医学之进化如火车一日千里，皆得科学之力。某友系军人，因骨部跌损，己不自知，尚勉强作业，实不能行；经西医用爱克司光镜诊察，见其骨部某处已损，用手术救正，即如常人。吾中医哪能如此！至显微镜能察微生物，尤其特长。近又有镜，能见内部脏腑，但制造不易，用者尚不甚多，将来必更进化。以他人如此精妙，中医几未梦及，安能与人争胜，实可谓无立足之余地。"[9]

---

[1] 申国昌. 守本与开新：阎锡山与山西教育[M]. 济南：山东教育出版社，2008：225－226.

[2] 申国昌. 守本与开新：阎锡山与山西教育[M]. 济南：山东教育出版社，2008：226.

[3] 1928年8月，依据南京国民政府规定，山西医学专门学校改称山西医学专科学校，学制四年，纯授西医课程，最后一年为临床实习。同年招收西专第一班，11月将前中医专修科改为中医专门班。1932年1月经校董会决定，改称"山西川至医学专科学校"。"川至"，取"阎伯川恩泽所至"之义，以期学生知道该校是由阎锡山出资兴办的。抗战爆发后，山西川至医学专科学校停办，直到1940年在陕西宜川复校后不久并入山西大学。

[4] 医院这样设置与时任中医改进研究会会长阎锡山的中医观有着直接的关系："西医

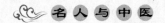

重解剖,必有确实证凭,方认其为是;无确实证凭,则认其为非。此本西医之长处,然解剖者皆系死体。中医原出道家,初皆注重修养功候,既至能明了自身之脏腑,便能得生人之血气循环。如《黄帝内经》皆道家者流,圣医以道家为法,此中医之长,而短处亦即在是。"

[5]樊玉琦.川至医专和川至医院[M]//《山西文史资料》编辑部.山西文史资料·第6卷.太原:山西省政协文史资料委员会,1999:438-439.

[6]韩玲梅.阎锡山实用政治理念与村治思想研究[M].北京:人民出版社,2006:276.

[7]李蓂源.《阎锡山日记》述略[M]//《山西文史资料》编辑部.山西文史资料·第10卷.太原:山西省政协文史资料委员会,2000:1292.

[8]韩玲梅.阎锡山实用政治理念与村治思想研究[M].北京:人民出版社,2006:274-275.

[9]申国昌.守本与开新:阎锡山与山西教育[M].济南:山东教育出版社,2008:229.

周作人:成千上万的中医实在不是现代意义的医生,全然是行医的玄学家

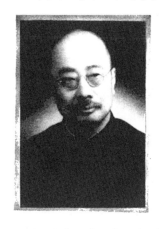

周作人,原名櫆寿,字启明,晚年改名遐寿,号仲密,又名知堂。1885年1月16日生于浙江省绍兴府会稽县(今绍兴县)东昌坊口新台门。早年毕业于江南水师学堂,后留学日本。"五四运动"前后,曾任北京大学、燕京大学等校讲师、教授,并参加文学革命的讨论和从事新文学写作。曾是"文学研究会"的发起人和主要成员,也是《语丝》的主要撰稿人。抗战时期曾任伪北京大学文学院院长、伪华北政务委员会教育总署署长。著有《自己的园地》《雨天的书》《瓜豆集》《中国新文学的源流》等。1949年后,著有《鲁迅的故家》《鲁迅小说里的人物》和《知堂回忆录》,译有《日本狂言选》《全译伊索寓言集》等。

周作人作为"五四新文化运动"凌厉浮躁的健将,号称"药堂叟",名其居室为"煅药庐""药草堂",生前自编文集中以药名世的就有《药味集》《药堂语录》《药堂杂文》。文章中处处不乏对于医药问题的文化针砭。

1928 年 10 月 29 日,在《语丝》发表的《国医》一文中云:

九月二日《新晨报》上有这一则新闻:

外城医院中医停诊。北平医院由政府设立者有内外城官医院两处,以便贫病者就诊。其院内之组织原分为事务长、西医长、中医长三者,各自独立,不相侵越,从来不设院长,因院长须有中西医之资格学识,始可管辖全院,否则难免有偏重偏轻之弊。此次北伐成功,政局陡变,北平特别市政府委任陈祀邦为内城医院院长,殷初为外城医院院长,陈、殷均以西医资格为该院长,对于中医方面难免有所歧视,日前外城医院因经费问题停诊十天,昨日起复行开诊,本社访员李君因病前往该院,就诊中医。据该院人云:本日出诊均系西医,未有中医。查其原因,大意殷初对于该院以后拟均用西医,不用中医。但吾国人之心理大半皆喜中医,现在内外城医院中西医之成绩,中医实较西医为优,平时疾病之就诊于中医者实居多数。闻昨日国医公会对于此事召开紧急会议,讨论办法。第以记者之平心而论,中医为吾国之国粹,经数千年历圣相传,医理精微,治法完备,实不亚于西医,究竟中西医皆系为人治病,各有所长,不容有所偏废也云。

案:官医院停诊以后复开的第一天,《新晨报》社访员李君去看病,找不到国粹的中医,于是《新晨报》社记者平心而论历圣相传的医理与治法,于是国医公会即在当天召开会议,他们一群人的办法敏捷,布置周密,真可佩服! 至于结果呢? 九月二十七日《世界日报》上载:

市政府提倡中国医学,昨训令卫生局,说中西医学不可偏废。

北平市府近令卫生局,关于全市人民的保育极为注意。原令照录于下:

查自西学东渐,医院、医校之设日多,其间所研究探讨者多属西学,其补剂自属不少,惟吾国数千年岐黄旧术,反致湮没不彰。须知中西医术各有专长,未可偏废。中西著述导源不同,其后代有专家,关于元胜制治之理无不阐发精微,卓著明效,即针灸、推拿各法亦多不传之秘。社会信仰之心积累甚久,莫不视为切身利害所关,亟应设法为之调剂。一面搜罗中医名著,采集国有道地药材,于学理、药性双方加以深造,自必发挥光大。一面研究西医学理,参酌调剂,各取其精,各汰其弊,庶不致畸轻畸重,而全市人民亦可赖以保育。为此令仰该局,统筹兼顾,融合并行,造福人群,发扬国光,实利赖之。此令。

我们将这两篇比较一下,虽不敢断定报社记者与市府秘书都是国医公会之人,总之是相去不远,而这一篇舆论与一道府令是国医公会讨论办法之结果,那是无可疑的。呜呼! 国医与国医公会之伟大,《新晨报》记者与北平市长之忠诚,均可以传矣![1]

1927 年 12 月 25 日,在《医学周刊集序》中认为中国自古巫医不分,时至今日,中医依然没有脱离迷信与巫术。提倡科学,破除迷信,是当下最重要的任务:

古代的医术与宗教是混在一起的,中国统称巫医,至今还称医卜星相。古希腊也是如此,Pharmakeia 一字可以作医术讲,也就是法术(Magic)的名称,这正与化学和炼金术、天文学和占星术是同样的关系……在科学未发生以前这可以说是当然,但如在医学成立,知道生理及病理的现象均由于自然之因果,与鬼神无关,那时还要宗教或法术的治疗,这就成为十足的迷信了……至于中国,这本是稀奇古怪的地方,在古今的艺术家、哲学家中间确有些很高明的思想,但一方面乌烟瘴气的迷信也很不少,没有正统的教会的监督,没有正式的祭师的指导,却自能流传蔓延,人生的一切活动几乎无一不受其影响,医术也自然不在例外,而且这些迷信的分布并不限于民间,即知识阶级亦在其内,尤可异者则中国医师本身也还不能脱去这种迷信,或者更进一

周作人所用闲章

步而为医学上的迷信之宣传者,则显然是巫医合一了。友人疑古玄同君藏有中医小册子数种,都是这类的宣传品,我只见《存粹医话》卷四,有陆晋笙医士著《论人身上生雉雀蝙蝠蛤蛇龟鳖等动物》一文,以为

"人身而生动物,似乎奇异,实不足奇",末云:"凡此皆明乎五行之气化者始得知之,若不讲五行,不究气化,徒沾沾于某方某药治某病,是形而下者谓之艺,目之曰医术则可;形而上者谓之道,名之曰医道则不可。"这是一个很好的例,证明中国的医学没有脱离迷信的把握,而且医生自己还是一个术士。我们若是冷淡地看,说随他去也罢,反正不过少医活几个人,未始不讲得过去;但事实没有这样简单——像这最能实证的生理及病理的学术方面还容留得下迷信,别的方面可想而知,政治道德以及一切人生活动自然也为迷信所主宰,社会上蛮风的复活或遗留又是当然的了,这实在是不容轻轻地看过的事。提倡科学,破除迷信,这句老生常谈实在是救国条陈里的最要的一条。[2]

写于1928年8月30日的《新旧医学斗争与复古》一文,首先表明自己不以医学为职业,既与西医无亲,也与中医无仇,内心真实的想法是相信西医、重视西医,衷心期待西医能够蓬勃发展并最终战胜中医;其次认为西医与中医的名称无论如何是讲不通的,应该称为新医学、旧医学才对。因为医学只有一个,而中医是玄学,西医是科学;最后指出中医只不过是医学发展的一个阶段,西医才是现代医学,中西医之争只不过是现代文明与守旧反动之争罢了:

> 丙寅医学社发行周刊已有两年了,我于医学虽是外行,却是注意地旁观着,更关心地看守它的成长和发展。近年上海方面中西医争论起来了,江绍原先生根据了他的迷信研究的阵地也加到里边去,对于中医很有所攻击,这个我也觉得极有意思,远迢迢地望着,关心听那接触的消息。我为什么这样多事,难道真是"有闲"到非管闲事不能过日么?这当然不是的。我于医学完全是个外行,既与西医无亲,亦与中医无仇,不想帮了那

周作人五十自寿诗

个来打那个，只是从我的立场来看我是十分重视西医的，因此我就衷心地期待它的发展，希望它的胜利。

为什么呢？老实地一句话，我所最怕的是复古的反动。现在的中国却正在这种反动潮流之中，中西医的争论即是新势力对于旧势力迫压之反抗的一种表现，所以它的成败是很可注意的。新势力的反抗当然发现于种种方面，惟关于政治、经济、道德各方面的几乎统以"赤化"之名被压倒，只有医学以系纯正科学之故，虽其主张不与"国粹医"相合，尚未蒙"准共党"之徽号，可以自由说话。倘若连这个都没有了，那时反动便已大告成功，实现了右倾派的理想世界，有力者与下民"相安一时"，虽袁、吴、段、张之盛事也要相形见绌了罢。

因为这个缘故，中西医学这名称实在是讲不通，应该称为新旧医学之争才对。世间常说什么中学为体西学为用，什么东方文明高于西方文明，我总不能了解。我想文明总只是一个，因为人性只是一个，不过因为嗜好有偏至，所以现出好些大同小异的文化，结果还总是表示人性的同一趋向……中医学不是中国所独有，西医学也不是西洋所得独有，医学本只是一个，这些原是这整个医学发展上的几个时期，有次序上的前后新旧，没有方位上的东西中外。据英国肯斯敦博士所著《医学史》(C. G. Cumston, The History of Medicine, 1926)说，医学发达有四个时期，即(1)本能的医学，(2)神学的医学，(3)玄学的医学与(4)科学的医学。现在所谓西医是科学的医学，而中国的"国粹医"无论怎么看法总还是玄学的，其间当然还夹杂着不少的神学的分子……中国则有科学训练的医生反要算是例外，成千上万的中医实在不是现代意义的医生，全然是行医的玄学家。什么辰州祝由科、灵子术的灵学家、国民精神养成所，这是原始社会的巫师行径，是再早一个时代的东西，不必说了，就是最纯正的中医学说也都是玄学的说法，倘若真是说得特别，即使荒唐古怪，也总还够得上说是独有，可以标榜一个"国"字而名之曰"国术"！但是不幸某一时期之医学的玄学说法却是世上普通的事，"以天地五运六气配人身五脏六腑"与西洋中古之以七曜十二宫配人身各器官、阴阳湿燥之说与病源体液说(Humoralism)等，药物之形色数的意义与表征说(Theory of Signature)，根本上是一致，这种例不必等我外行人来多举,只要请去查世界及中国医学史就可看到许多……但是,在哈威(Harvey)发现血液循环以后,医学界起了一个大革命,科学的医学终于成立,玄学的医学称为前时期的遗物,它的运命已经规定要被"赫伏奥变"的了。

这样看来,中国的医学原不是什么固有的国粹,只是世界的医学的发达上某一时期的产物,在现今是已经过去,正如哥白尼以后的天圆地方说,不能称之曰"中"与西去对抗,只可称之曰旧医学,才与事实相和。论理,旧时代的遗物不应该再会得势,然而现在中国却正相反,不但得势,而且还出于反攻,有压倒新的科学的医学之形势,这是什么缘故呢? 简单的解说是:(一)旧医生的生存竞争,(二)群众的保守心理。这两个固然是主要的原因,但此外还有一个更普通重大的原动力——这便是现在社会上复古的反动的潮流。近两三年来北京在段、张治下,厉行复古的工作,一切颇著成效,而旧医之勃兴亦其一端,我每走过旧刑部街看见什么中国医药学校的章士钊所写的匾额,总不禁想到这是很有意义的一个象征。现在各方面的复古已多成功了,政治、道德上凡新的都就是左的、赤的,可以归入刑事范围处分之,只有医学上的新势力还没有什么名义可以抑制它,所以尚在反抗,这就是新旧医学斗争的现象。这最后一支孤军的命运如何,很可令人注意。我虽不是医生的同行,但与他们实在是休戚相关,因为我最怕复古的反动,所以希望新医学的胜利,保留一点新势力的生命。[3]

完成于 1930 年 5 月 13 日的《日本新旧医学的兴废》一文,鉴于"近两三年来中国新旧医学之争,忽然兴起,因为觉得这与反动的一般旧势力之复活,很有连带关系,虽然自己是医学的门外汉,却也有点儿注意。想到日本以前情形,有好些与中国相像,于是很想调查明治维新时代医学改革的状况,给中国人做个比较参考",但是"借了富士川博士所著的《日本医学史》来翻过一遍,关于新旧之争,说的太简单了,有点不得要领,只得暂且搁起"。于是,专门购买了日本内务省卫生局于 1925 年编刊的《医制五十年》,根据这本"专记近五十年的事"的书籍,把日本是如何消灭"汉医"的过程作了详细的叙述后,说:

（日本）到了现在所有开业的医师如不是正式的学校出身,也都受过正式的检定,可以说是已经没有单读《汤头歌诀》的医生了。但是,旧派的遗老遗少也未必完全没有，譬如说现今风行中国的一部《皇汉医学》，即是这种人的作品，不过在中国虽是风行，在日本却只是弓末之末，学界中人几乎不大注意，并不当作反动看了。我们中国早已有了独立卫生部，虽然日本还只是一个局，附属在内务省里，然而我们还在考试中，每年新添专读《汤头歌诀》的医师，比较明治八年的办法还不知道相差多少——我在这里想请大家注意，明治八年正是一八七五年，已是五十五年前的事情了。[4]

1945 年 1 月 10 日，刊于《新民声》的《医学》一文，再一次重申自己关注医药的原因以及对于中西医的态度：

> 古人虽有求知之心，而少此机缘，虽然古来胡乱杀人，却没有学术的解剖，前清道光时王清任想要明了内脏的位置，还只得到丛冢里去察看，真可以说是苦学了。自从西洋的医士合信氏给我们译出《全体新论》以来，这件事也就不很困难，及至学校开设，生理卫生列入中学课程里边，有先生按时讲给大家听，考问得不大记得还要扣分数，这样的一来，就是想忘记也很有点难了吧。可是虽不忘记，却是不能活用，也是徒然，我们所虑的便是这一点。在学校书本子上得来了好些的新知识，好像是药材店的许多小抽屉，都一隔隔的收起来，和历来在家庭社会上得来的更多的旧知识，并排的存着，永不发生关系，随时分别拿出来应用。所以学过生理学，知道骨骼、脏腑构造的人，有时还仍旧相信旧书上所说的话，例如女人比男人要多或是少一根骨头，古时某人是锁子骨的，或静坐炼气，这气可以从丹田往上行，向顶上直钻出去。本来气这说法在古希腊也是有的，沿至欧洲中世还是如此，因为解剖尸体时发现动脉是空的，以为这是气的管子，自血液循环说成立，这气的通路只限定于呼吸系统之内了。中国种种旧说在以前都是想当然的，现今青年已经习得确实的新学说，总当来清算一下子，摒除虚妄，择定一种比较正确的道理，以便有所遵循，勿再模棱两可才是。
>
> ……
>
> 中国古时医学也曾发达过，可以与希腊、罗马相比，可是到了近代便已中绝，即使旧说流传，而无法与现今之生理病理以及霉菌学相连接。鄙人不懂玄学，听之茫然，故在医学一方面，对于国粹了无留恋，

所希望大家获得者乃是现代医学的知识，若是"医者意也"一派的故事只是笔记的资料，我看了好些叶天士、薛生白的传说，觉得倒很有趣，却是都不相信也。[5]

1950 年 10 月 10 日，将与恽铁樵笔战的余云岫看作诤友，写了《争取中医》，以"足医"为造福民众的大业：

余云岫先生是中国中医的诤友，多少年来他揭发中医学理之错误，不合于生理病理，希望他们改变过来，知新而后再温故，这是很好的意思。古语云：良药苦口。又云：若药不瞑眩，厥疾不瘳。中医们忘了古训，以余先生为大敌，曾力加抗拒，这是错的，有点不识好歹。但余先生的方法在现今看来也有缺点，他只顾到破坏一面，没有做好争取的工作，对方以为要他们无条件投降，起了恐慌也是难怪的。

现在政府提倡中医的学习，不取消旧的身份，只教接受新的知识进去，到了学习完成，有如秀才进师范馆，毕业后一样是新的教师了。这样争取过来的中医，根据他们过去的经验，再能够实心去应用新得的知识，成绩不见得会比初出茅庐的医学士差，问题只是在旧包袱能扔掉多少，若是撇下《难经》，挑选《本草》，适宜应用，传染的微生物病全用新法，大致也就不错了吧。中医改造之后，中药争取整理是急需的工作，这两件如办好，关于"足医"便已进了一步，即是于民众的福利大有进益了。[6]

1952 年 1 月 26 日刊于《亦报》的《中医科学化》，说：

近来中央卫生部发出指示，组织中医学会，其首要任务是促进中医科学化。这是有极大的意义的一件事情，我以前对于卫生部争取中医的方针，非常佩服，现在则是更进一步的办法，也更是重要了。过去新医生(通称西医)歧视中医，以致两派对立，形若水火，这是很不对的，我们对于疾病有统一战线的必要，所以中西医要团结一致，抵御疾病这才能有力量。但是治病救人是一种根据科学的技术，这里手法材料尽可有点不同，基础的原理却是不可以有两个的。医药上的科学原理不可以有两个，因为人的生理和病理只有这一个。清末的人说夷人心偏左，中国人的心都居正中，这种话在那时可以说，现在总是不行了。病名尽可不同,如肠热叫伤寒,脑溢血叫中风,用药也尽可使用草根树皮,但病的成因和药的作用却不能适用旧的说法,这须得由中西医会同了来研究说明才对。诊脉是有用的,但那该用科学的说法,什么阳明经、太阳经那一套玄妙的话是不成了,青果可能于咳嗽有好处,但也不能解说为色青属金,因肺是属金的,所以有效了。

总之那些阴阳五行的话,旧时代当作法宝的东西,到现代都已失了时效,一直背在身上成为包袱,中医的朋友们应当首先勇敢的把它丢掉了。[7]

对于医学,虽然周作人收藏和阅读的书籍有中国魏晋时期陶弘景的《神农本草经注》、明朝李时珍的《本草纲目》、清朝王清任的《医林改错》、日本杉田的《解剖新书》、山协的《藏志》、富上川游的《日本医学史纲要》、美国人的《药学四千年》等,但他自己承认,“关于医学,我所有的只是平人的普通常识”[8]。因此,他在1928年8月29日致俞平伯的信中坦诚地说出了自己不得不“外行人说外行话”的苦衷:“近日大肆搜索,还《医学周刊》之文债,月内必须清还,外行人说外行话,苦矣!”[9]既然如此,周作人为什么还一直不断地发表攻击中医的言论呢?

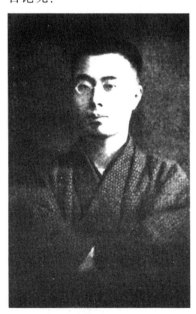

留日时期的周作人

一是对科学主义的迷恋,科学是他心目中永远的宗教。在《知堂回想录·我的杂学》一文中,周作人说他的学问“从古今中外各方面都受到各样影响……在知与情两面分别承受西洋和日本的影响为多,意的方面则纯是中国的”[10]。这里的“知”,不但包括社会科学,如民俗学、人类学等,也包括自然科学,如生物学、医学等。其中,周作人尤为看重的是生物学和医学。对医学特别关注的原因,与他一再经历病痛的威胁和折磨有关。3岁时出天花,而且颇厉害。此后,父亲的病与死、四弟椿寿因急性肺炎致死、祖父之死等人生变故,使他认识到“天地一蜉蝣,百年一旦暮”“人生一世,鲜不有死”[11]。他曾在江南水师学堂时生了一场重病,"昏不知人,样子十分沉重"[12]。东京6年算是比较平安,及至民国初年,就又害起病来,"给'三十六峰'室的蚊子叮的发疟疾了"[13],而民国九年底,周作人得了一生当中最厉害的一场病,"据说是肋膜炎,于是这一下子便卧病大半年之久,到九月里方才好起来"[14]。周作人还有一种奇怪的病,每到秋风起时,鼻多涕,他称之为"二百十日"。正是对疾病的嫉视,周作人才对医药及西医怀有甚深的感情,因为西医是本着科学精神的,而中医却是"以意为之",含有很大的偶然性,像南宗的文人画一样,令人反感。周作人曾多次感慨嘉庆时中国医学界的"豪杰"王清任亲临义冢察视小儿内脏,并写出《医林改错》,对所谓"祖传秘方的万应药"深恶痛绝,虽然对中药颇有好感,科学思想真正主导了他的好恶[15]。

二是对日本文化的由衷偏爱。周作人早年长期留学日本,并娶日本人为妻,切身体验了日本的民俗风情,受到了日本各种思想文化的熏染,归国后,又长期执教日本语言文化。由喜欢日本的物质生活到日本的文化氛围,再到作为整体的日本文化,周作人将日本文化的地位推崇到了无以复加的位置。日军进入北平后,周作人的声望及其对日本文化的由衷欣赏,使他成为日本侵华势力所"青睐"的重要对象。在一段时间的接触、试探、说服之后,周作人从摇摆不定、半推半就到走马上任、招摇过市,最终沦为文化汉奸[16]。1938年4月9日,周作人出席了由日本人主持召开的"更生中国文化建设座谈会",正式为日本人效力。在北平沦陷期间,周作人先后出任伪华北政务委员会委员、教育总署督办、伪华北作家协会评议会主席、伪北大文学院院长等职位,并访问过日本、伪满洲国。

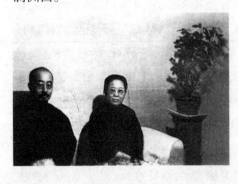
周作人与羽太信子

周作人堕落成为汉奸的原因是很复杂的,从家庭这个角度来看,他的日本妻子羽太信子起了很坏的作用。1919年底周作人全家搬到北京后,看到北京有日本侨民,有日本医院和商店,日本货很多,要什么,有什么,在当家人羽太信子的主持下,从八道湾买东西,无论是吃的、穿的、用的、小孩的玩具,甚至连酱油、咸菜,一律都买日本货。孩子们生了病,当然请日本医生,服用日本药。通过请医服药，买东西等事的交往，周作人一家逐渐结识了日本医生、日本老板、商人等日本朋友。

但他的女儿若子，豆蔻年华却因日本大夫误诊而死。1929年11月16日，若子自学校归，晚呕吐腹痛，请日本医生山本忠孝诊察。"说是胃病，到了半夜腹又剧痛，病人自知痛处是在盲肠，打电话给山本医院，好久总打不通，我的妻雇了汽车，亲自去接，山本大夫仍说是胃病，不肯来诊，只叫用怀炉去温，幸而家里没有怀炉的煤，未及照办，否则溃烂得更速了。次晚他才说真是盲肠炎，笑说：这倒给太太猜着了。却还是悠闲地说等明天取血液检查了再看，十八日上午取了血液，到下午三时才回电话，说这病并非恶性，用药也可治愈，惟如割治则一劳永逸，可以除根。妻愿意割治，山本大夫便命往德国医院去，说日华同仁医院割治者无一生还，万不可去。当日五时左右在德国医院经胡（Koch）大夫用手术，盲肠却已溃穿，成了腹膜炎（根据胡大夫的死亡证书所说），过了一天遂即死去了。"周作人愤怒地说："山本大夫实在太没有人的情，没有医生的道德了。""本来盲肠炎不是什么疑难之症，凡是开业医生，当无不立能诊断，况病人自知是盲肠，不知山本大夫何以不肯虚心诊察，坚称胃病，此不可解者一。次日既知系盲肠炎，何以不命立即割治，尚须取血检查，至第三日盲肠已穿，又何以称并非恶性，药治可愈，此不可解者二。即云庸医误诊，事所常有，不足深责，但山本大夫错误于前，又欺骗于后，其居心有不可恕者，山本大夫自知误诊杀人，又恐为日本医界所知，故特造谣言，令勿往日华同仁医院，以为进德国医院则事无人知，可以掩藏。家人平常对于同仁医院之外科素有信仰，小儿丰一尤佩服饭岛院长之技术，惟以信托主治医故，勉往他处，虽或病已迟误，即往同仁亦未必有救，惟事后追思，不无遗恨，丰一来信，问：为什么不在同仁医院，往德国医院去？亦令我无从回答。山本大夫思保存一己之名誉，置病人生命于不顾，且不惜污蔑本国医院以自利，医生道德已无复存矣。及若子临终时山本大夫到场，则又讳言腹膜炎，云系败血症，或系手术时不慎所致，且又对我的妻声言：病人本不至如此，当系本院医生之责，现在等候医生到来，将与谈判。乃又图贾祸于德医，种种欺瞒行为，殊非文明国民之所宜有。医生败德至此，真可谓言语道断也夫。"即使这样，周作人仍不解恨，对山本忠孝痛恨至极，"我认识山本大夫已有七八年，初不料其庸劣如此。去年石评梅女士去世，世论嚣然，我曾为之奔走调解，今冬山本大夫从德国回北平，又颇表欢迎，今乃如此相待，即在路人犹且不可,况多年相识耶!若子死后,不一存问,未及七日,即遣人向死者索欠,临终到场且作价二十五元,此岂复有丝毫人情乎!我不喜欢仇友反复,为世人所窃笑,惟如山本大夫所为,觉得无可再容忍,不得不一吐为快耳。若子垂死,痛恨山本大夫不置,尝挽母颈耳语曰:不要山本来,他又要瞧坏了。又曰:我如病好了,一定要用枪把山本打死"[17]。并《就山本医院误诊杀人致北平市卫生局呈文》:"揆诸情理,均无可恕。为此历叙情由,呈请查办。请予转呈市政府,转达河北省交涉员,据情照会天津日本总领事,要求取消该山本忠孝医师开业许可,并加以处分。以重人命,而伸公道。"[18]

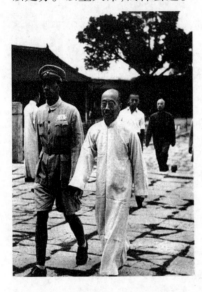

周作人以汉奸罪押往法庭途中

1937 年冬,震惊中外的南京大屠杀之后,一个名叫吉川幸次郎的日本人在北平拜访了周作人。在交谈中,周作人说:"在相信中医更胜过西医的这个社会,要像你说的那样振兴自然科学,恐怕很难罢。"按照周作人的逻辑,如果要振兴自然科学,就非要反其道而行之不可,即西医胜过中医,或者干脆说是兴西医而灭中医。多么可恶而又荒唐的谬论!就任伪华北教育督办后,给日本学者青木正儿的著作写序,觍颜写下"老而为吏"的句子,丝毫不以当日寇傀儡为耻。千万不要忘记,最早前往日本靖国神社拜鬼的中国人,就是 60 多年前的汉奸文人周作人。1941 年,周作人作为伪华北政务委员会常委兼教育督办,率团赴日参加会议,特意抽空去参拜靖国神社,为日本侵华战死的军人招魂。拜鬼后,周作人又两次赴日军医院,"亲切慰问"在侵华战争中被打伤的日军官兵,还两次为他们养伤捐款。1941 年至 1942 年一年间,周作人三次南下,视察徐州各地治安强化运动开展情况。每到一处,都先拜见当地日本宪兵队和特务机关,然后慰问陆军医院伤病"勇士",检阅地方保甲自慰团并作"训示"。1942 年 12 月 8 日,华北地区成立了"中华民国新民青少年团中央统监部",周作人在会上发表了《齐一意志发挥力量》的训词,下午在天安门检阅青少年团训练的分列式,周作人头戴日本军帽,身穿日本军装,主持检阅式,周作人曾表示"协力大东亚战争",可作为他替日寇侵略中国充当帮凶角色的自供。故有人说:"每想到周氏的这些丑行,他的所谓恬淡闲适的美文便成了一堆粪土。"[19]他针对中医的所有言论,是否也当作如是观呢?

---

[1] 陈子善,张铁荣.周作人集外文[M].海口:海南国际新闻出版中心,1995:336-337.

[2] 钟叔河.周作人散文全集·5[M].桂林:广西师范大学出版社,2009:170-171.

[3] 钟叔河.周作人散文全集·5[M].桂林:广西师范大学出版社,2009:491-494.

[4] 钟叔河.周作人散文全集·5[M].桂林:广西师范大学出版社,2009:650-656.

[5] 钟叔河.周作人散文全集·9[M].桂林:广西师范大学出版社,2009:403-404.

[6] 钟叔河.周作人散文全集·10[M].桂林:广西师范大学出版社,2009:530-531.

[7] 钟叔河.周作人散文全集·12[M].桂林:广西师范大学出版社,2009:109-110.

[8] 钟叔河.周作人散文全集·9[M].桂林:广西师范大学出版社,2009:219.

[9] 钟叔河.周作人散文全集·5[M].桂林:广西师范大学出版社,2009:410.

[10] 杨扬.周作人批评文集[M].珠海:珠海出版社,1998:364.

[11] 钟叔河.周作人散文全集·1[M].桂林:广西师范大学出版社,2009:17-19.

[12] 钟叔河.周作人散文全集·13[M].桂林:广西师范大学出版社,2009:275.

[13] 钟叔河.周作人散文全集·13[M].桂林:广西师范大学出版社,2009:440.

[14] 钟叔河.周作人散文全集·13[M].桂林:广西师范大学出版社,2009:581.

[15] 关峰.周作人科学思想琐论[J].衡水学院学报,2008,10(5):49-50.

[16] 汪注.周作人对日本文化的偏爱及其检讨[J].楚雄师范学院学报,2011,26(2):1-6.

[17] 陈子善,张铁荣.周作人集外文[M].海口:海南国际新闻出版中心,1995:358-359.

[18] 陈子善,张铁荣.周作人集外文[M].海口:海南国际新闻出版中心,1995:360.

[19] 张东宝.问鲁迅:汉字何罪[M].广州:中山大学出版社,2009:172.

丁文江:宁死不吃中药不看中医

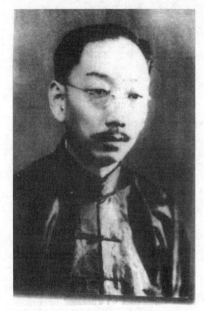

丁文江,字在君,笔名宗淹,1887 年 4 月 13 日生于江苏泰兴县黄桥镇。5 岁入蒙馆读书,14 岁时写的《汉高祖明太祖优劣论》受到泰兴知县龙研仙的赏识,令丁父携其入署,以《汉武帝通西南夷论》对他进行面试,得到龙氏赞赏,并纳为弟子,劝其出国留学,以成其志。1902 年秋,随湖南学者胡元琰去日本留学。1904 年夏,离开东京赴英国求学。1908 年考入格拉斯哥大学,攻读动物学和地质学。1911 年,毕业回国。1913 年 2 月,任北洋政府工商部矿政司地质科科长,创办地质研究班。次年,改称地质研究所。1916 年,创立中国地质调查所,任第一任所长。1919 年 2 月,随同梁启超以非正式代表身份去欧洲参加巴黎和会,并从此结为密友。1921 年 5 月,与胡适等人成立秘密性质的"努力会",次年 5 月 13 日共同在北京创办《努力周报》,丁文江用"宗淹"的笔名,发表了不少政论文,鼓吹"好人政府"。1923 年 2 月至 12 月,与张君劢开展了一场"科学与玄学"的大论战,痛斥张为"玄学儿"。1931 年 9 月 13 日,被北京大学校长蒋梦麟聘为地质学教授。1932 年 5 月 22 日,与胡适等创办《独立评论》,并先后在这个刊物上发表政论文 20 多篇,认为中国没有"抗日"的能力,"对日宣战,完全等于自杀"。1934 年 6 月,辞去北京大学教授职务,担任国民政府中央研究院总干事。1935 年 12 月 2 日,前往湖南为粤汉铁路调查煤矿,12 月 8 日夜在衡阳煤气中毒,被送往长沙救治。1936 年 1 月 5 日,死于湘雅医院,终年 49 岁[1]。

丁文江是以卓有成就的地质学家而闻名于世的。和翁文灏、曾世英一起绘编的《中华民国新地图》是当时出版的各种地图中最好的版本。"他办一个地质研究班，就可以造出许多奠定地质学的台柱子；他办一个地质调查所，就能在极困难的环境之下造成一个全世界知名的科学研究中心；他做了不到一年的上海总办，就能建立起一个大上海市的政治、财政、公共卫生的现代式基础；他做了一年半的中央研究院的总干事，就把这个全国最大的科学研究机构重新建立在一个合理而持久的基础之上。"[2] 1940 年 7 月，中央研究院评议会为纪念他对中国科学事业的重要贡献，决定设立"丁文江奖"。1946 年 6 月，中央研究院院务会议决定将上海自然科学研究所实验楼命名为"在君馆"。

丁文江是"一位有远见卓识的开拓者，他对促进科学和科学应用的发展产生过巨大的影响"[3]——第一位地质教学机构负责人，即北洋政府工商部地质研究所所长；第一位发表地质矿产调查报告并附有区域地质图的学者；第一位远征边疆的学者；第一位发表中国矿产资源论文的学者；第一位详细研究煤田地质，并建议进行有计划的钻探，从而获得经济效益的学者；第一位发表工程地质论文的学者；第一位用统计学方法研究古生物学的学者；第一位以地质学者身份主持铁道勘察的学者；第一位发表"矿业纪要"的学者（与翁文灏合著）[4]，其对待中医的态度，从其写的一副对联中就可以略窥一斑：

> 吃肉走路骂中医，年老心不老
>
> 喝酒写字说官话，知难行亦难

这是自号"治世之能臣，乱世之饭桶"[5]的丁文江为高梦旦 61 岁生日写的寿联。他不但把"骂中医"当作一项"饭后运动"，自称"宁死不吃中药不看中医"，而且"终身不曾请教过中医，正如他终身不肯拿政府干薪，终身不肯因私事旅行借用免票坐火车一样的坚决"[6]。

据丁文江的朋友陈伯庄回忆，一次与丁文江谈到中医，陈伯庄说自己"坚持中药具有实验效用，在君极不耐烦"。陈伯庄问道："假如你到穷乡僻壤考探地质，忽然病了，当地无一西医，更无西药，你会让中医诊治你吗？"丁文江断言回答说："不！不！科学家不得自毁其信仰的节操，宁死不吃中药不看中医。"[7]

事实也确乎如此。据胡适说，他的确有一次病重仍不肯请中医诊治。"有一次在贵州内地旅行，到了一处地方，他和他的跟人都病倒了。本地没有西医，在君是绝对不信中医的，所以他无论如何不肯请中医诊治，他打电报到贵阳去

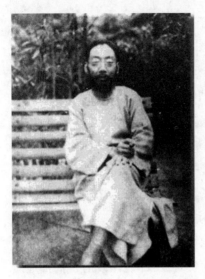

1929 年在贵州调查地质时的丁文江

请西医,必须等贵阳的医生赶到了他才肯吃药。医生还没有赶到,他的跟人已病死了,人都劝在君先服中药,他终不肯破戒。"[8]

这是因为他"信仰新医学""是一个欧化最深的中国人,是一个科学化最深的中国人"[9]"是欧化中国过程中产生的最高的菁华,他是用科学知识作燃料的大马力机器;他是抹杀主观,为学术为社会为国家服务者,为公众之进步及幸福而服务者"[10]。更重要的是,"丁文江在英国就掌握了一个科学家的国际性专业和思维方式"[11]。他的学生——中国科学院学部委员、中国地质科学院名誉院长黄汲清曾说过:"据我个人所知,丁文江的生活方式和当时的一般大学教授没有两样。他穿长袍马褂,吃中国饭,住北京式的小四合院,决不是什么洋气十足的人。但是,他的思想方法和工作方法的确是'西方式的'。"[12]

丁文江一生笃信科学。他的生活极有规则,睡眠必足 8 小时。极讲究卫生,在外面吃饭,必用开水或酒来洗碗筷[13]。但他却竟然相信迷信,曾多次跟朋友们说过,他活不过五十岁,因为他的家族里就一直是没有活过五十岁的[14]。1934 年,蔡元培请他担任中央研究院总干事,他以临近五十岁怕因自己早死耽误事业而不肯就任,最后做了全面的身体检查,确认没什么毛病后才接受职务。即使如此,他仍在四十九岁的头上写好了遗嘱。然而,也许是命中注定的缘故,他居然没有打破那个关于家族男性寿命的谶语。一个笃信科学的人竟然如此迷信并且还不幸被言中了,这在近代"废止中医"派中是不多见的。

其实,这个"终身不曾请教过中医"的丁文江,最后是死于他所相信的"科学的西医"的误诊。

对于丁文江的死和死因,中医学界也曾有人撰文进行过分析,但因对所引用的资料未加详细甄别和核实,以致与"事实不符",引起了安徽医科大学流行病学教研室祖述宪教授的不满,认为"他们把丁文江死亡的时间、地点、病情严重程度和治疗经过全弄错了""把丁文江不同时间和地点的两次生病就医经过混淆起来,幸灾乐祸地挖苦死者,实际上是对于五四运动提倡新文化运动人物的敌视，发泄对于他们张扬民主与科学的不满"，并相继发表了两篇论文来加以澄清[15]。为了不致再次"以讹传讹"，现将时任湘雅医院内科主任、曾亲自参与丁文江最后救治的杨济时写的《丁在君先生治疗经过报告》一文，全文转引如下：

丁在君先生于二十四年十二月初抵长沙，后即往湘南旅行。随从工役一名。七日参观湘潭衡州间某煤矿，据丁先生事后自述，此矿系用旧法开采，入地颇深，入矿隧道有四十五斜度之阶梯。丁先生曾深入地下六百余尺之矿底，因地湿且空气不佳，未久留。复行出矿，及至地面，即觉呼吸急促，衣服尽为汗湿。

八日至衡阳，住粤汉路株韶段路局宾馆。淋浴后晚餐。九时至寝室就寝。室甚小，装有壁炉，生煤火。丁先生入室后，即将窗门严闭，服珂达令安眠药一片（丁先生苏醒后自述旅次失眠，三日间每晚服一片），即熄灯就寝。

九日晨原定偕凌局长鸿勋赴耒阳。七时余，局中办事员及其他客人早餐，未见丁先生出户，即着从人察看（寝室未锁），经该从人十分钟之呼唤不醒，因疑有异，即请路局陈医师前来诊视。此为九日晨八时左右事。其时门窗已启，室中已无煤气，丁先生已不省人事，呼吸急迫，神志昏迷，面色紫红，脉搏已不易扪着。陈医师即为注射强心及呼吸刺激剂，并施行人工呼吸，历五小时后仍无进步。午后二时即送往衡阳之仁济医院，乃再行注射强心剂等药，仍未见苏醒。济时于是日晚九时抵该院诊视。丁先生颜色紫红，呼吸深而促，瞳孔反应甚微，口唇流血，并已置口腔扩张器，下门牙已去二，口腔破裂处颇多，脉搏一百三十余，血压一四〇/八五，肺底有少许水泡音，腹部肿胀，四肢痉挛，尤以右侧为甚，右踝呈阵挛反应。因疑煤气中毒外尚有其他变化，故用尿管放出约一千公撮之小便，试验结果无糖质，有少许蛋白质，及甚多之柱体，并有甚多之酸质。根据以上检查之结果，即行静脉注射葡萄糖液及胰岛素，去除口腔扩张器，洗通大肠，于当晚十一时即见呼吸稍舒缓，惟仍未出昏迷状态。

十日晨眼球及瞳孔反应灵敏，痉挛亦见进步，复再行注射葡萄糖液及胰岛素，再于肛门注射大量之水分。十日午后两目已自能转动，肺部仍呈水泡音,右底尤多,且时咳嗽。

十一日晨即能饮牛乳及水分,目已开张,呼之亦稍能应声,及作简单之动作,午后可作简单之应对。翁文灏、朱经农、丁文治、戚寿南诸先生于是日晚九时抵衡,丁先生已能一一认识。

济时于十二日离衡,暂由戚寿南(中央医院)、陈宜诚(粤汉路局)、包乐第(衡阳仁济医院美籍医师)诊视。

济时复于十四日赴衡。此次诊察,发现前胸左乳头外一寸余处肿起,约有一元银币大,扪之剧痛。水泡音仍存在。其余状况良好。即于是晚决定于十五日晨护送至长沙休养。

十五日十时半离衡,午后五时半抵湘雅医院。途中经过良好,无发热,惟时咳嗽。

十六日下午拍照肺部 X 光,发现左右两肺底有少许发炎变化,且左胸似容有少量之水液。丁先生病势日见起色,左肺无其他变化,惟肿起处仍作剧痛。

此后自十五至二十二经过甚为满意,能谈笑饮食。二十日曾要求嗣后每日下床行走,未允其请。

二十三日晨十一时傅斯年先生、丁文治先生均伴丁先生在侧,复要求暂为离床少座椅上,此时因丁先生意颇坚决,难以阻止,由五六人维护下地,动作甚痛苦。半小时后,傅先生即观察丁先生神色剧变,十一时三刻复扶入床。以前脉搏约在八九十之间,呼吸正。十二时脉搏已增至一百十数,呼吸二十数,体温三十九,神志仍清,惟甚疲困,谈话甚少。检查得左胸打诊甚浊,且有远离之气管音,即疑左胸有液体。午后行诊断穿刺,果发现淡红色脓液。是晚即延请湘雅外科主任顾仁医师诊视,复抽出约五百五十公撮之稀脓液。是晚体温、呼吸即好转。

二十四日复行穿刺,惟得极少量之同样液体。脓胸之诊断既明,商诸傅斯年先生请协和外科医师来湘诊视。此后曾抽刺数次,无多量之液取出。左肺底似有肺炎。体温在三十九、四十间。右臂痉挛更甚。不能言语。大小便失禁。不能入眠,出汗较多,故每晚需用大量之安眠药剂。

二十七日以后,时醒时睡,神志不甚清晰。左前胸肿痛处疑有作脓变化,故会商顾医师注意。

二十八日晨顾医师于五肋骨处开割,果发现第五肋骨已折,并取出一百五十公撮之浓脓。培养及染色检查结果,发现脓中有肺炎双球菌。开割口约二寸,置放出脓管。

二十九、三十两日体温复常。时协和医院外科主任娄克斯抵长,会诊之决定,再用 X 光照胸部。因该处心影所蔽,照片不能详明,以探针试胸部脓管,为后向上升,深有尺余。一月一日脊髓刺穿,脊水正常。

娄克斯医师于一月二日留以下之记载:

据两日以来之观察,大致情形为作脓发炎,加之一氧化碳并发毒之结果,肺部不免有发炎变化。惟因心影所蔽,不易诊察,除已发现之作脓处外,其他处恐尚有较小之同样病态。惟此类脓胞或不大,不能觉察也。综观病前衡阳旅行之种种疲劳,煤气中毒等等不幸之经过,个人意见以为脑中枢血管损坏足以解释。目下之情形,尤以步行上南岳山,入矿底,离床坐起,过度费力之动作为最严重。于衡阳中毒后二日之昏迷,右臂之痉挛,第二次(指离床)过度动作后发生失语,大小便无节制,强度之痉挛,脑部血管出血,或脑部脉管血栓形成,足以解释现在之诊状。肋骨截伤非主要症。目下胸腔作脓,可增剧脑部血管固有之损坏(瘀斑、出血、肿胀等)。此类病理变化,以煤气为主因。脊水正常与无视神经乳头水肿,不足证明脑部之作脓变化,慎密之对症治疗。如以后再发觉作脓处,仍需外科开割放脓,为目前惟一之适当疗法。娄克斯。

自三十一日起,每日体温、脉搏由正常度上增,服用毛地黄并不见效。血液乏色曼反应阴性,且无疟疾及回归热原虫。

三日晨,颈后弯,并作硬,右肢痉挛如前,心音微弱,血压一五五/一〇五,小便检查无异状,白血球二〇〇〇〇至三〇〇〇〇。精神更见萎衰。

四日晨,呼吸更形急迫(三十八)。下午喉间作痰音,体温增至四十五,脉一百六十。即注射强心剂、呼吸氧气等治疗,渐见进步,体温下落至三十九度。午后九时间能入眠。

五日清晨,脉搏一百四十,体温三九度,呼吸五十。颜色青紫。脉渐增至一百七十已不易扪着。至十一时情形更恶,各种刺激、注射剂均无效。于一月五日午后五时三十分逝世。[16]

20年后,胡适在写《丁文江传》时,已经明确认识到丁文江是死于误诊:

他中煤气毒,是许多因素的凑合。第一、他从矿洞里出来,就伤风了。那天晚上他洗了澡去睡,想出点汗,故关闭窗户。第二、他缺少用壁炉的经验,更没有料到那晚上大风雨,壁炉烟囱的煤气出不去,反吹回屋里来了。第三、在君的鼻子本没有嗅觉,闻不出煤气。第四、他的习惯要睡足八小时,因为次日要去看矿,他服了一片安眠药——这许多因素不幸凑合,造成了绝大的悲剧!

中煤气毒,是北方人常见的事。但株韶路局的医生都是南方人,从没有这种经验,他们把病人当作溺水的人救治,做了六小时的人工呼吸,以致病人的左胸第五肋骨折断,胸部受伤。正如傅孟真说的:"并未停呼吸,何用人工呼吸!"这确是一大错误。

在君的肋骨折断,胸部受伤,经过两星期之久,未请外科医生验看。直到十二月二十四日才请湘雅外科主任顾仁医生(Dr. Phillips Greene)诊视,才抽出五百五十公撮的稀脓液,所以傅孟真在十二月二十八日从长沙给我信上说:

湘雅医院很不坏,万分尽心。其内科杨主任(济时)非常尽心,可感。然杨主任似未免忽略了院中的外科主任。我感觉此外科主任顾仁(Greene)人与本事都好。若不是他,在君已不救了……若早找顾仁来细看看,或者"左胸积脓"不至积久而暴溃。

这是第二个大错误。

……

因为他到长沙后进步甚好,所以大家忽略了,未及仔细检查他的受伤情形,竟没有发现他的左边肋骨折断了一根,折断的肋骨之下已生脓了。这是二十三日病势忽然危急的原因。左肋骨折断了一根,是直到二十八日晨顾仁医生于第五肋骨处开割才发现的!

我在二十年后记载这个好朋友的得病以至不救而死的一段最可哀念的事实,我不能完全压制我的几桩惋惜。第一是在君自己没有严格的服从一个最好的医院的警告，在游兴和责任心的双重诱惑之下，爬上三千多英尺的高山，又走下六百多英尺斜深的矿洞。第二是他疏忽了内地仿造西洋壁炉烧煤的危险，晚上严闭了窗户睡觉。第三是衡阳的路局医生和教会的外国医生都缺乏北方老百姓的常识经验，很鲁莽的做了五六个钟头的人工呼吸、敲掉了病人的两个门牙，折断了他的一条肋骨，种下了"胸脓"的祸根。第四是中国内地最

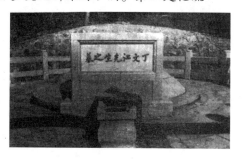

位于湖南长沙岳麓山北麓的丁文江墓

完善的医院，最尽心的医师，因为病人天天有进步，就忽略了他胸左的肿起和"剧痛"，让这胸脓一旦溃裂而不可救治。孟真当时也说："止是忽略。"（见他十二月二十八夜给我的信）但衡阳医生的糊涂鲁莽，长沙医生的忽略，都是我们信仰新医学的人应该牢牢记着的教训。这个教训是我们信仰提倡新医学的人应该作更大的努力，不但要注意设备的最新最完善，特别要注意医学校的教育和训练，要更严格的淘汰医学生，更严格的训练医学生，更加深他们的科学态度与习惯，要加强他们的责任心与一丝一毫不可忽略苟且的科学精神——仅仅信仰西医是不够的！[17]

丁文江"宁死不吃中药不看中医"，与他迷信科学有关。1904 年丁文江自日本转赴英国留学，在英国期间，接触到达尔文、赫胥黎、边沁、皮尔逊等人的著作和学说，深受当时英国流行的两种思想影响：一是由斯宾塞、赫胥黎等倡导的实证主义哲学，二是达尔文生物进化学说及社会达尔文主义。七年的留英生涯，使丁文江的思想发生了根本性变化，他把皮尔逊的现象学、哥尔登的优生学和达尔文、赫胥黎的一般原理融合起来，从而把科学看成一种广泛的思想态度。科学主义在他心中深深地扎下了根，同时由于他对科学的崇拜，也使其思想走向了另一个极端——唯科学主义。

首先，表现为科学价值万能论。他把科学引进社会人生各个领域，宣传科学对于自然界、社会、人生等所有领域具有普遍权威。在丁文江看来，科学已不再是具体的经验知识或单纯的方法论，而是升华为一种普遍的价值规范、一种

衡量一切的惟一尺度。丁文江力主将科学作为一种基本方法、基本态度和基本精神来改造中国社会。对科学价值的极端推崇,使丁文江的思想最终向科学决定人生观这一科学主义极端方向发展。他说:"科学不但无所谓向外,而且是教育同修养最好的工具,因为天天求真理,时时想破除成见,不但使学科学的人有求真理的能力,而且有爱真理的诚心……了然于宇宙、生物、心理种种关系,才能够真知道生活的乐趣。""科学的公例,惟有懂得科学的人方能了解。若是你请中国医生拿他的阴阳五行,或是欧洲中古的医生拿他的天神妖怪,同科学的医生来辩论,医学的观念,如何能得统一?难道我们就可以说医学是古今中外不统一,无是非真伪之标准,科学方法不能适用吗?"[18]

其次,表现在科学方法万能上。丁文江所强调的"科学万能",首先是指科学作为认识方法,具有普遍意义。它不仅适用于自然万物,也适用于社会、人生。他说:"科学的万能,科学的普遍,科学的贯通,不在它的材料,在他的方法。"[19]甚至认为,中国的统一也需要科学方法。"中国的不容易统一,最大的原因是我们没有公共的信仰。这种信仰的基础,是要建筑在我们对于自己的认识上"。因此,他十分注重历史、考古等学科的研究,认为只有"用科学方法研究我们的历史,才可造成新信仰的基础"[20],只有全国民众都有了以科学方法为基础的公共信仰,统一大业方可告成。

最后,在丁文江的思想里,科学被认为既是天道(关于自然的必然之理),又是人道(支配主体自身的普遍原理);无论是自然现象,还是主体行为,最终都被诉诸科学的解释,特别是将科学引入人生观,以科学原则界定人自身。这种科学万能观念,是违背科学本性的。科学强调的是实证、理性,但当科学泛化为科学主义,要求以科学作为压倒一切的终极信仰和价值规范之后,科学就丧失了理性,走向了他的反面,"赛先生"最终变成"赛菩萨"。丁文江以提倡科学理性开始,却最终走向了反理性主义,这种科学万能的态度是与科学精神背道而驰的[21]。

[1] 王德孚,孙荣圭.丁文江年谱[M]//王鸿祯.中国地质事业早期史.北京:北京大学出版社,1990:258-261.

[2] 胡适.丁在君这个人[J].独立评论,1936(188):13.

[3] 黄汲清.序[M]//夏绿蒂·弗思.丁文江:科学与中国新文化.长沙:湖南科学技术出版社,1987.

[4] 舒畅.丁文江与中国科学近代化[M].开封教育学院学报,2004,24(2):25.

[5] 陈伯庄.纪念丁在君先生[M]//雷启立.丁文江印象.上海:学林出版社,1997:67.

[6] 胡适.丁在君这个人[J].独立评论,1936(188):9.

[7] 陈伯庄.纪念丁在君先生[M]//雷启立.丁文江印象.上海:学林出版社,1997:66 -67.

[8] 胡适.丁在君这个人[J].独立评论1936(188):9.

[9] 胡适.丁在君这个人[J].独立评论,1936(188):9.

[10] 傅斯年.我所认识的丁文江先生[M]//黄振萍.傅斯年学术文化随笔.北京:中国青年出版社,2001:299.

[11] 夏绿蒂·弗思.丁文江:科学与中国新文化[M].长沙:湖南科学技术出版社,1987:22.

[12] 黄汲清.序[M]//夏绿蒂·弗思.丁文江:科学与中国新文化.长沙:湖南科学技术出版社,1987.

[13] 蒋廷黻回忆与丁文江初次在天津一饭馆见面情形时说:"入席以后,在君第一件事是用绍酒洗杯筷.他不喝酒,更不闹酒,好像他不喜欢同席的人闹酒.他吃的不过多,也不过少.他的吃法不是一个讲究吃的吃法,是个讲究卫生和营养的人的吃法."//蒋廷黻.我所记得的丁君[M]//雷启立.丁文江印象.上海:学林出版社,1997.38.胡适也说:"他的生活最有规则:睡眠必须八小时,起居饮食最讲究卫生,在外面饭馆里吃饭必须用开水洗杯筷;他不喝酒,常用酒来洗筷子;夏天家中吃无外皮的水果,必须先在滚水里浸二十秒钟."//胡适.丁在君这个人[J].独立评论,1936(188):10.

[14] 陈伯庄说:"他死的一年曾对我说:'伯庄,我们学科学的,该重视统计平均 Statistical average.我丁家男子,很难过五十岁的,而我快到五十了.'"//陈伯庄.纪念丁在君先生[M]//雷启立.丁文江印象.上海:学林出版社,1997:66.

[15] 祖述宪.丁文江与中医——对张起钧与伊广谦关于丁文江之死两文的批评[J].医学与哲学(人文与社会医学版),2007(12):36.祖述宪.关于丁文江之死[J].安徽史学,1998(1):81.

[16] 杨济时.丁在君先生治疗经过报告[J].独立评论,1935(189):12-15.

[17] 胡适.丁文江传[M].海口:海南国际新闻出版中心·海南出版社,1993:159-162.

[18] 丁文江.玄学与科学——评张君劢的《人生观》[M]//朱正.丁文江集.广州:花城出版社,2010:80-81.

[19] 丁文江.玄学与科学——评张君劢的《人生观》[M]//朱正.丁文江集.广州:花城出版社,2010:80.

[20] 丁文江.中央研究院的使命[M]//洪晓斌.丁文江学术文化随笔.北京:中国青年出版社,2000:162-163.

[21] 杨金钢.丁文江科学主义思想述评[J].燕山大学学报(哲学社会科学版),2005,6:18.

陈寅恪：宁愿让西医治死，也不愿让中医看病

陈寅恪[1]，原籍江西修水县。1890 年 7 月 3 日生于湖南省长沙市周氏蜕园。1904 年得政府奖学金赴日本留学，就读于东京巢鸭弘文学院高中。因病于

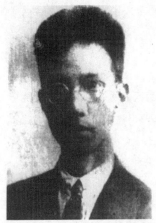

1905 年秋回国，旋入上海复旦公学，1909 年毕业。次年赴欧洲留学，先后在德国柏林大学和瑞士苏黎世大学读语言文学。次年回国自修。1913 年再度出国，入法国巴黎高等政治学校社会经济部就读，因欧战爆发，1914 年底又返回中国。初居南京，后居北京，继续自修。1918 年获江西省官费资助，再度出国留学。先在美国哈佛大学学梵文和巴利文；1921 年转往德国柏林大学梵文研究所，攻读东方古文字学近四年。在外留学十数年，未获任何学位，

但却无所不通，且尤精于史，并能运用英文、德文、拉丁文、希腊文、梵文、满文、蒙文、藏文等中外 13 种文字。1925 年清华学校设立国学研究院，受聘为该院导师，1926 年正式到校任教。1928 年清华学校升格为清华大学，任历史系、中文系教授；兼任中央研究院理事、历史语言研究所研究员兼第一组主任、故宫博物院院长。抗日战争爆发后，在西南联大执教。抗日战争胜利后，清华大学在北平复校；于 1946 年回清华大学任教。1949 年春执教于岭南大学，任中文系、历史系教授。新中国成立后，任中山大学教授、中央文史馆副馆长、中国科学院哲学社会科学部委员、全国政协第三届委员会常务委员。1969 年 10 月 7 日在广州病逝，终年 79 岁。著有《隋唐制度渊源略论稿》《唐代政治史述论稿》《元白诗笺证稿》《柳如是别传》《金明馆丛稿》等[2]。

陈寅恪出生于一个中医世家,对此,陈寅恪自己也是承认的。他晚年撰述《寒柳堂记梦》(未定稿),记述家世,首章《吾家先世中医之学》,就是从曾祖父

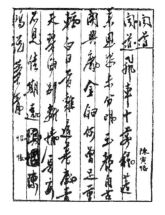

陈寅恪手迹

伟琳之医学开始。他的曾祖父陈伟琳年轻时因母亲赢弱多病,"究心医家言,穷极《灵枢》《素问》之精蕴,遂以能医名。病者踵门求治,望色切脉,施诊无倦。自言:无功德于乡里,而推吾母之施以及人,亦吾所以自尽也"[3]。祖父陈宝箴少时就受到良好家风陶冶煦育,后来也对医术精通。光绪二十一年(1895 年)正月二十日,陈宝箴曾为光绪皇帝的师傅翁同龢看过病。这一天的《翁同龢日记》记载说:傍晚时分去拜访陈右铭(陈宝箴),未能得见。点灯后陈右铭前来告别,作了长时间的交谈。还为我诊病把脉,说我肝虚火旺,命门与肾都不足,牛精汁、白术都是补脾的重要药物,可以经常服用。因为中医"号脉"以 15 秒 19 次为"平脉",而我却是 18 次,所以是虚证[4]。

据陈寅恪晚年回忆,此年(1895 年)陈宝箴还为谭嗣同的父亲看过病。当时陈宝箴任直隶布政使,父亲陈三立留在武昌侍奉母亲。有一天陈寅恪忽然看到家里的佣人提着一盒鱼翅与一罐酒,拿着一个封包来见祖母,并告诉祖母说这些礼物是谭抚台(湖北巡抚谭继洵,谭嗣同的父亲)送来的,封包内有银票五百两,请查收。陈寅恪的祖母表示银票万万不敢接受,鱼翅与酒可以收下。佣人于是遵命将银票退了回去。原来这是谭继洵曾经患了重病,服了陈寅恪祖父陈宝箴所开的中药,于是痊愈了。谭继洵素来知道陈家并不宽裕,陈宝箴又远在保定任职,为了陈家以济急时之需,因而酬谢重金。当时寅恪侍奉在祖母旁边,虽然只有五六岁,但对为人治病,还可以得到如此高的酬报,颇为惊讶[5]。

光绪二十四年(1898 年),陈寅恪的祖父陈宝箴因所谓滥保匪人罪被革职,寅恪的父亲陈三立也因同案,即所谓招引奸邪,一并免职。这年冬天,陈氏全家扶着陈寅恪祖母黄氏的灵柩返回南昌。光绪二十五年(1899 年),陈寅恪 10岁,侍祖父及双亲暂时居住在南昌。有一天祖父陈宝箴与在旁的诸孙闲聊旧事,简单提到自己从京师返回义宁乡间故居,曾祖母告诉陈宝箴,说她前些时候患咳嗽,正好门外有出售人参的,买回来服用后,病就痊愈了。陈宝箴感到有点

纳闷,家境素来贫寒买不起人参,如果卖的价格很贱,而且还治好了病,其中必然有问题。陈宝箴于是告诉诸孙,这不是真人参,而是荠苨。因为荠苨的形状长得有点像人参,而且能治疗咳嗽。这在《本草纲目》中已经说得很清楚,可是人们并未注意到这一点。陈寅恪就是在 10 岁这一年知道《本草纲目》这部书的。当时,陈寅恪的母亲经常卧病在床,案头常常放着一部《本草纲目》的节略本,随手翻阅十分方便。于是陈寅恪当即找出荠苨一条,正如祖父陈宝箴所说的那样。嗣后,陈寅恪看到旧刻的医书、药书,也多少翻阅翻阅。但对此只是一知半解,未曾将书中所讲述的方法及药物用来处方治病,只用来考证古史资料,如论《狐臭与胡臭》一文,就是其中的一例[6]。

受家学熏染,陈寅恪不但从小就泛览医书,日后治学往往能征引医学文献

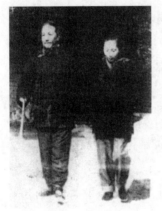

以佐其论。不仅《狐臭与胡臭》一文如此,其他历史论文,也常常援引古代医书,如隋代巢元方的《诸病源候论》、唐代孙思邈的《千金要方》、北宋唐慎微的《重修政和经史证类备急本草》、南宋杨士瀛的《仁斋直指方》、明代李时珍的《本草纲目》等,是知其平日阅读古医书甚多。

然而,陈寅恪在《吾家先世中医之学》一文中,却这样说:

陈寅恪与夫人唐篑在一起

我的曾祖父以医术闻名于乡村间,祖父、父亲于是也兼通医学,并为人治病。我小的时候也曾经浏览过我国的医学古籍,知道中医的理论与方药,有许多是从外国传进来的。然而,我却不信中医,认为中医有见效的药物,没有可以说得通的理论。如果限于时代及地区,不得已而用之,是可以的;如果自以为是并封为国粹,凌驾于外国医学之上,则是因为对我国医学的历史不了解的缘故,甚至可以说是数典忘祖!在我撰写的《〈三国志〉中印度故事》《崔浩与寇谦之》及《元白诗笺证稿·第五章·法曲篇》等文章中,已经将我的意见简单申明了,在此不再赘述。《小戴礼记·曲礼》说:"医不三世,不服其药。"从曾祖父到父亲,正好为三世,但是我却从来不敢以中医为人治病,这难道不很奇怪么?孟子说:"君子之泽,五世而斩。"我的长女流求,虽然从事医学,但所学的却是

西医。

……

中医之学是我的家学，今反而不相信中医，世上所说的不肖子孙，难道说的是我这样的人吗？我小的时候体弱多病，基本上服用的都是曾祖父、父亲所开的方药。从光绪二十六年（1900年）举家迁往江宁后，开始延请西医治病。从此以后，我们家渐渐不再用中医治病了。大概是时势造成的吧！[7]

陈寅恪曾经说过："宁愿让西医治死，也不愿让中医看病。"这位"曾留学欧美十多年，学识渊博，而他的装束却一身'土'气，没有半点洋味：夏季一袭长衫、布裤、布鞋，冬季则一顶'三块瓦'皮帽、长围巾、棉袍再加黑面羊皮马褂、棉裤扎腿带、一双厚棉鞋。戴上近视眼镜，完全是一副只知'了口''诗云'的老学究模样"[8]的"怪"教授确实做到了这一点。

陈寅恪早在1937年48岁时就发现眼疾[9]，"乙酉（一九四五），先生五十六岁。正月，因生活艰苦，营养很差，左眼视网膜剥离加重，终致失明。虽经医生施手术，未奏效，并因手术时把视网膜搞皱，致后来无法再弄平。是年秋，英国

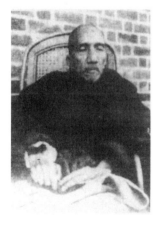

1965年盲目膑足的陈寅恪

牛津大学约先生赴伦敦疗治目疾。希能痊复，仍留牛津讲学。于是由成都搭机去昆明，再经印度乘飞机去伦敦。抵英后，由于第二次大战方结束，国外生活亦不好，营养较差，虽经用电针贴合视网膜，由于网膜皱在一起，无法复原。明年春离英归国，绕道美国，阳历四月，达纽约原拟再试医疗，后闻美国名医亦无良策，遂决定不登岸"[10]。并自吟《五十六岁生日三绝》伤其不幸遭遇，第一首云："去年病目实已死，虽号为人与鬼同。可笑家人作生日，宛如设祭奠亡翁！"从诗句中可窥测到陈寅恪当时的感伤情绪与黯淡心绪。

1962年7月11日，陈寅恪入浴时滑倒在浴盆中，致使右股骨颈骨折。次日住进中山医学院第二附院，时年73岁。医生考虑到陈寅恪年纪偏大，难以承受手术，故采取保守疗法，致使断肢终不能复原。当时陈寅恪的弟子蒋天枢在上海闻听此消息，曾建议请上海中医骨科名家王子平、魏指薪治疗，然而陈寅恪平生不信中医，不肯请中医治疗。半年后，1963年1月21日被抬回家中[11]。

其得意门生蒋天枢曾这样写道:"一九六二年,夏六月初十日,右腿骨跌折,住进中山二医院。因年老未动手术。当时枢曾建议请上海中医骨科专家治疗(时王子平、魏指薪最有名。曾亲闻魏言,常到外地给首长疗疾),先生不肯,致断腿终未能复原。先生生平不信中医,在成都视网膜剥离时,如不动手术,倘获名医,服中药亦可奏效。一时手术之疏,终身无复明之道,重可伤矣。在中山医院留住半年多,由医院抬回家。陶铸同志给派护士三人,轮班照顾。六四年五月枢赴穗晋谒时,虽能由两护士左右扶持起立,不复能再如往日由师母陪同散步矣。"[12]

出身于中医世家,拥有"盖世奇才""最好的教授""教授之教授""太老师""一口准""活字典""活辞书"等称誉的陈寅恪因为不信中医,竟然落到目盲膑足的地步也在所不惜,始终践行自己"宁愿让西医治死,也不愿让中医看病"的诺言,是也非也,还是请后人去评说吧!

---

[1] 陈寅恪之"恪",究竟是读作 kè,还是读作 què,目前有两种意见:一者认为应读作 kè,但陈寅恪是客家人,习惯将"恪"读作 què。一般人为了尊重他,于是便也跟着读作 què。//张延成.陈寅恪的"恪"不能读成 què[J].文史杂志,2000(2):27.二者认为应读作 què,并引陈寅恪自己的解释作为证据:"我外祖父与散原老人交往颇多,三十年代同居庐山。我曾问及此事,外祖父明确告知,读作 què 音。与陈家交往的文人学者也多读此音。"//朱遂.关于"恪"字读音的看法[J].读书,1998(2):22.

[2]《中国教育大系》编纂出版委员会.中国教育大系·历代教育名人志[M].武汉:湖北教育出版社,1994:544.

[3] 郭嵩焘.郭嵩焘诗文集[M].长沙:岳麓书社,1984:488.

[4] 原文:晚访陈右铭,未见。灯后右铭来辞行,长谈。为余诊脉,云肝旺而虚,命肾皆不足,牛精汁、白术皆补脾要药,可常服。脉以表上十五秒得十九至,为平。余脉十八至,故知是虚。//翁同龢.翁同龢日记[M].北京:中华书局,1997:2778.

[5] 原文:一日忽见佣工携鱼翅一槛,酒一瓮并一纸封,启先祖母曰:此礼物皆谭抚台所赠者。纸封内有银票伍佰两,请查收。先祖母曰:银票万不敢受,鱼翅与酒可以敬领也。佣工从命而去。谭抚台者,谭复生嗣同丈之父继洵,时任湖北巡抚。曾患疾甚剧,服用先祖所处方药,病遂痊愈。谭公凤知吾家境不丰,先祖又远任保定,恐有必需,特馈以重金。寅恪侍先祖母侧,时方五六岁,颇讶为人治病,尚得如此酬报。在童稚心中,固为前所未知,遂至今不忘也。//刘梦溪.中国现代学术经典·陈寅恪卷[M].石家庄:河北教育出版社,2002:882.

[6]原文:又光绪二十五年己亥先祖寓南昌,一日诸孙侍侧,闲话旧事,略言昔年自京师返义宁乡居,先曾祖母告之曰:前患咳嗽,适门外有以人参求售者,购服之即瘥。先祖诧曰:吾家素贫,人参价贵,售者肯以贱价出卖,此必非真人参,乃荠苨也。盖荠苨似人参,而能治咳嗽之病。《本草》所载甚明(见《本草纲目》壹贰"荠苨"条)。特世人未尝注意及之耳。寅恪自是始知有《本草》之书,时先母多卧疾,案头常置《本草纲目》节本一部,取便翻阅。寅恪即检荠苨一药,果与先祖之言符应。是后见有旧刻医药诸书,皆略加披阅,但一知半解,不以此等书中所言者为人处方治病,惟藉作考证古史之资料,如论《胡臭与狐臭》一文,即是其例也。//刘梦溪.中国现代学术经典·陈寅恪卷[M].石家庄:河北教育出版社,2002:882-883.

[7]原文:先曾祖以医术知名于乡村间,先祖、先君遂亦通医学,为人疗病。寅恪少时亦尝浏览吾国医学古籍,知中医之理论方药,颇有由外域传入者。然不信中医,以为中医有见效之药,无可通之理。若格于时代及地区,不得已而用之,则可。若矜夸以为国粹,驾于外国医学之上,则昧于吾国医学之历史,殆可谓数典忘祖欤?曾撰《〈三国志〉中印度故事》《崔浩与寇谦之》及《元白诗笺证稿·第五章·法曲篇》等文,略申鄙见,兹不赘论。《小戴记·曲礼》曰:"医不三世,不服其药。"先曾祖至先君,实为三世。然则寅恪不敢以中医治人病,岂不异哉?孟子曰:"君子之泽,五世而斩。"长女流求,虽业医,但所学者为西医,是孟子之言信矣……中医之学乃吾家学,今转不信之,世所称不肖之子孙,岂寅恪之谓耶?寅恪少时多病,大抵服用先祖、先君所处方药。自光绪二十六年庚子移家江宁,始得延西医治病,自后吾家渐不用中医。盖时势使然也。//刘梦溪.中国现代学术经典·陈寅恪卷[M].石家庄:河北教育出版社,2002:881-882.

[8]陈封雄."怪"教授[J].人物,1983(4):116.

[9]关于陈寅恪患眼疾的时间,笔者所见资料记载并不一致。劳干说:"到民国二十八年,寅恪先生来到昆明……那时寅恪先生已患眼病,需要时常休息。他吃得不多,可是烟酒都不沾……"//劳干.忆陈寅恪先生[J].(台湾)传记文学,1979(3):32.他的学生石泉、李涵说:"这年(1944年,笔者注。)冬季,陈师的目疾日益严重。他在课堂上对大家说:'我最近跌了一跤后,惟一的左眼也不行了(按:陈师的右眼是1937年抗日战争爆发后失明的),说不定会瞎。'"//石泉,李涵.追忆先师寅恪先生[M]//纪念陈寅恪教授国际学术讨论会秘书组.纪念陈寅恪教授国际学术讨论会文集.广州:中山大学出版社,1989:56.关于致病原因,陈寅恪曾对他的学生王钟翰说过:"我之目疾非药石所可医治者矣!因龆龄嗜书,无书不观,夜以继日。旧日既无电灯,又无洋烛,只用小油灯,藏之于被褥之中,而且四周放下蚊帐以免灯光外露,防家人知晓也。加之清季多有光纸石印缩印本之书,字既细小,且模糊不清,对目力最有损伤。而有时阅读,爱不释手,竟至通宵达旦。久而久之,形成了高度近视,视网膜剥离,成为不可幸免之事了。"//王钟翰.陈寅恪先生杂忆[M]//纪念陈寅恪教授国际学术讨论会秘

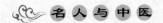
书组.纪念陈寅恪教授国际学术讨论会文集.广州:中山大学出版社,1989:50.

[10] 蒋天枢.陈寅恪先生传[J].文献,1984(20):155－157.关于去英国治病的经过,陈寅恪自述说:"因当时生活困难,以致双目失明。在成都医治无效。欧战已停,英国牛津大学请我去治眼,他们希望我的眼能治好,仍请我留在牛津。因年老体弱,遂回国。"陈寅恪长女流求的"笔记"也有所述及:"由刘适老师护送一程,乘运输机到昆明。以后搭伴再换飞机经仰光到伦敦……虽再次手术,仍未能治好眼疾。"陈寅恪次女小彭的"笔记"也说:"到英国后,由于第二次大战方结束,营养很差,虽用电针缝合视网膜,由于网膜皱在一起,无法复原。"//刘以焕.一代宗师陈寅恪:兼及陈氏一门[M].重庆:重庆出版社,2001:254－255.

[11] 王子舟.陈寅恪[M].武汉:湖北人民出版社,2002:140.

[12] 蒋天枢.陈寅恪先生传[J].文献,1984(20):157.

胡适：中医之学，
不根据科学上之系统研究，不足为凭

胡适，原名嗣穈，学名洪骍，字希疆，后改名胡适，字适之[1]，笔名天风、藏晖等，1891 年 12 月 17 日生于安徽省绩溪县上庄村。5 岁启蒙，在绩溪老家受过 9

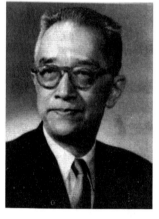

年私塾教育，打下一定的古文基础。1904 年，到上海进新式学校，接受《天演论》等新思潮，1906 年考入中国公学，1910 年考取"庚子赔款"第二期官费生赴美国留学，于康奈尔大学先读农科，后改读文科。1915 年入哥伦比亚大学研究院，师从哲学家杜威，接受了杜威的实用主义哲学，并一生服膺。回国后，任北京大学教授，加入《新青年》编辑部，积极提倡"文学改良"和白话文学，成为新文化运动的主将之一。1920 年至 1933 年，主要从事中国古典小说的研究考证，同时也参与一些政治活动，并一度担任中国公学校长。抗日战争初期，出任国民党"国防参议会"参议员，1938 年被任命为中华民国驻美国大使。抗日战争胜利后，于 1946 年任北京大学校长。1949 年寄居美国，致力于《水经注》的考证等工作，后来去往台湾。1957 年，出任台湾"中央研究院院长"。1962 年 2 月 24 日，在台湾的一个酒会上突发心脏病去世。

说到胡适与中医的故事,不得不从他于 1921 年 3 月 30 日所作的《题陆仲安秋室研经图》谈起。胡适写道:

> 林琴南先生的文学见解,我是不能完全赞同的。但我对于陆仲安先生的佩服与感谢,却完全与林先生一样。
>
> 我自去年秋间得病,我的朋友学西医的,或说是心脏病,或说是肾脏炎,他们用的药,虽也有点功效,总不能完全治好。后来幸得马幼渔先生介绍我给陆仲安先生诊看。陆先生有时也曾用过黄芪十两、党参六两,许多人看了,摇头吐舌,但我的病现在竟好了。
>
> 去年幼渔的令弟隅卿患水鼓,肿至肚腹以上,西医已束手无法。后来头面都肿,两眼几不能睁开,他家里才去请陆先生去看,陆先生用参、芪为主,逐渐增到参、芪各十两,别的各味分量也不轻。不多日,肿渐消减,便溺里的蛋白质也没有了。不上百天,隅卿的病也好了,人也胖了。
>
> 隅卿和我的病,颇引起西医的注意,现在已有人想把黄芪化验出来,看它的成份究竟是些什么?何以有这样大的功效?如果化验的结果,能使世界的医学者渐渐了解中国医药学的真价值,这岂不是陆先生的大贡献吗?
>
> 我看了林先生这幅《秋室研经图》,心里想像将来的无数《试验室研经图》,绘着许多医学者在化学试验室里,穿着漆布的围裙,拿着玻璃的管子,在那里做化学的分析,锅子里煮的中国药,桌子上翻开着《本草》《千金方》《外台秘要》一类的古医学,我盼望陆先生和我都能看见这一日。[2]

陆仲安墨迹

从胡适写的这段洋洋洒洒、情真意切的文字中可以很明显地看出,胡适是为了感谢陆仲安治好了他的病而欣然命笔的。胡适对陆仲安的赞誉是实至名归的。但陆仲安到底为胡适治好了什么病,现在竟然成了一桩"公案"。

胡适生前勤于写日记,但恰恰 1920 年的日记至今下落不明。据《胡适之先

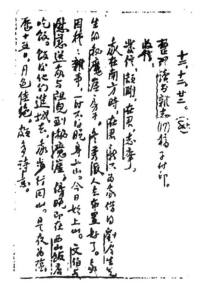

胡适日记手迹

生年谱长编初稿》记载，1920 年 10 月 18 日，"今秋以来，先生患病多日，诊治久不见效。友人马幼渔介绍陆仲安中医师替先生诊病"。11 月 11 日，胡适复日本友人青木正儿的信中说他的病还不曾全好；11 月 18 日，开始服陆仲安的药方，但未提及患什么病[4-5]。4 个多月后的 1921 年 3 月 30 日，在《题陆仲安秋室研经图》中说："自去年秋间得病，我的朋友学西医的，或说是心脏病，或说是肾脏炎。"而据祖述宪考证："胡适的确患有冠心病，最后因猝发心肌梗塞逝世，但是，他头一次发作是 1938 年 12 月 4 日晚上在纽约的一家旅馆里发生的。为了避免家人牵挂，他在翌年 3 月

14 日才写信告诉妻子江冬秀。此外，胡适没有任何其他心脏病的记录，所以那时不可能发生'心脏性水肿'。"[6]因此，胡适患病只能是肾脏炎，这是毫无疑义的。

胡适是相信"赛先生"的，然天下事竟然有出乎"赛先生"势力之外，未经"赛先生"训练之中医乃有起死回生之效，实非胡适始料之所及。胡适病愈后，不愿撰文以报中医治愈之恩，后来不得已才在林琴南送给陆仲安的《秋室研经图》上角写下了《题陆仲安秋室研经图》一段文字。

陆仲安是民国初年北平的名医，其处方用药好用黄芪、党参，尤其是黄芪，几乎每方必备，大家因此叫他"陆黄芪"。他用药还有一个特点，就是分量重，药价贵。他为陈果夫肺病开的方子，用十两党参、八两黄芪，还要他连服一百剂。由胡适所记看来，陆仲安的医术必然很精，故能博得胡适的"佩服与感谢"。不过尽管佩服，却不能改变胡适对中医的态度。1934 年，在傅斯年连续发表了两篇激烈批判中医的文章后，胡适作为当时《独立评论》的主编，不但发表了傅斯年的《再论所谓"国医"》，而且还转载了先前刊登在《大公报》上的《所谓"国医"》，并为之写了"编辑后记"以示支持：

傅孟真先生前两星期在《大公报》上发表了一篇《所谓"国医"》，引起了南北各地的"国医"和他们的护法者的大骂。《大公报》的星期

论文是十个星期轮到一次的,孟真先生等不及了,所以在《独立评论》里发表他《再论所谓"国医"》的文字。我们为使读者明了这场官司的起点,所以把那篇《所谓"国医"》转载在这里。关于这个新旧医的问题,我也颇有点意见,等孟真先生的话说完了,我也想写一篇文字。关于这个问题,我们当然欢迎讨论。但我们要声明一点:像天津中医公会陈泽东君所发表的五行六气阴阳奇偶"哲学之极顶"一类的文字,恕不发表。[7]

与傅斯年相比,胡适在这里则相对表现得不够宽容,干脆拒绝发表用中医固有话语写出的文章,武断地剥夺了中医表达自身学术性的话语权。

在 1935 年 11 月为《人与医学》的中译本作的"序"中,胡适更对中医药深表不满,大概早已忘记陆仲安的黄芪汤了:

每一门学问,每一种技术,每一个重要理论,各有他发展的过程,那就是他的历史。这种种发展过程,合起来就成了医学史的全部。但每一种新发展,不能孤立,必定有他的文化背景,必定是那个文化背景的产儿。埋头做骈文、律诗、律赋、八股,或者静坐讲理学的智识阶级,决不会产生一个佛萨利司(Vesaliub)[8],更不会产生一个哈维(Harvey),更不会产生一个巴斯脱(Pasteur)[9],或一个郭霍(Koch)[10]……老实说,我们东方人根本就不曾有过一个自然科学的文化背景……我们东方不但没有佛萨利司、哈维、巴斯脱、郭霍;我们简直没有盖伦(Galon),甚至于没有黑剥克莱底斯(Hippocrates)[11]!我们在今日重读两千几百年前的《黑剥克莱底斯誓词》,不能不感觉欧洲文化的科学精神的遗风真是源远流长,怪不得中间一千年的黑暗时期始终不能完全扫灭古希腊、罗马的圣哲研究自然、爱好真理的遗风!这个黑剥克莱底斯—盖伦的医学传统,正和那多勒某(Ptolemy)[12]的天文学传统一样,虽然有错误,终不失为最可宝贵的古代科学的遗产。

……

做学问要在不疑处有疑,待人要在有疑处不疑。

胡适

胡适的座右铭

我们读完这书之后，回头想想我们家里的阴阳五行的"国医学"，在这个科学的医学史上能够占一个什么地位……我们这些不学医的"凡人"，也应该读这样的一部书……因为我们实在太缺乏新医学的常识了。我们至今还保留着的许多传统的信仰和习惯，平时往往使我们不爱护身体，不讲求卫生，有病时往往使我们胡乱投医吃药，甚至于使我们信任那些不曾脱离巫术的方法，甚至于使我们反对科学的医学。到了危急的时候，我们也许勉强去进一个新式医院，然而我们的愚昧往往使我们不了解医生，不了解看护，不了解医院的规矩。老实说，多数的中国人至今还不配做病人！不配生病的人，一旦有了病，可就危险了。

所以我很郑重地介绍这部《人与医学》给一般的中国读者……我们看他叙述的西洋医学每一个方面的演变过程，我们也可以明白我们现在尊为"国医"的知识与技术究竟可比人家第几世纪的进步。[13]

更令人匪夷所思的是，胡适到了晚年，在给朋友的信和与弟子的谈话中，竟然完全否认了自己曾被陆仲安治愈疾病的事实。1958 年 4 月 12 日在《复余序洋》的信中，胡适说道：

谢谢你的信。你看见一本医书说，我曾患糖尿病，经陆仲安医好，其药方为黄芪四两……

我也曾见此说，也收到朋友的信，问我同样的问题。

其实我一生从没有得过糖尿病，当然没有陆仲安治愈我的糖尿病的事。

陆仲安是一位颇读古医方的中医，我同他颇相熟。曾见他治愈朋友的急性肾脏炎：药方中用黄芪四两、党参三两、於术八钱（慢性肾脏炎是无法治的，急性肾脏炎则西医也能治疗）。但我从没有听见陆君说他有治糖尿病的方子。

造此谣言的中医，从不问我一声，也不问陆仲安，竟笔之于书。此事真使我愤怒！

我盼望你不要性急。糖尿病在今日已有注射胰岛素调剂方法，已是一大进步。若在往日，此病旧名"消渴"——即你信上说的"日形消瘦"——是没有治法的。[14]

1960年1月12日，在给刘峙的信中，胡适再次说道：

> 经扶先生：我从来没有患过糖尿病，报纸所传，全是瞎说。竟劳先生函问，使我不安。关于我患糖尿病的传说，最早见于某种《中国医学辞典》。我也屡次更正，但传说至今未绝，我也懒去更正了。随时更正无稽的传说，颇似"与影竞走"，永不能断除的。此次因先生见问，我可能再试作一次更正。[15]

1961年八月初三，在《复沈某》的信中，胡适又说道：

> 急性肾脏炎，我的朋友中有人患过，或用西法，或用中药，均得治愈。

> 慢性肾脏炎，友人中患者，如牛惠生，如俞凤宾，皆是有名的西医，皆无法治疗，虽有人传说中医有方治此病，又有人传说我曾患慢性肾脏炎，为中医治好——其实都不足信。大概慢性肾脏炎至今尚未有特效药。

> 在三十多年前，我曾有小病，有一位学西医的朋友，疑是慢性肾脏炎，后来始知此友的诊断不确。如果我患的真是此病，我不会有三四十年的活动能力了。我并未患过此病。[16]

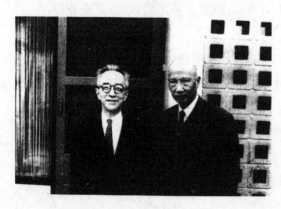

胡适与秘书胡颂平

1961年4月6日，在与秘书胡颂平的谈话中说：

> 今天《民族晚报》又有一篇写我曾患糖尿病被陆仲安医好的文字，标题是《陆仲安善医消渴》。又说西医俞鸿宝曾设法抄送药方登在丁福保的《医药杂志》里，也是瞎说——将来真需要写一点纠正的文字了。[17]

胡适三番五次地说，陆仲安没有治愈他的病，并斥之为"造此谣言""瞎说"，使他"很愤怒"，但1995年1月出版的《胡适遗稿及秘藏书信》中，胡适在1921年5月24日的日记中写道：

出城……又送四件衣料去谢陆仲安医生（此君即治愈我的病的医生）。[18]

那么，陆仲安究竟给胡适治好的是什么病呢？当时同在北京并与胡适有乡亲关系的石原皋在其所著的《闲话胡适》一书中，有着详细的记述：

早年，胡适患肾炎，那时，既没有抗生素，更没有激素。西医对这个病束手无策，他乃求之于中医。该时，北京最好的中医，第一块牌子为萧龙友，他是慈禧的御医；第二块牌子为施今墨，第三块牌子为陆仲安。陆用药，喜用重剂，反对者讥之为蒙古医。胡适请陆诊治。陆的处方以黄芪、党参为主，分量特别重。普通药罐盛不下，乃用砂锅煮药，节制饮食，多吃鱼肚，清炖，不放盐，完全淡食，难以下咽。胡适坚持下去，经过陆仲安的精心治疗，他的肾脏炎居然全好了。后来他患痔漏，没有找西医开刀，而到上海找潘老太婆医治。潘老太婆住在法租界，她家是祖传痔科，儿孙都会，以潘老太婆最为拿手，胡适的痔漏也竟一次彻底治好了。胡适不是什么病都找中医，西医能诊治好的，他还是找西医。有一次，他得了急性阑尾炎，他是马上进协和医院，动手术切除的。

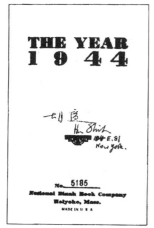

我在此要谈一谈我为什么研究中药。我幼年先天不足，后天失调，疾病缠身，体质极弱。我家世操韩康之业，我日与药罐为伴，直到十六岁才把药罐丢掉。从此，我对中国药物发生兴趣。后来因胡适服中医，治好肾炎，我遂下定决心研究中药。陆仲安的处方主药是党参、黄芪，我和我的老师经利彬教授开始研究中药，就采用党参。[19]

事情至此已经再清楚不过了，1920年，胡适患过急性肾脏炎且被陆仲安治愈。此后，胡适还跟陆仲安有过几次交往。1921年10月6日，胡适在《日记》中写道："出城访陆仲安医士，为江子隽娴问病状。"在1922年11月15日及其后几天的《日记》中写道：

胡适日记内封

病来了！十五夜觉左脚酸痛，理书时竟不能久站；细看痛处在左脚踝骨里面，面上有点肿。睡时又觉两腿筋肉内酸痛。脚肿大像我前年起病时状况，故颇有点怕。

11 月 16 日：

　　因脚肿，告假一天。

11 月 17 日：

　　昨夜醒时口干，小便加多，也很像前年病中情况。出城访陆仲安，请他给我开一个方子。

11 月 18 日：

　　病渐好，上课，办公。

11 月 22 日：

　　上课。出城诊病，换一方，检药后，回家吃饭，已两点钟了。

祖述宪认为胡适这次生病的特点与俞凤宾在《记黄芪治愈糖尿病方药》一文中所述"胡适之先生，患肾脏病，尿中含蛋白质，腿部肿痛"有些相似，因此可以从这次的病情来了解 1920 年胡适生病的情况。并且根据这次"在陆仲安开方子的第二天，即 11 月 18 日，他的病就渐好，去上课、办公了"，进而认为"根据这些病情描述，除了'尿中含蛋白质'外，他的病与肾炎毫无相似之处：肾炎的浮肿不痛，早期的突显部位在颜面，尿少而非'小便加多'，况且胡适的蛋白尿是一过性的，后来反复验尿未再出现阳性，更不可能是慢性肾炎"[20]。

祖述宪的用意很明显，就是通过证明中医陆仲安治疗的只不过是胡适所说的"小病"，是自限性的，一方面可以为胡适一再申明他根本不曾生过糖尿病和慢性肾炎的瞎话而曲为辩护，一方面还能为自己近 10 年来所从事的"取消中医"事业而张目。但是，这位民国时期"反中医"的另一策源地——丙寅医学社创始人陈志潜的弟子、安徽医科大学流行病学教授，却是大错特错了。

第一，胡适 1922 年这次患病只是自己认为"脚肿大像我前年起病时状况""小便加多，也很像前年病中情况"，而 1920 年那次患病却是由学西医的朋友诊断过了的，"或说是心脏病，或说是肾脏炎"。因此，绝对不能由 1922 年不是医生也没有学过医的胡适说

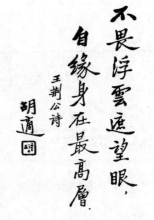

胡适手迹

这次的病情很像前年的病（即 1920 年的病）的自我判断作为依据去推测 1920 年患的是什么病。

第二，肾炎一般是肾小球肾炎的简称，有急性和慢性之分。急性肾小球肾炎"成人常感腰酸，腰痛，少数有尿频尿急""蛋白尿几乎每例都有。常为轻、中等度蛋白尿，大量者较少见。一般病后 2～3 周尿蛋白转为少量或微量，病后 2～3 月多消失"[21]。因此，根据"肾炎的浮肿不痛""尿少而非'小便加多'"来排除胡适患的不是"慢性肾炎"是可以的，但绝对不能排除急性肾小球肾炎，况且早在俞凤宾博士登载陆仲安处方的说明中就言之凿凿地说过"胡适之先生，患肾脏病"。

第三，正因为胡适 1922 年患的不是肾炎，所以才会"在陆仲安开方子的第二天，即 11 月 18 日，他的病就渐好，去上课、办公了"，而不像 1920 年那样在陆仲安诊治前已病了两个多月，加上连服陆仲安的中药三个月零三天，总共大约半年时间才痊愈。

现在的问题是，为什么会有胡适患糖尿病被陆仲安治好的说法呢？

其一，1920 年胡适患急性肾炎时，西医"用的药，虽也有点功效，总不能完全治好"，最后居然被西医视为"不科学"的中医——陆仲安治愈了，这对当时的科学界震动很大，是一件盛传社会的大事。著名的西医俞凤宾曾托人到胡适那里，抄出全部药方，刊登在丁福保主编的《中西医药杂志》内。郭若定编著的《汉药新觉》上集第五篇记黄芪后，附录其全文如下：

> 俞凤宾博士《记黄芪治愈糖尿病方药》一文中云：胡适之先生，患肾脏病，尿中含蛋白质，腿部肿痛，在京中延西医诊治无效，某西医告以同样之症，曾服中药而愈。乃延中医陆君处方，数月痊愈。处方如下（原为"左"，今改为横排，故改之。笔者注）：生绵芪四两，潞党参三两，炒於术六钱，杭白芍三钱，山萸肉六钱，川牛膝三钱，法半夏三钱，酒炒芩三钱，云茯苓三钱，福泽泻三钱，宣木瓜三钱，生姜二片，炙甘草二钱
>
> 此系民国九年十一月十八日初诊，治至十年二月二十一日止之药方。（《中医季刊》五卷三号九二页）[22]

此外，虽署名为郑曼青、林品石编著，但实际上是陈立夫的秘书林品石独自完成的《中华医药学史》，也曾节录刊登在《上海晶报》上的"胡适之与黄芪"

一文:

　　胡先生因为用功勤力过度,患消渴症(糖尿病),就协和医院医治,西医说:"是糖尿病也,不可为矣,速预备后事。"因为其时西医未有 insulin 以调节糖尿病(时到今日,此药亦只能调节而已,不能根治,中医谓饮萝卜汁胜于此药),故协和医生有此荒谬的诊断,胡先生甚为焦灼,以为西医某素有名,相信其言必确实可靠,自叹天数难逃。一位朋友谓可请中医一治,胡谓:"中医之学,不根据科学上之系统研究,不足为凭。"友谓:"西医既已束手无策,与其待毙,何不一试?"(有人说胡先生的名言"不试成功自古无",就是这样来的)胡勉强试之。中医到,诊毕,即说:"此易事耳,饮以黄芪汤,不愈惟我是问。"胡服中药后,竟豁然而愈。胡大疑,乃走访协和西医,医再诊之,亦大为奇怪说:"果愈矣,谁为君谋? 用何药?"胡以实告,医谓:"有是乎? 速为转托赐所用之黄芪来,我予以详细之化验。"胡乞中药黄芪与之,当在化验中云(徐凌霄记)。[23]

　　可见,这是由当时著名的西医俞凤宾造成的。由于其标题是"俞凤宾博士《记黄芪治愈糖尿病方药》",中医界的人士可能只看标题,就"以讹传讹"地说陆仲安治愈了胡适的糖尿病[24]。可是,造成这一误传的始作俑者是西医博士俞凤宾,胡适竟然也把这盆脏水泼到中医头上,说"造此谣言"的是中医。其实,不光中医说陆仲安治好了胡适的糖尿病,当时社会上各界人士也都这么说。就连郭沫若到了 1945 年还说:"胡适之先生的糖尿病被黄芪治好了,大约是事实。"[25]

　　其二,1922 年胡适患的确实不是"肾脏炎",而是最初怀疑糖尿病。就在陆仲安给他诊治后的第 12 天,胡适因"发现糖尿,从十二月二十九日起,来住在亚洲第一个设备最完全的医院(协和医院,笔者注)里,受了三十次的便尿分验,三次的血的分验,七日的严格的食料限制",证明他的糖尿是"生理"性,而不是糖尿病。1923 年 1 月 6 日出院时,胡适为

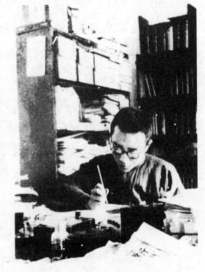

初任北京大学教授的胡适

此还专门写了一个《启事》，登在《努力周报》1923 年 1 月 7 日第 36 期上：

> 顷从医院出来，收到许多朋友的贺年片。特此道谢，并给各位补贺新年。
>
> 此次诊察的结果，已断定不是糖尿病，这一层使我很安慰。承各地朋友慰问，十分感谢。[26]

其三，由于社会上都盛传胡适患的是糖尿病而被陆仲安治愈，胡适自己在《题陆仲安秋室研经图》中说过"我自去年秋间得病，我的朋友学西医的，或说是心脏病，或说是肾脏病"，但就不是糖尿病，加之自恃患病 3 年以后又在《努力周报》上发表过经当时中国最权威的医院——协和医院排除了糖尿病的《启事》，因此到了晚年才信誓旦旦地对别人甚至自己的学生说："我一生从没有得过糖尿病，当然没有陆仲安治愈我的糖尿病的事。""我没有害过糖尿病，也没有吃过糖尿病的药。"也正因为社会盛传的是他得的是糖尿病而不是急性肾炎，在自以为当事人大都已经过世，别人手中可能没有确凿证据，加之自己在《题陆仲安秋室研经图》中说过马隅卿患水臌，西医束手无法，被陆仲安治好了的话，胆子大到竟然把自己明明患了急性肾炎，是中医陆仲安治好的这一板上钉钉的事实，也彻底否认了，说"曾见他（陆仲安）治愈朋友的急性肾脏炎"，自己没有得过。可他万万没有想到的是，他自己于 1921 年在日记上记的因陆仲安治愈他的病而特地去送四件衣料表示谢意的事实，74 年后会被曝光。这段日记是胡适自己说明了的确陆仲安治愈了他的病的；与他有乡亲关系的石皋原不但亲眼看见他治病的经过，而且还明确地记明他的病是肾炎。

对于陆仲安为自己治愈急性肾炎这一千真万确的事实，胡适为什么敢说假话呢？他的弟子罗尔纲解释说：

> 这是因为他主张"充分世界化"，主张科学。他认为中医不科学，他患肾脏炎，西医束手无法，而中医陆仲安居然医好他，社会盛传，发生了不信西医的倾向。胡适怕对科学的发展有害，所以才不得不这样说的。[27]

其实，这是"出于对老师胡适的敬重，为老师讲假话找了一个冠冕堂皇的理由，罗尔纲的良苦用心笔者自然理解。但罗尔纲的这番揣测过于牵强附会，因为当时的胡适已进入暮年，境况很落魄，早就失去了当初一言九鼎、一呼百应的身份和地位了，暮年的落魄的胡适，恐怕不会自视甚高到以为自己为中医说两句好话，就会立竿见影产生'社会盛传，发生了不信西医的倾向'这样大的效果；再说，以说谎的方式来'主张科学'，岂不让人笑得打跌；并且，即使出于一个高尚的动机——'怕对科学的发展有害'，胡适的讲假话也很不妥"[28]。

胡适主张"有几分证据，说几分话""这看来相当漂亮，但其实是幌子。待合乎他的利益他要说话的时候，他可以不要任何'证据'；待不合乎他的利益他不敢说话的时候，所有的'证据'都丢进茅坑里去了"[29]。笔者认为，胡适在道德上存在着严重的缺陷，这是导致他说假话的主要原因。

胡适冒充了 10 年博士的事情，足可说明问题。1917 年胡适出版的《中国哲学史大纲》的封面上赫然印有"胡适博士著"，现在很少有人知道的是，"其实那时他在哥大的注册记录上只是个'博士候选人'或如今日很多人的名片上所用的'待赠博士'（Ph. D. Candidate），离正式学位尚差一大截。胡先生这个'待赠'阶段一直维持了十年"。胡适为什么提前 10 年就把博士头衔戴在自己的头上呢？这是因为"当年的北京大学——这个挤满了全国鸿儒硕彦的大学，岂可随便插足？以一个乳臭未干的小伙子，标新立异，傲视士林，胡适之多少有点胆怯。'夜行吹口哨'，胆壮吓鬼，所以在《中国哲学史大纲》的封面上，也印上个'博士著'字样。在博士多如狗的今日，谁要来这么一下，别人

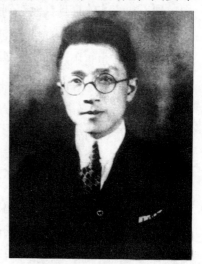

胡适在美国留影

会嗤之以鼻的……那时的中国士大夫被洋人吓昏了头，对自己的文明完全失去了信心。一个留学七载，行万里路、读万卷书、重洋归来的洋翰林是大可以唬人的。"不仅如此，"在《中国哲学史大纲》第一版蔡元培的序文中居然把徽州的'解经三胡'说成胡适的老祖宗。因而人们觉得胡适对中国哲学之所以有如此透彻的了解，实在是家学渊源，箕裘有自！蔡氏把胡氏当成别人的子孙，而胡适亦默不作声，把别人的祖宗据为己有"[30]。直到"浪得大名"后，胡适自己也一直没有把冒充博士达 10 年之久的谎言加以澄清，致使后人在整理某些资料时陷入一头雾水、不明就里的困顿中。

[1] 胡适在他的《四十自述》中说:"《天演论》出版之后,不上几年,便风行到全国,竟做了中学生的读物。读这书的人,很少能了解赫胥黎在科学史和思想史上的贡献。他们能了解的只是那'优胜劣败'的公式在国际政治上的意义。在中国屡次战败之后,在庚子辛丑大耻辱之后,这个'优胜劣败,适者生存'的公式确是一种当头棒喝,给了无数人一种绝大的刺激。几年之中,这种思想像野火一样,延烧着许多少年的心和血。'天演''物竞''淘汰''天择'等等术语都渐渐成了报纸文章的熟语,渐渐成了一班爱国志士的'口头禅'。还有许多人爱用这种名词做自己或儿女的名字。陈炯明不是号竞存吗?我有两个同学,一个叫做孙竞存,一个叫做杨天择。我自己的名也是这种风气底下的纪念品。我在学堂里的名字是胡洪骍。有一天的早晨,我请我二哥代我想一个表字,二哥一面洗脸,一面说:就用'物竞天择适者生存'的'适'字好不好?我很高兴,就用'适之'二字(二哥字绍之,三哥字振之)。后来我发表文字,偶然用'胡适'作笔名,直到考试留美官费时(一九一〇)我才正式用'胡适'的名字。"//胡适.四十自述[M].长沙:岳麓书社,1998:40 – 41.

[2] 高拜石.新编古春风楼琐记·第七集[M].北京:作家出版社,2003:130 – 131.

[3] 胡颂平.胡适之先生年谱长编初稿[M].台北:联经出版事业公司,1984:419.

[4] 胡颂平.胡适之先生年谱长编初稿[M].台北:联经出版事业公司,1984:420.

[5] 胡颂平.胡适之先生年谱长编初稿[M].台北:联经出版事业公司,1984:421.

[6] 祖述宪.胡适对中医究竟持什么态度[J].中国科技史料,2001(1):11 – 25.

[7] 胡适.《独立评论》编辑后记[J].独立评论,1934(115):20.

[8] 即比利时解剖学家维萨里,人体解剖学的奠基人。

[9] 即法国微生物学家巴斯德,近代微生物学的奠基人。

[10] 即德国细菌学家科赫,医学微生物学的奠基人。

[11] 即古希腊医师希波克拉底,西方医学奠基人。

[12] 即古埃及天文学家、地理学家和数学家托勒密。

[13] 顾谦吉.人与医学[M].上海:商务印书馆,1947:2 – 6.

[14] 胡颂平.胡适之先生年谱长编初稿[M].台北:联经出版事业公司,1984:2671.

[15] 高拜石.新编古春风楼琐记·第七集[M].北京:作家出版社,2003:133.

[16] 胡颂平.胡适之先生年谱长编初稿[M].台北:联经出版事业公司,1984:3689.

[17] 胡颂平.胡适之先生晚年谈话录[M].北京:新星出版社,2006:133.同是胡颂平编著的《胡适之先生年谱长编初稿》,关于这段谈话,记载却有着明显的不同:这两天《民族晚报》上连载《国父北上逝世》一文,记载先生在民国九年曾患糖尿病,服了陆仲安的中药才好的。胡颂平问:"先生有没有吃过陆仲安的中药?"先生说:"陆仲安是我的朋友,偶曾吃过他

的药;但我没有害过糖尿病,也没有吃过糖尿病的药。他开的药方,被人收在一本好像是什么《药物大辞典》里。最近《作品》杂志上有一篇《郁达夫和胡适先生》,完全是瞎说。"//胡颂平.胡适之先生年谱长编初稿[M].台北:联经出版事业公司,1984:3539.

[18] 罗尔纲.师门五年记·胡适琐记[M].北京:生活·读书·新知三联书店,1998:167.

[19] 石原皋.闲话胡适[M].合肥:安徽人民出版社,1985:192-193.

[20] 祖述宪.胡适对中医究竟持什么态度[J].中国科技史料,2001(1):11-25.

[21] 上海第一医学院本书编写组.实用内科学·下册[M].北京:人民卫生出版社,1952:985-986.

[22] 郭若定.汉药新觉·上集[M].郭氏医所,1937:154-155.

[23] 郑曼青,林品石.中华医药学史[M].台北:台湾商务印书馆,1982:409.

[24] 江苏省盐城市中医医院阮宗武在其先父的手稿中发现的记载陆仲安治疗胡适的处方是:"胡适之先生患糖尿病,后患肾脏病,尿中含蛋白质,腿部肿痛,在京经西医诊治无效,改至为中医治之。陆仲安先生处方如下:生黄芪四两,云苓三钱,泽泻三钱,木瓜三钱,西党参三两,酒炒黄芩三钱,法半夏三钱,杭白芍四钱,炒於术六钱,山萸肉六钱,三七三钱,甘草二钱,生姜二片。此系民国九年十一月十八日初诊之方,至民国十年二月廿四日。上案乃西医俞凤宾先生所记述。"//阮宗武.陆仲安治愈胡适消渴案札记[J].上海中医药杂志,1994(8):1.这显然是将俞凤宾的标题与正文内容合二为一,才有"胡适之先生患糖尿病,后患肾脏病"的说法。总之,导致人们误传胡适患有糖尿病的说法,是俞凤宾的标题所误导的。虽然在正文中有"肾脏病"的字样,但中医界人士当时对糖尿病、肾脏病这些西医病名还不是很了解,以为其标题是"治愈糖尿病",所以认为胡适患的是糖尿病。

[25] 郭沫若.申述关于中医科学化的问题[M]//郭沫若著作编辑出版委员会.郭沫若全集·文学编·第十九卷.北京:人民文学出版社,1992:491.

[26] 胡适.努力周报(全一册)[M].长沙:岳麓书社,1999:148.

[27] 罗尔纲.师门五年记·胡适琐记[M].北京:生活·读书·新知三联书店,1998:90.

[28] 魏邦良.隐痛与暗疾:现代文人的另一种解读[M].桂林:广西师范大学出版社,2006:129.

[29] 郭沫若.春天的信号[M]//沫若文集·第十三卷.北京:人民文学出版社,1961:457.

[30] 魏邦良.隐痛与暗疾:现代文人的另一种解读[M].桂林:广西师范大学出版社,2006:129-130.

郭沫若：我一直到死决不会麻烦中国郎中的

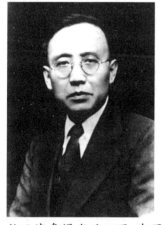

郭沫若，原名开贞，字鼎堂，号尚武，1892 年 11 月 16 日生于四川省嘉定府乐山县沙湾镇下街（今四川省乐山市沙湾区沙湾镇沫水街）。1906 年入嘉定高等学堂，1914 年留学日本，在九州帝国大学学医。回国后从事文艺运动。1918 年开始新诗创作。1921 年出版第一部诗集《女神》。1924 年后，接受马克思主义思想，倡导革命文学。1926 年参加北伐战争，任国民革命军政治部副主任。1927 年参加南昌起义并加入中国共产党。1928 年后旅居日本，从事中国古代史和古文字学的研究工作。1930 年加入中国左翼作家联盟。抗日战争爆发后回国，在周恩来的直接领导下，组织和团结国民党统治区的进步文化人士，从事抗日救亡运动，历任《救亡日报》社社长、中华全国文艺界抗敌协会理事、国民党军事委员会政治部第三厅厅长和文化工作委员会主任。1949 年 8 月当选为首届全国文联主席。新中国成立后，历任中央人民政府委员、政务院副总理兼文化教育委员会主任、中国科学院院长、中国科学哲学社会科学部主任、历史研究所第一所长，中国科学技术大学校长、第一至五届全国人大常委会副委员长，第二、三、五届全国政协副主席。著有《屈原》《虎符》《蔡文姬》《棠棣之花》《甲申三百年祭》《青铜时代》《十批判书》《奴隶制时代》等历史剧、论著及大量诗文。出版有《沫若文集》。1978 年 6 月 12 日逝世，终年 86 岁。

　　郭沫若的父亲郭膏如是一位无师自通的中医,虽然没有挂牌,但有不少患者去找他看病,而且大都药到病除,乡里人把他当成救世主一样看待。遇到流行病,四里八乡来求他医治的人更多,过往沙湾的人也慕名前来请他诊治。凡来求治者,他总是一一给予满足。他医好的人不计其数,而且他给人治病,从不收钱财。所以乡里乡外的人都感谢他,尊敬他,并送给他一个"医仙"的美称。一次,他派人到云南采办药材运回来,在离家十五华里的千佛岩遭人抢劫。挑夫逃散了,只剩下采办的人回到了沙湾。当时正值清朝末期,铜河两岸匪患严重,土匪多数是外地来的,而且大都当过兵,他们白天晚上都拿着刀枪招摇过市。各乡稍微有点钱的人都不敢外出,但郭膏如却照常早出晚归。以往从没有出过事,这是头一回出事。但第二天晚上,有人敲他家的门,并喊:"屋外有货物还没有收好,谨防盗贼。"家里的人打开大门时,屋外静悄悄的,不见人影,惟有被劫去的药材原封不动地放在门外,上面附了一张无姓无名无地址的字条:"得罪了!动手时疑是外来客商,后查出才知道此物的主人是郭大爷。谨将原物归原主,惊扰了,恕罪。"还有一次,牛华镇的一位亲戚完婚,郭膏如带着4岁的郭沫若去祝贺后返回,在离家三十五华里的罗汉场时日已西斜。郭沫若因为肚子饿了,吵着要上街吃面。郭膏如见天色将晚,担心路上出事,没有同意。但不懂事的郭沫若又哭又闹,郭膏如没法,只好领着郭沫若上街,谁知刚走到一茶店时,忽然发现一群盗匪聚坐于门口,刀枪矛棍,横七竖八,竟无一面熟者。郭膏如以为必定要出事了,正想改道而行,忽然一匪首起身相邀入座喝茶。郭膏如进退两难,只好带着郭沫若就座应酬。谈话间问起缘由,匪首告知:先年路经沙湾患流行病时曾受郭膏如诊疗才免了一死,以后一直想报答。告别时,匪首不仅拒收茶钱,还替他们付了面钱。事后,郭膏如时常用此事件教育郭沫若兄弟姐妹:"积金不如积德,善虽小,但不可不为。"[1]后来,郭沫若到日本学医,"一次,沫若接父亲信,责备其既然学医,何必远涉重洋"[2]。

　　郭沫若与鲁迅一样都是"弃医从文",但不像鲁迅那样干脆利落,"弃"的过程艰难而又痛苦。1921年2月,郭沫若曾写信给郑伯奇,说自己已厌弃医学,耳疾及繁重的课程使他感到学医的痛苦,想转学到京都大学改学文科,但这一想法未能实现。郑伯奇回忆说:"他曾几次决心要休学或者转学,但考虑到家累和职业等问题,又下不了决心。"[3]愈是这样犹豫,就愈是感到痛苦憋闷。就在1921年的春天,他有好些天都闷在家里,不去学校,从早到晚都只读文学、哲学之类的书。他读了福楼拜的《包法利夫人》、左拉的《制作》、莫泊桑的《波南密》、汉姆生的《饥饿》、毕希纳尔的《大饥》，以及易卜生、霍普特曼等人的戏剧。愈读这些书，愈爱这类书，便愈加厌弃医学，回国专心从事文学事业的"心事"也就愈见沉重。郭沫若的日本妻子安娜看着丈夫心事重重，待在家里不去学校而只读他爱读的书，万般无奈，只好同意他"弃医从文"，让他回到中国另外寻求出路。不过还是让他保留了学籍，权作后路。

郭沫若于1924年3月[4]拿到了毕业证书和医学学士学位，但仍旧决然拒绝唾手可得的行医职位和丰厚的酬金，甘愿从事彼时相当贫寒的文学事业。即使郭沫若这样的大才子，勤奋加苦干，写了那么多东西，也仍然难以养家糊口。安娜带着几个孩子来到中国，与郭沫若在上海共同生活的近一年时光，简直被穷愁折磨得精疲力尽。其间，重庆红十字会医院曾派专人带了一千两银子的汇票和会长的长信，请郭沫若去担任医务主任，月薪四百元。这在当时简直是上等的待遇。但郭沫若出于种种考虑，尤其是出于对文学事业的挚爱，放弃了这次行医的机会。安娜劝他在上海自己单独开业行医借以养家糊口，他也不干，为此还吵起架来[5]。他曾在自传体小说《漂流三部曲》中对此前此后的情形及心态给予了忠实的描述，并借第三者之口说："医学有什么！我把有钱的人医好了，只使他们更多榨取几天贫民。我把贫民的病医好了，只使他们更多受几天富儿们的榨取。"[6]他后来又解释说："我是衷心尊重医学的一个人。惟其尊重它，所以我不敢行医。我恨死一般不负责任的西医，不负责任的中医我也看成是一种罪恶。""自己在国内所涉猎的，主要的就是文学。到了日本虽然把文学抛弃了，但日本人教外国语，无论是英语、德语，都喜欢用文学作品来做读本。因此，在高等学校的期间，便不期然而然地与欧美文学发生了关系。我接近了泰戈尔、雪莱、莎士比亚、海涅、歌德、席勒，更间接地和北欧文学、法国文学、俄国文学都得到接近的机会。这些便在我的文学基底上种下了根，因而不知不觉地便发出了枝干来，终竟把无法长成的医学嫩芽掩盖了。"[7]这些看似矛盾的解释，其实都带有某种托辞的性质。关于"弃医从文"的原因，他自己曾说过：

> 我在十七岁的时候，那时还在嘉定中学读书，在中秋前后患过一次极严重的热症。后来回想起来，很明显的是重症伤寒。病了一个多月，接着耳朵便受了波及，脊椎也受了波及。两耳因中耳加达尔而重听，脊柱因腰椎加列司而弯曲不灵。这两项缺陷苦了我很久，一直到

现在都没有可能恢复。我的一生便受了这一次重症的极大的影响，我的学医终竟没有学成，就因为有了这生理上的限制。[8]

1946 年 4 月 29 日，郭沫若在重庆社会大学的一次座谈会上，再一次讲了自己"弃医从文"的原因：

> 今天这个座谈会，使我年轻了三十岁，回到了十七岁以前的学生时代。在那个时代，我耳朵还没有聋，先生讲的甚么话，都能听得到；可是十七岁以后，一场大病，两耳就不灵了。尤其在日本学医科的时候，两个耳朵更重听了。起初两年，只是在课堂内上课，还比较能忍受。可是，第三年要临床实习，一切都离不了听，那时我真急得发疯，甚至想自杀。苦闷得三个月没有下楼。后来，这苦闷终于克服了。这也可以说，还是耳朵聋帮助我克服的。因为我耳朵聋，我就拼命用眼睛。我把力量用到文学上去，用到古代文化上去……从这里，我得到一点经验，就是有缺陷也照样可以得到成就，只要你自己不灰心，努力学习，尽量用一切方法补救自己的缺陷。

他在讲话的最后，还对青年学生说了几句幽默的话："就把这一点点作为芹菜献给你们！就把这一点点作为泥块献给你们！如果有残废的同学，不要因为自己的一些缺陷而悲观，你们的聋子老大哥在这里！"[9]

四川乐山著名中医陈鼎三潜心岐黄，博览群书，兼收并蓄。临证识精胆大，刻意求工，以救治伤寒坏证、逆证名噪遐迩。1939 年，郭沫若回乡探亲期间，欣闻陈鼎三医术高明，医德高尚，尘视名利，献身中医，深为赞许，亲自登门造访。在拜读了陈鼎三撷取《内经》《难经》《伤寒》《金匮》诸书之奥，撰成的《医学探源》（取"由博返约，见病知源"意）书稿后，非常高兴，欣然挥毫为其题写书名，刊印行世。

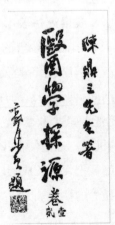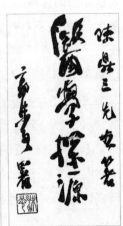

郭沫若为《医学探源》题写的书名

1944 年 10 月 2 日，郭沫若在重庆《新华日报》发表了《"中医科学化"的拟议》一文，开宗明义即指出："最近听说有'中医科学化'的问题提出，我很赞成。然而不化则已，化须彻底。怎样才能够使中医彻底科学化呢？应该先把命题科学化一下。这里包含着郎中大夫的科学化、中国旧医术的科学化、中国药的科学化、中国医业的科学化等等。"

"郎中大夫的科学化"，主张先来一个大甄别，凡是未经科学化的医生，无论新旧中西，都要禁止他们营业。如要继续重操旧业，必须重新接受一次科学化的洗礼，用四年时间学习全部的西医课程、临床实习一年后，由国家颁发医师证后方准行医。

"中国旧医术的科学化"，认为中医理论与医术无关，可以束之高阁，作为文献来研究。

"中国药的科学化"，虽承认"中国药最值得研究"，但由于人体自身具有自然疗能，一些病不治疗也可以自己恢复，加之中药富含维生素，所以中药就显得特别有效，中医大夫有的也就灵验非常。并重弹当时流传的"废医存药"老调，建议收集民间秘方验方验证其疗效后，再研究其有效成分和作用机理。在未经科学化之前，所有一切有毒性的药物，应该明令禁止出售服用。

"中国医业的科学化"，除了前面所说医师甄别、药物研究、药厂建设外，最要紧的是多设科学化的医院，医师如中国人不称职，可以聘请外国人担任。

最后，郭沫若斩钉截铁地说："中医和我没缘，我敢说我一直到死决不会麻烦中国郎中的。"[10]

郭沫若对"中医科学化"的议论，理所当然受到了当时中医界人士的批评，其中最让郭沫若"感佩"的是颜公辰和程荣梁。颜公辰读了"郭沫若先生的《'中医科学化'的拟议》以后，有些不能同意的地方，特地和郭先生来商讨一下。我既不需要维护中医的弱点，也不需要和西医对立起来争夺中医的地位，更不是和郭先生个人闹意见，我想得到准确的见解来作医学上真理的商讨，并很希望郭先生以外的医学同志也来商讨"。

在其撰写的《读〈中医科学化的拟议〉后的商讨》一文中，首先提出"医学是不分中西的""一部中国的内科学应该中西治疗并列起来"。这是因为"西医治急性病比中医好""慢性病中医治疗较根本而有效"的缘故。并旗帜鲜明地亮出了自己的"主张：（一）以西医的理论代替中医片断、混杂、粗略、无系统的旧理论。（二）治疗方面尽量采用中药，尽可能的达到'药物自给'的地步。（三）药物方面应由政府设立专门研究机关(经费要充足),第一步先将应用的中药依植物学的分类来确定它的科属及形态,第二步将常用中药化验分析确定所含的成分,再由动物试验及临床验证确其效用(很可能发现西医所未知的新效用)。(四)成药方面(指丸散膏丹)由政府设立大规模的科学制药厂,先将古今常用的著名的方剂(须先经科学的检定)提精制造,废除旧的制造方法"。这一所谓的"主张",同"废医存药"者的论调几乎一模一样。

其次,颜公辰列举了用中药苦楝子与阿魏制成的丸剂治愈了好多人的阿米巴痢疾及用《伤寒论》中的抵挡汤加味治好了 3 位当时西医极难治疗的正伤寒。认识到"中药苦楝子与阿魏制成的丸剂""不但治阿米巴的确有特效,凡是普通由肠炎引起的赤白痢也能治愈,得这个例子可以知道中药还有许多新效用没有发觉,正待我们去研究"。认为"西医的特效药,只是'特别有效'而已,可不是'必效药'。要是真有必效药,那么医药真是走上极顶科学的路上去了""西医用特效药治好的病,也只是在生理病理的可能条件下方能治愈,若是生理病理上已到了不可能治愈的病,那么特效医也不特效的""真正要死的病是无效可治的""西医治正伤寒既无特效药,仅以期待作主要的治疗,可能愈的就自愈,不能愈的就让病势由轻变重,到病势变重的时候,只是用盐水针、强心针去支持一下,结果还是死亡。所以西医治伤寒,往往以三个星期为期,第一星期禁食打葡萄糖针,第二星期看他热度高得如何,太高用药退热,冰罨,大便不通灌肠。第三星期情形如果好转就让它自疗,否则西医就等着病人死去。可是中医治伤寒,只要能检验确是正伤寒菌,第一星期就可以把病势挽回,不必等待第二、第三星期去用药"。他理直气壮地指出:"我为了枉死城里的伤寒鬼向西医大声疾呼,中医治正伤寒的方法,应该引起全世界极大的注意和研究,不要自私和偏狭,以为国医只能治愈自己会好的病,更不能把病误治。"

再次,针对郭沫若讲的中医治病有效仅仅是"中国药富有维他命"而已的观点,指出:"中药和许多古方,很多有卓效的,倒不一定民间有些神效的秘方。如石膏、青蒿有显著的退热作用,大黄、巴豆的通大便,麻黄、淡豆豉的发汗,贝母、杏仁、远志、桔梗、百部的祛痰止咳,黄芪治衰弱,党参治胃机能衰弱,细辛、川芎、白芷的治头痛,萆薢、车前子的利尿等都有确切的治疗作用……古方中像四逆汤的强心活血,功胜西医的盐水针,白虎汤的退高热兼治神迷谵语等神经受热症状,十灰散能止血,六味地黄丸治神经衰弱,都是有卓效,可供临床实验,不可抹煞他的价值。"又针对郭沫若"医不好的病，谁也医不好（如肺痨、癫病），医得好的病，不医也会好，在这儿于是便没有国医的生命了。国医所能医好的病反正是自己可以好的病，一加上病者有信仰，先得到精神上的安静，二加上国药富于维他命"的论点，批驳说："这样的话以前西医余云岫先生早说过了，这种对于中医的认识太粗浅了，太庸俗了，难道中医治好的病只是'信仰'和'维他命'的效果吗？这是谁都不能相信的。其实郭先生的主观在事实上是不准确的，西医治不好的病，不是中医也一定治不好的，初期和初期二期之间的肺病，中医确能治愈（如陈果夫、西医张公让的肺病，都是中药治愈的。张公让所著《中西医学比观》第一集第三卷有《肺病自疗记》专篇，详述用中医治愈的经过，郭先生不妨研究一下，是不是'信仰'和'维他命'的效力所致）。"希望郭沫若"不要不顾事实的主观，妄评中医，抹煞医学真理。我觉得放弃了中医的研究，而只是用不明究竟的态度说：'国医治好的病，反正都是自己会好的病。'这是徒然无益的，更不是学者的态度。要批评中医学术，先得自己研究它一个底细，下一番化验和临床的工夫，用科学来验实价值如何，不要偏狭的含混的批评。"

最后，颜公辰"承认中国医药的内容（尤其是理论方面），有的失了时代意义和价值，有的完全不合科学""但是对于治疗广泛的丰富中药以及古人传下来有些合理的治疗经验，我们正可以利用现代科学方法加以证验，发扬它的真理，正不必一味的奴于欧化，缺少了自创、自新、自立的精神。要知道中国民族存在到现在，在学术方面（尤其是医药）不是一点连根基也没有，不要太没自信和努力的勇气来创造我们的将来"。同时他"认为'古书今读'真是研究中医和中医科学化的最基本的课题，我的研究中医的重心，在于药物的实验，证实古人的话及其实验的价值，倒不是从古人的话和经验中否定中医药物及古人处方的价值，这是我几年来研究中医的心得"。呼吁"要中医科学化，更需要中西科学同志供献更大的努力，努力！努力！一切为了民族的解放，民族的自新"[11]！

郭沫若于1944年10月31日作文《复颜公辰》，声明自己"并无偏袒之念，也别无其他私图"。并重申"我对'中医'无信仰，对于'中药'认为大有研究价值"。并指出颜公辰文中列举的治愈病例太少，"科学实验必须例数多，方能得出断案。例数要愈多愈好，如仅一二例之治疗经验则断案尚不宜早下"。针对颜公辰提出的"要批评中医学术，先得自己研究它一个底细"，郭沫若表示"承教，有机会自当多多学习，多多研究以期对此问题有所贡献"[12]。

1945 年 3 月 19 日,程荣梁在重庆《新华日报》发表了《函郭沫若先生——关于"中医科学化"问题讨论》一文。对郭沫若的见解,"有一些不敢苟同的地方"。特别是"对于中医和中药的估计,也未免有过于轻忽的毛病。我原是一个西医,七年以来,我又热心的研究中药。凭我一点浅薄的学问,很觉这题目有值得一谈的价值"。程荣梁"认为目前西医的疗法,若以与中医相较,实在显得太呆板太少变化一点。宿医治病有如宿将用兵,必不能满意于一定的简单公式。在疗病问题上,科学是一个基本的原则,而如何始可以尽量发扬科学的能力,那便可以说是一种艺术的运用。在这一点上,中医较之西法,恐怕更富于艺术的性质"。并以西医治疗梅毒和肺痨的最新疗法为例,"说明中医的自然疗法与综合疗法,实有它应占的地位"。但又指出:"中国的医学,一如中国人的生活,千余年来,所受道家影响特深,这实在也是中国医学的厄运。千余年来,临床家在那种阴阳五行弥满举国上下、无孔不入的烟雾充塞中,一面要实践,一面要思想,一面要前进,一面要适应,怎能怪他们要发出那些饱含着湛深经验而同时又涂绘着一些不相调和的五颜六色的巫神学说呢?"其主张"中医科学化"及反对郭沫若主张的理由是:"科学不过是一种整理经验的方法。它的生命是方法,它的作用是整理,它的材料是经验。不管是中医西医,不管是中药西药,总是以应用的经验开始,而理则是整理继之。所谓科学化,就是经验的理则化。整理的价值,在于它可以提高经验,强化经验而增加其应用的效力。至于经验的本身属于哪一方面,看来还并不重要。一般说来,愈是杂乱的东西,便愈是需要整理。愈是不易整理的东西,其整理所得也愈有价值。这就是我赞成的中医科学化的理由,而同时也是我不赞成先生一重一轻的理由。"最后,程荣梁说:"两年以前,我还不敢公然谈中医的优点,因为怕人家笑。现在我还有一些同道的朋友,不敢谈中医的优点,也因为怕人家笑。凡有一点科学训练的人,都不愿来看一看中医,这也是中国医学的厄运。自然,很多的科学工作者,或因为能力不够,或因为惟恐会浪费时间,他们远远的望见了那么一大堆浩如烟海的中国医籍,他们感觉,简直是望洋兴叹。"[13]

1945 年 3 月 19 日,郭沫若又在《新华日报》发表《申述关于中医科学化的问题》一文。改变了以前认为中医只能治"自己会好的病"的观点,说"胡适之先生的糖尿病被黄芪治好了,大约是事实""肾脏病……曹孟君女士曾患此病,服某中医之药而愈;戈宝权先生曾患此病亦服此中医之药而愈"。同时郭沫若也承认,"对于这个问题,我自己要来参加讨论,实在还不够格。我自己虽然学过几年的近代医学,但我并未继续钻研,而且已经抛弃了多年了。至于对中国的旧式医术,我更没有什么独到的研究"。并重申自己的态度:"我对于中医和中药是把它们分开来看。我反对中医的理论,我并不反对中药的研究。所谓中药的研究,在我的意思是要用药学的方法来加以彻底的检讨的。""我对于负责任、有良心的医师或医学研究者,无论新旧,都是极端尊崇的。我对中药的研究,不仅不曾反对过,而且认为它有极光明的前途。但对于中国旧医术的一切阴阳五行,类似巫神梦呓的理论,却都是极端憎恨、极端反对的。"[14]

从这场争论中,可以看出,郭沫若至少有以下几点进步。首先,他原本认为中药只是草根、树皮、果仁、果壳,有点"维他命",随后认识到中药确实能治病;其次,他从原本提出不经过西医学习就"一律禁止中医行医",进步到对那些"或则先精旧术而旁涉新医,或则先专新医而转研旧术"的"学通中西"的医学家们表示了敬意;再次,他从居高临下式地对中医的指责,进步到承认自己学医不精,对中医无独到的研究。但是,郭沫若还是坚持"废医存药"的观点,并"极端反对"阴阳五行理论[15]。

1958 年,郭沫若积极响应党的"百花齐放"方针,写了 101 首诗,赞美 100 多种花,其中许多花都是中草药,不仅歌咏了她们千姿百态的丽质,而且还涉及了部分药用植物的药性、药效和主治功用等。集为《百花齐放》一书。如《僧鞋菊》一诗云:"学名叫阿科尼同,不要见怪,紫碧色的花朵在秋季盛开。中国的庭园中爱栽培我们,根据花形给了个怪名——僧鞋。我们有毒,但我们的用处很大,根可医疗疬、肿痒、脚气及其他;可以利尿、杀虫,还有麻醉作用。经过辨证统一,毒草变成香花。"他还风趣地嘲笑不懂中医

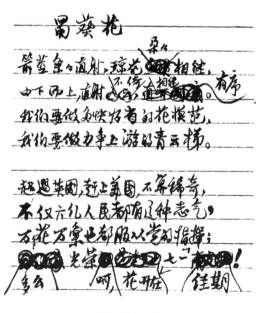

《蜀葵花》原稿

的诗人:"今天的诗人很少知道我们,无怪乎他们的眼力有点昏昏,连诗词的好坏也都辨别不清。"[16]

1959年郭沫若右侧肢体活动不便,影响了日常生活和工作,有人推荐中医研究院特约研究员、著名医学家郑卓人为其医治,郭沫若欣然同意。郑卓人知道郭沫若事务繁忙,没有时间煎服中药,便说:"我从民间搜集到了一个验方,名桑枝酒,经20多年临床验证,医治半身不遂疗效颇佳,可否一试?"郭沫若听后,便请郑卓人处方。郭沫若服用三个月后,果然痊愈。高兴之余,写了一副对联,送给郑卓人,以表示谢意。对联写着:"从民间来到民间去,结什么果种什么田。"此时此刻,他早把当初"一直到死决不会麻烦中国郎中的"誓言,抛到九霄云外去了。

[1] 杨乐生.郭沫若之父郭膏如[J].四川统一战线,2007(4):27.

[2] 钱潮,盛巽昌.回忆沫若早年在日本的学习生活[M]//王训昭,卢正言,邵华,等.郭沫若研究资料·上.北京:知识产权出版社,2010:447.

[3] 郑伯奇.忆创造社[M]//《郑伯奇文集》编委会.郑伯奇文集.西安:陕西人民出版社,1988:1231.

[4] 郭沫若在《创造十年》中称:"1923年3月,在福冈足足住了四年另七个月的我,算把医科大学弄毕业了。"但其中时间和在福冈的年月数都弄错了。//钱潮,盛巽昌.回忆沫若早年在日本的学习生活[M]//王训昭,卢正言,邵华,等.郭沫若研究资料·上.北京:知识产权出版社,2010:451.

[5] 李继凯.才子的书缘:郭沫若的读书生活[M].郑州:中原农民出版社,1999:50-52.

[6] 郭沫若.歧路[M]//赵笑洁.郭沫若集.广州:花城出版社,2006:189.

[7] 郭沫若.我的学生时代[M]//沫若文集·七.北京:人民文学出版社,1958:12-13.

[8] 郭沫若.我的学生时代[M]//沫若文集·七.北京:人民文学出版社,1958:10-12.

[9] 陈辛.郭老为什么弃医从文[M]//人民文学出版社《新文学史料》丛刊编辑组.新文学史料·第五辑.北京:人民文学出版社,1979:125.

[10] 郭沫若."中医科学化"的拟议[M]//郭沫若著作编辑出版委员会.郭沫若全集·文学编·第十九卷.北京:人民文学出版社,1992:478-480.

[11] 颜公辰.《读〈中医科学化的拟议〉后的商讨》[M]//郭沫若著作编辑出版委员会.郭沫若全集·文学编·第十九卷.北京:人民文学出版社,1992:483-489.

[12] 郭沫若.覆颜公辰[M]//郭沫若著作编辑出版委员会.郭沫若全集·文学编·第十九卷.北京:人民文学出版社,1992:481-482.

[13] 程荣梁.函郭沫若先生——关于"中医科学化"问题讨论[M]//曾健戎.郭沫若在重庆.西宁:青海人民出版社,1982:440-443.

[14] 郭沫若.申述关于中医科学化的问题[M]//郭沫若著作编辑出版委员会.郭沫若全集·文学编·第十九卷.北京:人民文学出版社,1992:490-492.

[15] 张守杰.郭沫若与"中医科学化"的争论[N].人民政协报,2006-4-27.

[16] 郭沫若.百花齐放[M].北京:人民日报出版社,1958:70.

冯友兰：应当研究中药，而不必研究旧医

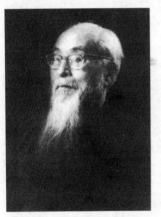

冯友兰，字芝生。1895年12月4日生于河南省唐河县祁仪镇。1910年，考入开封中州公学中学班，1912年转入武昌中华学校。同年冬，考入上海中国公学大学预科。1915年夏毕业，旋考入北京大学中国哲学门。1918年毕业后，回开封执教于中学，与友人创办《心声》，以"输入外界思潮""打破社会上、教育上之老套"为宗旨，宣传新文化。1919年秋，考取官费留学资格。是年12月赴美国留学，入哥伦比亚大学研究院学习。1923年夏，获哲学博士学位后归国，任中州大学哲学教授、文学院院长。1925年夏，应聘为广东大学哲学教授。次年春，任燕京大学教授，讲授中国哲学史。1928年夏，应聘为清华大学哲学系教授兼校秘书长。次年，任文学院院长兼哲学系主任。抗日战争爆发后，随清华大学南迁，历任长沙临时大学、昆明西南联合大学文学院院长、哲学系教授。1946年随清华大学迁回北平。同年8月赴美讲学，1948年春归国，当选为中央研究院第一届院士及评议会委员。中华人民共和国成立后，仍执教于清华大学。1952年调任北京大学教授兼哲学教研室主任。先后被选为中国哲学理事会理事、常务理事，中国哲学史研究会顾问，中国科学院哲学社会科学部学部委员、常务委员，哲学研究所兼职研究员、中国哲学史组组长。为第二至四届全国政协委员，六、七届政协常务委员，第四届全国人大代表，民盟二、三届中央委员。1990年11月26日病逝，终年96岁。著有《人生理想之比较研究》（英文版）《人生哲学》《中国哲学史》《新理学》《新事论》《新世训》《新原人》《新原道》《新知言》《中国哲学小史》《中国哲学史新编》《中国哲学史史料学初稿》等，合编为《三松堂全集》[1]。

作为几乎与20世纪同行、终生从事哲学研究和教学的文化名人，冯友兰对中医的态度，用他自己的话来说，就是"应当研究中药，而不必研究旧医"。见于他1940年8月写的《论中西医药》一文。为了全面了解其观点，现全文转抄如下：

> 北平的一位中医，到昆明来，开一药单子，用他在北平治病时所常用的药，用他在北平开单子时所常用的符号，拿到昆明的药铺里，药铺里立刻可以照单配合，丝毫不发生问题。于此我们可见中国的医学、药学，无论在什么地方，都是一脉相传，是一个系统。中国的医学、药学，是中国文化的一部分。凡是中国文化所到的地方，也就是中国医药所到的地方。在一百年以前，东亚到处都是中国文化，也到处都是中国医药。

> 不过中国的医学、药学，亦同中国文化的其他部分一样，缺少现代化的一个阶段。一般人常以中医西医、中药西药对比。中医、西医的对比是错的。因为普通所谓中医、西医之分，其主要处不是中西之分，而是古今之异。中医、西医，应该称为旧医、新医。

> 中药与西药的对比，却不全是错的。因为中药与西药的不同，并不全在古今的不同。就中药、西药的制造提炼说，其不同可以说是古今的不同，但就其所用材料说，则其不同可以是地域的不同。因各地的出产不同，所以取以为药的材料亦不同。这些不同，真正是中西的不同。

> 社会一般人对于中医西医、中药西药的能力效用，常有很大的争论。有一部分人信仰中医中药，以为其治病的能力与效用，远在西医西药之上。又有一部分人，认为中医的理论，荒诞不经，照其理论讲，中医应绝对不能治病。其所治之病，如有痊愈者，乃是其病本来即可痊愈的，其痊愈与吃药无干。对于这些争论，我们以为应将药与医分开来看。

冯友兰手迹

从现代生理学的观点看,中医的理论有一部分是荒诞不经的。如以五行配五脏,以五行的生克讲药的效用等。这些理论,在现代是很难持之有故,言之成理的。中医理论的另一部分,虽不能说是荒诞不经,但亦是很模糊的。例如所谓寒热风火等,其确切的意义,是很难令人捉摸的。有人说:所谓凉药者,即能治所谓"是热"的病之药也;所谓热药者,即能治所谓"是寒"的病之药也。所谓"是热"的病者,即凉药所能治愈之病也。所谓"是寒"的病者,即热药所能治愈之病也。这是开玩笑的话,但所谓热凉等观念,确是很不清楚的。

但是我们不能因此即说中国药没有效验。如有认真说此话的人,我们可以请他吃一两大黄看他下泻不下泻。中药,至少有一部分中国药,是有效验的,是能治病的,这是现在用新方法研究中药、提炼中药的人,所都承认的。

中医的理论不通,而中药却能治病,这又是什么缘故呢? 要知道我们对于中药的知识,并不是从中医的理论得来的。我们并不是先有了中医的理论,然后照着那个理论去找药。而实是先有对于中药的知识,然后再加上中医的一套理论,作为对于中药的知识的解释。解释可以错。但对于一个知识的解释虽错,并不必因此而此一个知识的本身亦错。

知识起源于经验。所以第一步的知识,都是经验的知识。人积了许多经验,而知有某现象之后,常继有某现象。这是一个知识。这种知识是"知其然而不知其所以然"者。人知某现象之后,常继有某现象,而不知其所以如是。不知其所以如是,即不敢说它必如是。因为经验只能追溯既往,而不敢保证将来。

所以经验的知识是不完全的知识。人对于已知其然者,必求有以解释。对于已知其然者,如有了解释,则人即觉又已知其所以然。以前他只知其是如是者,现在他又觉可说其必如是。不过这些解释,可以只是空想的。如只是空想的,则其解释实不能算是解释。

例如人吃了大黄即下泻,这是人凭经验而知的。这原只是经验的知识。中医的理论,用金木水火土五行之气一套,予以解释。他以为有此解释,我们即可说,人吃了大黄必要下泻。又如在传染病流行的时候，中医亦知病人可以传染不病的人。不过他说这是由于"四时不正之气"。这也是一种解释。不过这种解释都是上所谓空想的，实在不能算是解释。

另外一种解释是所谓科学的解释。科学的解释与空想的解释不同者，即科学的解释是以实验为根据，而且可以实验证实的。金木水火土五行之气，是不能用实验证实的。"四时不正之气"，亦是不能用实验证实的。但如说大黄能使人下泻，是因其中有某种化学原质；说传染病之所以传，是因病菌的传播：这都是可用实验证实的。所以科学的解释，是真的解释。

不过一个经验的知识，虽未得到真的解释，其本身并不因此而不是知识。我们不能因为不信中医的金木水火土五行之气的一套，而即否认吃大黄下泻。我们不能因为不信有所谓"四时不正之气"，而否认传染病能传染。照演绎逻辑的说法，一个断案如是假的，其前提亦必是假的。但前提如是假的，断案不一定是假的。

因此可知为什么中医的理论，虽有些是荒谬不经，而中药仍是可以治病。当然这并不是说西药不能治病，也不是说西医的理论，亦自有史以来，本来都不是荒诞不经。

我们现在应当研究中药，而不必研究旧医。所谓不必研究旧医者，是不必研究旧医的理论。至于旧医的经验的知识，仍是要研究的，不然我们何以能知某中药能治某病而加以研究呢？

现在研究中药的人，其工作多是分析某中药的化学成分，以求对于中药有科学的知识，又将其用新法提炼，以求其制造合乎现代的药的标准。这是当然的。不过要分析一种药的化学成分，而确定某成分是其特效的成分，是很不容易的。在此西药来源日渐缺乏的时候，学新医的人应该暂根据旧医对于中药的经验的知识，而尽量用中国药。我有一个学新医的朋友，在某医学院任教授，另一朋友的小孩有病，请他治，他说："可吃牛黄解毒丸，这药就很好。"他若正式行医，他未必肯说这话。但我们希望正式行医的新医，亦肯说这话。

现在各军队的军医都是学新医的，听说在前线，常有一种奇怪的现象。军中有新医，而市上只有中药，兵士有病了，要请军医开单，而无处买药。要吃市上的药,而无人开单。这种现象,我们要设法避免才好。[2]

冯友兰对待中医药的态度,一言以蔽之,就是"废医存药"。可以说,这种思想在冯友兰心目中是根深蒂固的,但"这一认识显然存在着内在的矛盾,他一方面说不必研究旧医的理论,同时又说要研究旧医的经验知识,尽管在他看来,中医(即他所谓的'旧医')的理论和中药的经验知识可以截然分开,但事实上几千年来两者已经浑然一体,根本不能分出彼此来,在一部中药学史中我们处处可以看到气化学说和阴阳五行观念的影响,中医学的经典《黄帝内经》对四气五味、升降浮沉、五脏苦欲等中药学的基本理论均有纲领性的阐述。显然,中药的实效虽然并非根源于其理论,但却已蕴涵于理论之中,中医和中药是不可分开也不能分开的,只是在冯友兰看来,中医是不能用科学来加以解释的,所以其理论就应该废弃。这显然是一种'唯科学主义'的观点,在今天这一观点虽然仍有一定的影响,但已经受到越来越多的质疑,人们从不同的方面阐发了中医药学的历史地位和辉煌成就以及它的临床价值"[3]。早年的冯友兰认为,用气化学说、阴阳五行观念等中医理论来解释中药的药效和疾病的成因,基本上属于一种空想,因为这不是科学的解释。所以,尽管中药是有效验的,但中医理论则是荒诞不经的。但到了晚年,冯友兰却对中医学说及其气论赞许有加,比如他说:"中医治病,讲究'扶正祛邪'。'正'就是病人的阳,'邪'就是病人的阴。如果他的阳胜过他的阴,他就盛。如果他的阴胜过他的阳,他就衰。如果他的阴全胜他的阳,他的情况就严重了,就相当于《圆图》中《坤》卦,它就死亡了。"[4]之所以前后态度和看法互相矛盾,是因为194—1976年是其生命历程中的"失落自我"阶段,1977—1990年是"回归自我"阶段[5]。总之,"冯友兰并不以科学名家,当他站在近代以来的西方科学的立场上论述中医时,难免会因为隔膜而得出一些偏颇的认识"[6]。

[1]《中国教育大系》编纂出版委员会.中国教育大系·历代教育名人志[M].武汉:湖北教育出版社,1994:649–650.

[2]冯友兰.南渡集[M].北京:生活·读书·新知三联书店,2007:181–185.

[3]徐仪明.冯友兰哲学与中医之关系[J].湖湘论坛,2011(2):70.

[4]冯友兰.中国哲学史新编·第五册[M].北京:人民出版社,1988:77.

[5]宗璞,蔡仲德.解读冯友兰·亲人回忆录[M].深圳:海天出版社,1998:145.

[6]徐仪明.冯友兰哲学与中医之关系[J].湖湘论坛,2011(2):72.

傅斯年：我是宁死不请教中医的

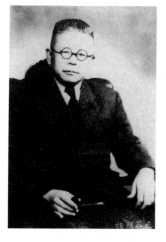

　　傅斯年，字孟真，1896 年 3 月 26 日出生于山东聊城，是清代第一个状元、大学士傅以渐的后代。1905 年至 1908 年，在东昌府立小学堂读书。1909 年春，考取天津府立中学堂。1913 年考取北京大学预科，3 年后转升本科国文门。1918 年与罗家伦、毛子水等人发起组织"新潮社"；次年 1 月 1 日，出版《新潮》月刊，任主编，使该刊成为与陈独秀主编的《新青年》齐名的"五四新文化运动"的重要舆论阵地。1919 年 5 月 4 日，因反对当局在《巴黎和约》上签字，发起组织北京大学学生集会游行，任游行总指挥。同年秋毕业，不久获公费资助赴英国留学，入伦敦大学学习历史、数学和实验心理学。1923 年赴德国柏林大学攻读哲学和历史。1927 年归国，历任中山大学教授、代理文学院院长等职。1928 年 4 月，被聘为"中央研究院历史语言研究所"筹备员；该所正式成立后迁往南京，专任该所所长，创办《历史语言所集刊》。1929 年秋，兼任北京大学教授，讲授《中国上古史专题研究》《文学方法论》等课程。1933 年 4 月，被国民政府教育部聘为国立博物院筹备处主任。1935 年 5 月，中国博物馆协会成立，被推选为执行委员。1936 年任中央研究院总干事，兼任"大学丛书委员会"委员。1938 年任国民参政会参政员。抗日战争胜利后，北京大学迁回北平复校，推荐胡适担任校长；在胡适未到校之前，代理北京大学校长年余。1948 年当选为国民政府立法委员。南京解放前，将"中央研究院历史语言研究所"的大批资料运往台湾，并携眷赴台。1950 年 1 月，任台湾大学校长。是年 12 月 20 日病逝，终年 55 岁。著作有《傅孟真先生集》《傅斯年选集》[1]。

1952 年 12 月 10 日,在傅斯年逝世两周年之际,胡适为《傅孟真先生遗著》写的"序言"中,在不到 200 字的一段话中,就用了 14 个"最"字来称赞傅斯年:"孟真是人间一个最稀有的天才。他的记忆力最强,理解力也最强。他能做最细密的绣花针功夫,他又有最大胆的大刀阔斧本领。他是最能做学问的学人,同时他又是最能办事、最有组织才干的天生领袖人物。他的情感是最有热力,往往带有爆炸性的;同是他又是最温柔、最富于理智、最有条理的一个可爱可亲的人。这都是人世最难得合并在一个人身上的才性,而我们的孟真确能一身兼有这些最难兼有的品性与才能。"[2]

就是这样一个被誉为中国现代学术界"霸才"、被毛泽东称为"有名的新文化运动头面人物"、有"傅大炮""老虎学者"之称的傅斯年,却是近代全盘否定中医的著名人物。罗家伦在《元气淋漓的傅孟真》一文中,详细描写了他是如何激烈反对中医的。罗家伦写道:

> 抗战期间,孟真在国民参政会里所表现的固然为一般人所钦所佩,可是许多人更觉得有声有色。除了他坚定地拥护抗战而外,他还为两种主张而积极奋斗,一是反对一切违背时代精神、科学理论而开倒车的议案;一是反对危害国计民生的贪污事实。在前一项目之下,如他反对提倡所谓国医,就是显著的例子。他认为哈维发明了血液循环三百年之后,到今天还要把人的身体分为上焦、中焦、下焦三段,简直是对人类知识的侮辱。他为这个问题从抗战前在南京的时候就写文章讨论起来。因为他研究过实验心理学,同时自然他也很懂得生理学和生物化学,所以他这些文章,理论非常精辟,文字也写得非常精彩。说到此地,我又忍不住要提孟真一件趣事,很可以表示他一种特殊可爱的性格。有一次,为中医问题孟真反对孔庚的议案,激烈地辩论了一场,当然孔庚辩孟真不过,于是气了在座位上辱骂孟真,骂了许多很粗的话。孟真也气了,说是:"你侮辱我,会散之后我和你决斗。"等到会散之后,孟真在会场门口拦着孔庚要决斗了。他一见孔庚年纪七十几岁,身体非常瘦弱,孟真立刻把双手垂下来说:"你这样老,这样瘦,不和你决斗了,让你骂了罢。"[3]

1934 年 8 月 5 日,傅斯年在《大公报》"星期论文"栏目中发表了《所谓"国医"》一文,明眼人单从文章的题目就能窥探出其中的究竟,国医被冠以"所谓"，并加上引号，充分体现了傅斯年对中医不屑一顾的傲慢与偏见。

傅斯年开篇即将中西医之争视为"最可耻、最可恨、最可使人短气的事"，将中西医的学理之争放大为"中国人的劣根性"的大爆发，他以一副恨铁不成钢的语气，痛心疾首地说：

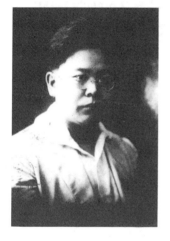

中国现在最可耻、最可恨、最可使人短气的事，不是匪患，不是外患，而应是所谓西医、中医之争。匪患虽不得了，然如政治有办法，不怕不能解决；日本的侵略虽不得了，如我们有决心，有准备，加以极大之努力，而且善于利用局势，日本总有受教训之一日。只有中医、西医之争，真把中国人的劣根性暴露得无所不至！以开了四十年学校的结果，中医还成问题！受了新式教育的人，还在那里听中医的五行、六气等等胡说！自命为提倡近代化的人，还在那里以政治的或社会的力量作中医的护法者！这岂不是明显表示中国人的脑筋仿佛根本有问题？对于自己的

1927 年傅斯年在广州时留影

身体与性命，还没有明了的见解与信心，何况其他！对于关系国民生命的大问题还在那里妄逞意气，不分是非，何况其他！对于极容易分辨的科学常识还在混沌的状态中，何况较繁复的事！到今天还在那里争着中医、西医，岂不使全世界人觉得中国人另是人类之一种！办了四十年的学校不能脱离这个中世纪的阶段，岂不使人觉得教育的前途仍是枉然！

现在多数人已经很难理解傅斯年这段话的真正意思了，"如果将傅斯年对中医的叙述文本还原到西化派的话语语境之中，我们便能够理解傅斯年文本中中医的形象是什么。中医等于中世纪（在西方话语中，中世纪是黑暗、迷信与巫术的代名词）；等于中国人的劣根性（在西化派的话语中，中国人的劣根性是愚昧、懒惰、肮脏、保守、堕落）；中医是中国的'国粹'（在胡适派文化人的话语中，国粹等于小脚、八股文、鸦片、太监、姨太太等等）"[4]。

接着，傅斯年将中国人还相信中医的原因总结为三点：第一是"最可恕的是爱国心，可惜用的地方是大错了"。因为"所谓中医，并非纯粹的汉土产品，这类

的方技在唐时颇受印度及中亚的影响,在宋、元更受阿拉伯人的影响。中医本来既无病理,又缺诊断,无非是一部'经验良方'"。也因为"医学在现在并无所谓国界,虽德国、法国、英国、美国的风气各有小小不同,在基础上全无半点分别"。第二是因为中国人"头脑不清楚,对于一切东西皆不深信,也皆不不信,人云亦云,生病请医全是试试看,恰如乡下老太婆生了病时拜一切神佛一般。这全是以做梦的状态对付死生的大事"。第三个原因则是"教育不好的结果,中国的教育中没有给人安置一个坚实的科学常识训练,故受此教育者后来糊涂如此"。

其次,傅斯年建议政府介入医疗卫生的社会改革,"想法子不再为所谓'国医'丢国家民族的丑了"。并提出了六件亟须要做的事情:

第一,应该多设几个训练在内地服务医生之学校……应该集中力量,或就已有好的医学校中设农村服务医生一科,使他们在毕业后到内地,或者简单到内地乡村里办医学校去……第二,内地之需要公共卫生比需要医士还迫切……中国是个世界上病菌最多的国家,各种疾疫并世无双,故死亡率在一切开化与半开化的人类之上。对付此情形之最有效方法,无过于防范于未病之先……这件事要办好了,中国要少死许多人,即是省略了很大的国民经济之虚费。第三,要多多的训练些内地服务之看护……内地人之无看护知识,因而更需要能服务的看护,本是不待说的。不特有训练的看护应该多有,即一般的看护知识也应该灌输在国民教育之中……第四,最多用的医药品应该由政府自己设厂制

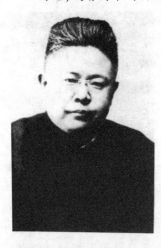

抗日战争时期的傅斯年

造,或促成中国工业家之制造……医药品是最不能不用的洋货,若因医药事业之进步,这个贸易的漏洞太大了,决不是办法,所以政府及社会应该及早准备。第五,政府应该充分的推广生产节制……政府应该对于一切患有花柳病、遗传性的精神病之人,及有遗传性的犯罪者,及绝不能自立者,利用最新发明的方法,使之不生育……第六,政府应大量的奖励在中国的近代医学。

再次，因为当时内地很多地方还没有西医，大城市的西医人数也很少，无法满足广大人民群众医疗卫生之需要，傅斯年建议对中医应采取"逐步废止之政策"："目下可以先把大埠的'国医'禁止了，至少加一个重税于那些大赚钱的国医以取'寓禁于征'之作用。管理他们的衙门，当然是内政部礼俗司，而不该是卫生署，因为'医卜星相'照中国的'国粹'是在一块的。论到'国药'之研究，乃全是有训练、有学问的近代药学专家的事，一药之分析，及其病状效能之实验，决不是这些不解化学的'国医'所能知觉的。"

最后，傅斯年从个人生活的角度表态，以鼓励人们选择西医："我是宁死不请教中医的，因为我觉得若不如此便对不住我所受的教育。盼望一切不甘居混沌的人、有是非之心的人，在这个地方不取模棱的态度。"[5]

傅斯年通过追加罪名到中医头上的方法，企图从道德层面取消中医的合法性；同时，他采用妖魔化的手段，将中医归入"医卜星相"的行列；并提议政府在取消中医之前，将中医划归"内政部礼俗司"管理。这篇文章一发表，就引起了中医学界乃至拥护中医者的强烈反对。

1934年8月13日，赵寒松在《大公报》发表《评傅孟真"所谓'国医'"》。首先指出傅斯年鼓吹政府"消灭"中医是"越界"发表意见，在他看来作为历史学家的傅斯年根本就没有资格以外行的身份来谈论精深的"中医"："因为这种专门问题，仅凭肤浅的常识，尚且不能解答，若并肤浅的常识尚还缺乏，那便根本无发言的资格，无发言的资格而任意发言，仅凭个人简单的直觉，发为一篇感情用事王婆骂街的论调，那更非号称学者应有的态度了。"其次，从中医的角度详细地分析了"六气说"，以证明傅氏是中医的门外汉，没有批评中医的资格，认为并不仅仅是病菌才引发疾病，内外因的"风、寒、暑、湿、燥、火"都可能引起人体的功能失调，并认为中医"此学虽旧，苟能抉其蕴奥而活用之，胜于今日新法多矣"！而且今日的中医已经用科学方法改进了，"国医学院、国医医院，亦相继成立，用化学来分析国药的工作，亦早经开始"。因此，傅斯年说中医不科学是站不住脚的。最后，为中医存在的合理性辩护道："傅君对于中医似乎非常痛恨，主张实行逐步废止政策，并加上许多胡闹胡说等侮辱中医的字句，殊不知中医的巍然存在，自有他颠扑不破的经验与学理、真实的效用与价值，要是不然，也用不着傅君的反对与谩骂，早就不能立足了，傅君于此，不加考虑、随便颟顸武断，信口开河，不但失言，而且失态。"

8月18日，陈泽东代表天津中医公会在《大公报》发表《论傅孟真侮辱国医文》：

> 溯吾国医药之学，创始于神农，大成于岐黄，又有秦、张诸圣继起，调摄护卫民生，以至于今，已将及六千年之久。吾国人数蕃庶，甲于环球者，皆吾国医药维护之力也……岐伯乃黄帝之师而臣者也，精于燮理阴阳之术，是哲学之极顶也；五运六气之法，即其所创著，系分配天地阴阳气化之发也。五运主天气而下降，六气主地气而上升，阴阳气化相合，得其平，则生万物而无病；阴阳气化不相合，即不得其平，则害万物而有病。天气属阳，故藉木火土金水五行气之奇数分配；地气属阴，故藉风热暑湿燥寒六气之偶数分配。然有主客之别，主运主气，只管本年分配定位；而客运客气，随岁建干支为转移。所以预测气候，与时令疾病者也。敝会同人，向本此法为治疗之秘诀，凡遇疫病流行之年，所治多愈。不知此秘诀者，所治多死。西医不知，故治瘟疫、伤寒、喉痧、母子血病、小儿惊风、大人半身不遂等病，举手便错，此皆不知气化之故也。况医家治病以治疗痊愈为真能，乃不知其原理，竟强诬为非是，不得实效之信仰，而运动伟人，反压迫以强权。西医之能力，亦不过如是……凡吾国人，无论为医与否，皆当努力保护之，以期吾族人共享寿康之乐，乃为仁者之行也。彼忍心摧残铲除者，是废毁圣道，与吾族人为敌也。[6]

由于《大公报》"星期论文"栏目实行的是轮流写稿制度，每位作者"十个星期轮到一次"，傅斯年"等不及了，所以在《独立评论》里发表他《再论所谓'国医'》的文字"[7]。1934年8月26日、9月16日，《独立评论》第115、118号分两次刊发了傅斯年的《再论所谓"国医"》一文。

在这篇近万字的长文中，傅斯年首先底气十足地以"科学"为标准，全面论述了中医无病理、缺诊断，与近代科学及近代教育根本不相容的"事实"。为什么说中医无病理、缺诊断呢？傅斯年说：

> 所谓诊断者，除脉搏、呼吸、温度、血压、大小便、血液、内脏声音、各种普通考察外，每一症各有其详细诊断方法，而微菌之检查，尤为全部传染性病之最要紧的诊断。诊断的器具本为国医大系中所无，而这

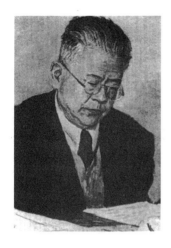

傅斯年处理公文时的神情

些诊断的经程，除脉搏外，又皆国医所不知，或不确切。即脉搏一事，固是中医诊断之第一要义了，然其用此现象之意义，乃全然荒谬。试问手腕上的一条动脉，在不满二寸的距离中分做"寸、关、尺"，靠区区三个指头，看定心、肝、脾、肺、肾，这真是违背小学常识的说话……人群中最多的病是有传染性的病，不能验微菌，且不知何所谓微菌的人，如何去诊断……近代病理学之中央思想，乃谓人体既由细胞组成，而各部细胞相维，成就生命的作用，若其中一部分细胞起变化，无论由于生理的或病菌的，以致与其他部分不能相维时，则成疾病。此即所谓细胞论的病理学……到了现代，病理学已是一个有系统的训练，并不是些零碎不相关的知识；已是一个实验的科学，并不是些遗传的传说；已是全世界有训练的医生所共同贡献者（凭各种医学杂志以传达，以改进），并不是一类一方的卖药之人所凭以混生活之利器……若说所谓国医有病理学，则试问他们的病理学在哪里？如《巢氏病源》等书之支节破碎，算得上科学知识吗？若说那些五行、六气便算病理学，则凡有近代科学常识者，必当信政府不该容许社会上把人命托在这一辈人手中。故我之谓汉医之无病理、无诊断，非一疑难之问题，而为明显的黑白事实。[8]

关于为什么说中医与近代科学不相容，傅斯年认为凡是称得上"科学"的，必须具备四个基本条件："第一，所用名词不容有含混，一个名词只许代表一个质体，具有一种界说，而不许在用它时随时抑扬，凭心改动，尤不许它代表者本是一种不能捉摸的物件。""第二，每立一语，必成一种'命题的含义'，即一种逻辑上可通，实质上有所托，其是非可得而试验或统计的语句，不容幻想、比喻在其中。""第三，每一理论，在能实验的科学必须可以将其信否诉之于实验，听凭怀疑者用同样的科学训练证明之或反证之，在不能实验的科学，必须聚集逻辑的证据，顾到表面上相反的事实。""第四，因为近代科学不能容纳幻论与空语（Verbalism）的，而是遵逻辑的程序，依实质作步程的，故在非纯粹叙述的科学中，能预定（Prediction）、能管理（Control），是其明显的本领。"而中医与西医相比

较,西医显然是"科学"的,中医只不过是"反科学"的迷信与巫术,连玄学也算不上:

傅斯年手迹

近代的医学是个集合多门的严整训练,为医学之基础者,是物理、化学、动植物、人体生理、人体解剖等等基础科学。习医者即以此等学问为医预科,到医本科时,所受训练,即是此等基础科学使用在医学各门之上者。本科完后,继以病床实习,又是医学各门之实地经验。故近代医学为汇集众科学之科学,近代医学训练为汇集众科学训练之训练。若将近代医学与所谓国医平等比衡,无异将近代物理学与太极两仪的物理学平等比衡,亦无异将近代化学与方士之点金术平等比衡。持国医论者,自觉说否认者为"西医",殊不知所否认者,并物理、化学、生物、解剖、生理皆在其内。若知近代科学本是一体,其门类之差只是分工,则当知所谓国医实无所容身于科学的天日之下。近代医学的系统是明摆着的,其中所含科目皆是些自然科学。若"国医"则试问它的系统是些什么? 它的解剖是什么? 犹不知神经系。它的生理是什么? 犹不知血液循环。它的病理是什么? 犹不知微菌。它的物理是什么? 阴阳、五行、六气! 如此的一个系统——放宽来说,假如此地可用系统两个字——连玄学的系统也谈不到,因为玄学的系统,也有严整的训练的。只是一束不相干,一束矛盾。若承认如此的一个系统之有存在于科学的世间之价值,无异对物理、化学、动植物等等发生怀疑,而此等科学之立场之不容怀疑,乃是文明人类数千年慢慢进化,三百余年急剧进化之结果,不容今天昏聩自大的中国人抹杀之也。[9]

傅斯年认为中医"与近代教育之不相容,同样是一件明显的事实",因为"学校中的物理,是近代的物理,并不是亚里士多德的物理,学校中的生物是进化论立点上之动物学、植物学,并不是《本草》"。更重要的是,"学校中的知识训练,是应依逻辑的要求,在科学的系统中者,不应是些似解非解、支节缺陷的杂乱知识"。所以，如果"在学校中把物理、化学教得好，这类知识能入在受教者心中，使其能依此知识了解环境，自然不会再承认所谓六气有物理学的逻辑含义，即不会再信凭藉此类玄谈的汉医"，如果"在学校中把生理卫生的大意彻底了解，自然要觉得中国传统医学论本体上是些无知妄作、闭眼胡说"[10]。

其次，傅斯年对《大公报》刊载的两篇商榷文章分别进行了批驳。陈泽东《论傅孟真侮辱国医文》以中国固有的阴阳、五行、六气等术语对中医进行说理与辩白的做法，在傅斯年看来，用落后迷信的话语在"现代社会"来争论是极其可笑的，他不无讽刺地说："此文赤裸裸的表演'国粹'，毫不剽窃他所不懂得的近代医学名词，还不失自成一派。大凡以魔术为魔术之护法，以神秘论为神秘论之护法，以巫为巫，可成一种'周始圈'，自己快乐于其中，若以逻辑卫护神秘则授人以柄多矣，此我之佩服陈公也。"并吁请"政府与社会上人士想想，是否可把人民的生命交付在此等人手中，此等理论表演是否即是我主张废中医的强固证明"？对赵寒松《评傅孟真"所谓'国医'"》所主张的改良论调，傅斯年质问到："敢告赵君，近代解剖学是一个系统的学问，近代生理学也是一个系统的学问，其中的单个名词，若赵君所用之'神经''汗腺''动脉''贫血'等，若一旦为国医剽窃，离开他们的科学系统实无何等意义。敢问赵君，改良的中医是否预备全部的接受近代解剖学、生理学、微菌学？若然，中医之为中医还有几何？若不预备全部接受，而只在那里剽窃几个名词，这些系统科学中的名词如何在国医系统中与其他名词与'哲理'合作？或者中医本不嫌'一束矛盾'，如道士之仿造一切教的经典一般。若果然，中医之为物更不必谈了。"傅斯年之所以坚持中西医之间不可调和、折衷的观点，乃是因为："凡是改良，必须可将良者改得上。蒿子可以接菊花，粗桃可以接美桃，因为在植物种别上它本是同科同目的。我们并不能砍一个人头来接在木头的头上啊！西医之进步，到了现在，是系统的知识，不是零碎不相干的东西。他的病理论断与治疗是一贯的。若接受，只得全接受。若随便剽窃几件事，事情更糟……一个人剽窃自己所不了解的东西，正如请不知电流为何事的人来家安置墙上电网一般，其危险是不可形容的。即如赵寒松先生的洋化五行六气论，略解物理、化学、生理者，不知笑他要到如何田地。作洋化八股尚可，真正拿来病床实验，可就万分危险了。敢问主张中医改良论者，对于中医的传统观念，如支离怪诞的脉气论，及阴阳六气论，是不是准备放弃？对于近代医学之生理、病理、微菌，各学问，是不是准备接受？这两个系统本是不相容的,既接受一面,自必放弃一面。若不接受近代的生理学、病理学、微菌学,只是口袋中怀着几个金鸡纳霜、阿司匹灵药饼,算什么改良的中医？若接受了这些科学,则国粹的脉气论、六气论又将如何安插？中医之为中医又在哪里？"[11]

再次,对中医治病确有实际疗效这一无法回避的问题,傅斯年的办法是,通过对"疗效"一词的语意拆解,将"疗效"纳入西医的"治愈"这一"统计学的名词"范围,因为"治愈"必须做统计学的分析,而中医显然没有这样的"科学"方法来证明自己,所以中医所谓的"疗效"也是不可信的。这样,傅斯年将一个硬技术问题化解在话语的分解中,从而在话语层面而不是在技术层面取消了中医惟一立足的依据[12]。

> 我以为"治愈"一事,不是一件简单的事实,如引"治愈"为自己作支持,必须先分析所谓"治愈"究是如何情态。人体是一个极复杂的机器,而且他的机能又时时刻刻在变化中,故虽一件万分可靠的对症药,其能治愈某一人的对症否,也并无百分之百的把握。近代医学"治愈"一概念是个统计学的名词。所谓治愈者,第一要问受治者在受此药治疗时已入于此病之第几阶段。第二要问自受此药治疗后治疗的过程如何,用药之继续如何增减,效果之表现如何形态。第三要问痊愈在何时,愈后是否过些时日又出现。如是治不愈的例子,更要分析此等不愈人之身体情形。至于在易生枝节的大病,应统计的事实更复杂。以上还单就病治疗之本身论,其实一个受治疗人之一般的身体情形,及其家庭的社会的经济的关系,尤与一病之治愈与否有关系。有如此复杂情形,"治愈"两个字不是简单容易说的,而医院对于治疗的效验不是可以不分析作报告的。所以现在大规模的医院在医学组织,每每有统计专家在内,至于中央及地方的卫生衙署之必作精密统计,更是一个不待说的事实。"治愈"两个字,在科学的分解之下,说来甚难;在妄人,说来却极容易。[13]

最后,傅斯年认为是否废止中医,推行西医,是一个国家是否开化、是否文明的评判标准,认为:"现在全世界上已开化的国家中,没有一个用钱在国民医药卫生上比中国在人口比例上更少的。这样不推广近代医药学及公共卫生的中国政府,真不成其为文明国的政府。然而此一要点不曾引人注意,反引起些中医、西医优劣论？这本是同治、光绪间便应解决的问题，到现在还成问题，中国人太不长进了！"[14]

由于当时任《独立评论》主编的胡适，不仅坚决支持这场由傅斯年挑起的争端，而且拒发"像天津中医公会陈泽东君所发表的五行六气、阴阳奇偶'哲学之极顶'一类的文字"，所以《独立评论》没有刊登中医界人士的文章。

第120号的《独立评论》刊登了天津一个纱厂会计——"志云"的来稿，指出傅斯年已经承认中医不过是"经验良方"，既然是良方而且是通过经验得出的，自然就说明了它存在的价值，就值得学者去做认真的研究，而不是通过政府用粗暴的方式废止。最后，他提出中西医之间应该互通有无、扬长避短而共同进步。傅斯年在这篇文章后面撰文直接回答了作者，首先他承认自己是措辞不当，中医不是"经验良方"，而仅仅是"方剂"。针对"志云"认为他没有资格来谈论这种纯技术的西学问题，傅斯年首先陈述了自己留学国外研习生理学的经历，并措辞强硬地反驳道："殊不知'国医'并非'纯技术的问题'。近代医学是科学，凡受过一番不虚假的科学训练的人，都有维护、支持、发挥近代医学的立场之资格，中医是不曾有益的受过近代科学训练的，故没有讨论近代科学或这样'纯技术问题'的资格。"[15]

而对另一读者、研究实验语音学的学者刘学浚的争论文章《我对于西医及所谓国医的见解》，傅斯年也一样不留情面地予以批驳[16]。刘学浚的这篇文章仅仅是根据实际生活中的事例来说明中医在某些情况下能够发挥西医所不及的功用。他叙述了自己三岁多的小孩患痢疾被西医耽误、几乎致死，最后通过中医才获救，而其孩子的玩伴一样地患痢疾找了最好的西医结果被治死了。所以他认为："中医的缺点及特点就是只知其然而不知其所以然，不问细胞起了变化才发生疾病，只问所生的是什么病。知道了病就按病去治。所用的药及药方都是经验良方。"傅斯年在文后的"附答"中从西学与经验的角度，反击说："凡是经验，一个人的不尽可靠的，要靠有资格的众人；一生是有限的，要靠累世遗留下来。不幸我们的国医动辄曰秘方，此言若是谎话，更不必论；如假定他真有一个不示人的方剂，则试问方既秘矣，如何可以众人之经验而断定其良否……中国文化中有一件最不幸的事实，医学也不是例外者，即是中国文化中若干事缺少继续性。以学问论，人存学举，人亡学息，古往今来，每有绝学之叹，不像欧洲，能以学院教会或学会之建制继续推衍的。以方技论，更不必说，百科杂样，每经乱事而失传。"[17]

傅斯年不仅否定中医,力主"废止中医",而且对中国传统文化的内容与形式都予以了彻底的否定。他痛斥汉字,主张用拼音文字代替象形的汉字,认为"中国文字的起源是极野蛮,形状是极奇异,认识是极不便,应用是极不经济,真是又笨,又粗,牛鬼蛇神的文字,真是天下第一不方便的器具",而"拼音文字妨害旧文学的生命,帮助新文学的完成"[18]。批评中国的传统文学"是不合人性,不近人情的伪文学",主张"欧化的白话文",反复论证中国白话文的出路"惟有欧化"[19]。激烈指责中国戏剧,认为"是非人类精神的表现""最是助长中国人淫杀的心理""就技术而论,中国旧戏,实在毫无美学价值""违背美学上的均比例""刺激性过强""形式太嫌固定"[20]。列举了中国传统学术的七大"基本误谬",学派"以人为本""人亡学息";治学以引述前代圣贤的话为天职,而"不认个性之存在";立论务求其能"被之所海""放之古今",却"不认时间之存在,不察形势之转移";只顾高标"己之所肆",而轻视其他学派;"好谈致用",但止于空谈,因而"其结果乃至一无所用""联想多而思想少,想像多而实验少,比喻多而推理少""重形式而不管精神""千篇一面,一同而无不同"。最后总结为"教皇政治""方士宗教""阴阳学术""偈咒文学"[21]。当国民政府在二十世纪三十年代提倡尊孔读经,以复兴传统道德来开展"新生活运动"时,身为"中央研究院"历史语言研究所所长的傅斯年连续撰文,指斥其落后性与虚伪性:"以世界之大,近代文明之富,偏觉得人文之精华萃于中国先秦,真正陋极了!"[22]

傅斯年性情偏激,嫉恶如仇。爱之欲其生,恨之欲其死,不肯折衷调和,不愿敷衍含糊。柏杨曾说过:"吾友傅斯年先生在世时,一提起中医就七窍生烟。"原因是"傅斯年先生因为家人被中医治死,以致恨中医入骨"[23]。

更为直接的原因是受胡适的影响。傅斯年认识胡适之前,是旧派学生,颇有旧派青年的做派。胡适直到晚年还记得当时傅斯年的情况,说他当年很守旧,"穿着大袍褂,拿着大葵扇,高昂着头,走在学生中,很突出,很惹人注目"。大概自1917年秋开始,本偏向保守的傅斯年因受胡适的影响而倒向"新文化运动"阵营,并迅速成为"五四新文化运动"

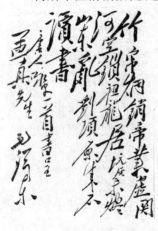

毛泽东写给傅斯年的条幅

的弄潮儿。傅斯年在留学后不久写给胡适的一封信中说："我在北大期中，以受先生之影响最多。"[24]顾颉刚回忆说："傅斯年本是'中国文学系'的学生，黄侃教授的高足，而黄侃则是北大里有力的守旧派，一向为了《新青年》派提倡白话文而引起他的痛骂的，料想不到我竟把傅斯年引进了胡适的路子上去，后来竟办起《新潮》来，成为《新青年》的得力助手。"[25]接受了胡适关于"科学"的思想，傅斯年开始醉心于自然科学知识，并把自然科学的发展作为衡量学术是否进步的标准。留学英、美后，对西方的自然科学更是倾心向慕，"近中温习化学、物理、数学等，兴味很浓，回想在大学时六年，一误于预科一部，再误于文科国文门，言之可叹"[26]。当他学得了一些自然科学知识后，便想借鉴自然科学的方法，来研究中国传统的学问。提出"要把发生学引入到文学史中来"，后又提出要把历史学"建设得和生物学、地质学等同样"的学科，使之成为"科学的东方学"。不管是他本人在学术领域内研究，如《夷夏东西说》《大东小东说》《论所谓五等爵》《性命古训辨证》等著作，还是他领导的历史语言研究所，所取得的学术成就，无一不有这种"唯科学主义"的印记。

包括傅斯年在内的"五四"先锋不是在平心静气地进行学术研究和纯文化讨论，而是在进行一种愤怒的社会批判，具有急迫的现实功利主义。傅斯年明确说："物质的革命失败了，政治的革命失败了，现在有思想革命的萌芽了。""若是以思想的力量改造社会，再以社会的力量改造政治，便好得多了。"之所以主张"以思想的力量改造社会"，除了认识到他们并无直接改变社会现实的力量之外，更主要的是来源于"以群类精神为原因而文学与政治社会风俗学术等为其结果"这种唯心史观[27]。之所以完全以西方文化为标准，主要在于他认为东西方文化的差别是时间的，而不是空间的。他为自己崇拜西方文化而辩解道："人类文明的进化，有一步一步的阶级，西洋文化比起中国来，实在是先了一步，我们只是崇拜先进于我们的文化。我们的文化，也是人类进步上的一个阶级，他们的文化，也是人类进步上的一个阶级。不过他们的比我们更进一步，我们须得赶他。""极端的崇外，却未尝不可……因为中国文化后一步，所以一百件事就有九十

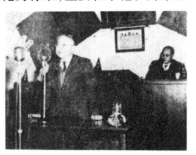

1950 年 12 月 20 日傅斯年在答复参议员的质问

九件比较的不如人,于是乎中西的问题,常常变成是非的问题了。"[28]

耐人寻味的是,早期的傅斯年,举起"反传统"的大旗,提倡"科学"与"民主",向中国传统文化发起了猛烈的攻击。他既是首举义旗、冲锋陷阵的急先锋,又是登坛点将、呼风唤雨的新领袖。但到了晚年,不再热衷于"极端的崇外",而是主张"不分东方与西方,真理只有一个",甚至公开指斥"全盘西化论":1940年3月,他在《我所景仰的蔡先生之风格》一文中,指斥"欧化之谈""皆皮毛渣滓,不足论也"[29];1950年12月,即他去世的那个月,他在《中国学校制度之批评》一文中说:"'全盘西化'之说,这又不通之至。一个民族在语言未经改变以前,全盘化成别人是不可能的。"

傅斯年一生践行了他"宁死不请教中医的"的毒誓,1950年12月20日下午在台湾省议会答复教育行政的咨询,突发脑梗死而病逝,享年55岁。

[1]《中国教育大系》编纂出版委员会.中国教育大系·历代教育名人志[M].武汉:湖北教育出版社,1994:480.

[2] 胡适.傅孟真先生遗著序[M]//黄保定,季维龙.胡适书评序跋集.长沙:岳麓书社,1987:358-359.

[3] 王为松.傅斯年印象[M].上海:学林出版社,1997:13.

[4] 邓文初."失语"的中医——民国时期中西医论争的话语分析[J].文史天地,2003(6):113.

[5] 傅斯年.所谓"国医"[J].独立评论,1934(115):17-20.

[6] 欧阳哲生.傅斯年全集·第五卷[M].长沙:湖南教育出版社,2003:438-439.

[7] 胡适.编辑后记[J].独立评论,1934(115):20.

[8] 欧阳哲生.傅斯年全集·第五卷[M].长沙:湖南教育出版社,2003:435-436.

[9] 欧阳哲生.傅斯年全集·第五卷[M].长沙:湖南教育出版社,2003:436-438.

[10] 欧阳哲生.傅斯年全集·第五卷[M].长沙:湖南教育出版社,2003:438.

[11] 欧阳哲生.傅斯年全集·第五卷[M].长沙:湖南教育出版社,2003:441-446.

[12] 邓文初."失语"的中医——民国时期中西医论争的话语分析[J].文史天地,2003(6):116.

[13] 欧阳哲生.傅斯年全集·第五卷[M].长沙:湖南教育出版社,2003:443-444.

[14] 欧阳哲生.傅斯年全集·第五卷[M].长沙:湖南教育出版社,2003:447.

[15] 傅斯年.关于"国医"问题的讨论(一)[J].独立评论,1935(120):17-20.

[16] 唐小兵.傅斯年与1934年的国医、西医之争[J].书屋,2005(12):17-20.

［17］傅斯年.关于"国医"问题的讨论(二)[J].独立评论,1935(121):14 - 21.

［18］傅斯年.汉语改用拼音文字的初步谈[M]//赵家璧.中国新文学大系·第一集·建设理论集.上海:上海文艺出版社,1980:148 - 149.

［19］傅斯年.怎样做白话文[M]//赵家璧.中国新文学大系·第一集·建设理论集.上海:上海文艺出版社,1980:223 - 226.

［20］傅斯年.戏剧改良各面观[M]//沙似鹏.中国文论选·现代卷·上册.南京:江苏文艺出版社,1996:83 - 85.

［21］傅斯年.中国学术思想界之基本误谬[M]//黄振萍,李凌已.傅斯年学术文化随笔.北京:中国青年出版社,2001:5 - 10.

［22］傅斯年.论学校读经[M]//岳玉玺,李泉,马亮宽.傅斯年选集.天津:天津人民出版社,1996:375.

［23］肖云.柏杨文集[M].南宁:广西民族出版社,2000:301 - 305.

［24］朱正.傅斯年集[M].广州:花城出版社,2010:152.

［25］顾颉刚.我是怎样编写《古史辨》的?[J]新华文摘,1982(8):190.

［26］朱正.傅斯年集[M].广州:花城出版社,2010:150.

［27］雷颐.傅斯年思想矛盾试析[J].近代史研究,1991(3):199.

［28］傅斯年答余裴山[M]//张允候,殷叙彝,洪清祥.五四时期的社团.北京:生活·读书·新知三联书店,1979:76.

［29］朱正.傅斯年集[M].广州:花城出版社,2010:464.

江绍原:打倒中医是第一件事,打倒后再整理不迟

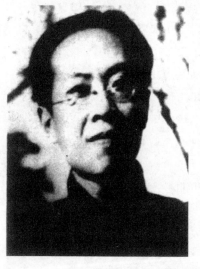

江绍原,原籍安徽旌德,1898 年农历正月二十日生于北京。自幼聪颖好学,博闻强记。青年时期就读于上海沪江大学预科,不久即去美国加利福尼亚大学文学院求学,后因病回国。1917 年在北京大学文学院哲学系做旁听生,参加"新潮社",为"五四运动"总代表之一。1920 年下半年去美国芝加哥大学攻读比较宗教学,1922 年毕业后又在意林诺大学研究院哲学专业学习一年,并获哲学博士学位。1923 年回国任北京大学文学院教授。1927 年应鲁迅之邀去广州中山大学,任文学院英吉利语言文学系主任、教授,兼任国文系课程。1927 年"四·一二"大屠杀后去往杭州,靠卖文度日。以后,在北京大学、武昌大学、北平大学、中法大学、辅仁大学、中法文化交换出版委员会、上海中法孔德研究所、河南大学、西北大学等处任教授、编纂或研究员。新中国成立后,先后任山西大学英语系教授兼主任、中国科学出版社编审、商务印书馆编审等。1979 年被聘为中国民间文艺研究会顾问,1983 年被聘为中国民俗学会顾问。1983 年 9 月 11 日在北京逝世[1]。

江绍原是我国著名的民俗学家和比较宗教学家，发表了许多迷信与民俗方面的研究文章，并出版了《发须爪——关于它们的迷信》等学术专著。在中西医优劣关系的问题上，江绍原是坚决拥护西医、反对中医的，他的五百多则小品有一百四十多篇是所谓"国人对于西洋方药医学的反应"系列，基本上都是"骂中医"的，有时甚至是很激越的[2]。

1928 年 10 月 8 日，在给周作人的信中，说：

> 日前在医院遇见陈万里，他说整理中国医学为今日当务之急，以前中医反对西医和西医反对中医"都是错的"。但我仍以为打倒中医是第一件事，打倒后再整理不迟。[3]

1929 年 3 月 8 日，在给周作人的信中，甚至说：

> 现在似已有了一个癖，一星期不写一两篇骂"反动派"（医学上的）的文章，便非常不舒服！[4]

江绍原这个"骂中医"的"怪癖"，在当时是颇得世人欣赏和赞同的。如：1927 年 4 月 1 日，时任《小说月报》主编的郑振铎致函江绍原，对江绍原的工作表示"佩服无已"，希望他"更要勇敢些才好"，并与江绍原商量"不知能否写成一篇关于民间医学的通论，及其与魔术之类的关系一文？这不是不重要的工作！《小说月报》很希望能够有光荣登载这篇东西"！此外，胡适、孙伏园、鲁迅、周作人、沈乾一等人以及《德华医学杂志》《科学月刊》等刊物也都与江绍原有信函往来进行讨论或鼓励、支持、提供材料等。甚至连北京四大名医之一的施今墨在 1927 年 10 月 4 日给江绍原的信中不仅详细告知近期赴南京、杭州等处的行止，期望晤面畅谈，而且称赞江绍原对新医学研究有素[5]。1928 年 10 月间，徐调孚在给江绍原的信中说：

> 你的反对中医，弟一万分赞成。但弟尤有进者，觉得现在所谓"国术"，正极流行，这个东西，与"国医"一样，建筑在非科学的玄学的中国特有的"生理学"上的。什么丹田、太极等，还不是和五行等是一只袜统里的吗？很希望你根据了科学，加以驳斥。弟尝与叶兄谈及，彼亦颇愿足下注意及之，或不久也当直接致函足下也。

果不其然，1928 年 11 月江绍原在上海时，叶圣陶"果以此为言。当时我就表示个人对于所谓'国术'未尝留过意，恐一时尚不敢妄加驳斥，但既承他们两位雅属,我以后当注意之,因为'建筑在非科学的玄学的中国特有的生理学上的'任何东西,都非我辈所能容忍也"[6]。

在1929年中西医论争非常激烈之时,江绍原作了《冲破旧医药阀的第二道防线》一文,继续对中医进行驳斥批判,为"废止中医"派加油助威,出谋划策。现全文转录如下:

我或许可以这样说吧:在我国的医学革命运动中,我是个非军事学专家的观战记者。而从我这样一个非专家的眼光看来,医学革命的对象物旧医药阀,似乎有两道防线。他们站在第一道防线时,便趾高气扬的说道:"我国医学,历史悠远,其奥妙精微,非出现未久、泥于形质的西来医学所能及;我国药物,飞潜动植,无所不备,气味功用,讲得分明,苟君臣佐使,配合得法,实远比西来的剽悍金石之药更合吾人体质。"他们守第二道防线时又不同,这时说汉药是国货,汉医汉药商是国民,故汉药汉医若一旦衰微或废止,社会经济必将蒙绝大的损失。拿这两道防线相比较,第一道只是自大自满并诉诸国人自大自满之心之表示,而第二道防线若分析到最后,将见不过是眼泪鼻涕和血汗流成的一道污河。

这两道防线,也可以喻为两座关:第一座关上面,用蝌蚪文写了栲栳般大的"玄妙关"三个字;第二座关名"经济关",一名"饭碗关",这几个字看上去未始不金碧辉煌,然其实只是蘸泪和血写的。这两座关,第一个是看不得,因为它活像害臌胀病者的肚子,看了令人捏一把汗,生怕它再涨下去以致涨破;那后面的一座不但不耐看而且不耐听,因为细听便可以听见许多老少男女在关后哭泣,这凄惨的声音送入了耳鼓,女性的人不由得会一阵心酸。

把守着这两座关或云这两道防线的旧医药阀,自以为可以高枕无忧。第一道防线冲得破吗?然而我还有第二道更不至于被冲破的防线,而且第二道防线一守牢,前面的一条终究必也属于我——他们做的是这种梦。至于一般观战的人呢,他们有的将这两道防线都认为极端稳固,万无一失;有的只见第一道之严整,连第二道防线之存在与必要还不曾觉着;又有一派则以为第一道或者终于不能守,然第二道总没有敌人忍心冲得过吧。所以让我们代他们祈祷,请命,呼号,民生主义,民生主义!

我这个别有用心或别具只眼的观战记者却不然了。我自以为看破两个重要关目:第一,因为近来医药革命军的炮火越来越厉害,头道防线已经动摇,而且因为有这种情形,旧医药阀于拼死维持头道防线之外,已经时常回过来兼守第二道防线。易言之,他们近来应战的方略是同时摆两个阵,一为玄妙五行阵,一为饭碗阵。而第二,这第二道防线——叫它作经济关或饭碗阵亦无不可——照我看来不幸也不是冲不散,轰不倒,破不掉的。医药革命军瞄准了它放几炮吧,行见这第二道防线也终于溃乱了——我是这样希望着。

无论进攻第一或第二道防线,总须医革军与药革军共同下手。然比较起来,似乎医革军对于头道,药革军对于二道,尤应负责。要破头道防线,我们希望医革军的宣传队特别活动,讲明近代世界医学对于人的"身""心"的构造和行动、常态和变态,以及疾病的起因和后果、征象和类别,乃至预防和治疗,皆比旧医学所知所能者为多。若要破第二道防线,则我们不能不希望药革军的宣传人全体出马,到处活动,巧譬善喻,说古道今,务使社会上一般人都晓得汉药并不是脱离了汉医的抱持就非死不可的可怜婴儿,而全国的智力、

江绍原手迹

财力只要用在汉药改良和新药发明上面,便不愁养活不了无数的国民和抵制不住外药的侵入。旧医药阀既摆下了玄妙阵,医革命军便应以科学的玄妙阵破之;他们既又摆下了饭碗阵,药革命军便应以更结实的饭碗阵破之。等到正道的玄妙使左道的玄妙化为灰尘,等到钢铁的饭碗将蛋壳般的饭碗只只打得粉碎,中国医药革命的破坏工作才算

完成。

> 旧医药阀现在已较前更常常摆饭碗阵了,药革军必须用武之时因之也较前更频繁了。健儿速起!你们的炮火之猛厉,交战之勤劳,策略之奇正,以及你们的敌人之始而嬉笑怒骂,有恃无恐,继而外强中干,丑态百露,终而全线溃乱,俯首就擒等实情,我将就我所能看到者,随时记载下来,向一般社会忠实报告,引起他们的兴趣和领会心。偶尔高兴时,我自己也许从战场上拾起一杆用过的枪、几颗遗弃的弹子,对准敌营,嘣嘣几下,害得他们哭不得笑不得,活不得死不得,于是拔转头来骂声把"狐群狗党""小热昏",杀啊,杀啊,革啊,革啊![7]

在《中国固有的肝学被西学打手余云岫打倒了》一文中说:

> 余君这样用科学智识来痛击《素问》,汉医见了,只能生气,要想驳回,是无法的。又,余君的一番话,固然不见得只有余君一人能够说。但旁的新医,或因其浅近而不屑说,或忙于诊务、院务、研究而无暇说,或因洞达世务怕得罪人而不愿说,独余君一人肯痛快的透彻的说了,真是一桩功德事。《灵素商兑》一书,重一百版也不为多,我若是个富翁,必定印它十万本流通全国。[8]

在近代中西医论争中,1929 年是至为关键的一年。早在二十世纪初,教育总长汪大燮就力主废止中医中药。继 1925 年北洋政府拒绝全国教育联合会关于把中医纳入医学教育规程的申请以后,1929 年,国民政府第一次中央卫生委员会议,通过了余云岫"废止旧医以扫除医事卫生之障碍案"。尽管由于中医界的强烈反对,未能施行,但不久,余云岫又向国民政府教育部递交了"请明令废止旧医学校"提案。1929 年 4 月,教育部发令,中医学校一律改为"中医传习所",不准立案。不久,卫生部下令将中医医院改称为医室或医馆。恰是在这一系列事件前后,江绍原突然集中书写了数量不菲的"医药小品"来激烈批评中医。个中原因,大致说来,可以归纳为三点:

其一,江绍原虽非严格意义上的周作人弟子,但他一向对周作人执弟子之礼。与鲁迅、周作人等共同参与《语丝》的编撰工作,其学术文章,大多发表于《语丝》上。与胡适、鲁迅、周作人的关系均较好,然尤亲近于周作人。在苦雨斋里,一度时间,除废名、俞平伯、沈启无外,他大概是往来最多的人物。看他们的日记、书信,依稀可以嗅出其间意气相投的情趣,江绍原一些思想的闪光,与这些人的碰撞,不无关系。仅1925—1936年,周作人致江绍原的信件就达110封之多,而江绍原的信件也有相近的数目。可以说,与周作人之间的频繁通信以及针对这一问题的反复交流,无疑起到了重要作用。江绍原自己也从不回避他和周作人的关系,及至"文革"开始,江绍原在向"专政小组"汇报思想时也不遮掩这一事实。他在1968年8月6日的汇报中有一段谈到与周氏兄弟的关系说:"周作人可说是毛主席所目为'不齿于人类的狗屎堆',鲁迅先生则是他老人家誉为今之圣人的;然而我虽然一度同鲁迅先生很亲近,自从他留在上海而我回北京长期居住下来以后,却不幸同他逐渐疏远,反而同周作人来往较多,因而在思想上、生活上受了周作人许多影响。"[9]但与周作人的人文趣味相比,江绍原显得有些偏执,价值态度决然得很,没有温吞的地方。所以,他才有这些直白的"骂中医"之言论。

其二,江绍原在北大读书期间,参加了"新潮社",是"五四运动"的先锋人物。在参加火烧赵家楼的时候,当场被军警逮捕。回国之后,他的研究重点一直在于如何让中国的普通大众"破除迷信",接受"赛先生"。他"在开始写'小品'时只注意书本一方面,略后又扩大范围征求民间习俗迷信,更由发、须、爪、血、天癸的迷信而注意医药上的迷信"[10]。同时,二十世纪二三十年代的一些知识分子,在内心深处厌烦旧的传统,非有意作戏,乃信念使然。中国之有"五四",有新文化,非三两个英雄的谋划,而是知识界风气聚集的结果。因为了解了西洋的文明,又以学术研究为依托,激进思潮才有了园地。"骂中医"是当时自诩为先进知识分子的一项"饭后运动",所以江绍原才"一星期不写一两篇骂'反动派'(医学上的)的文章,便非常不舒服"。

其三,随着西学东渐的逐步深入,中国古代的天文学、数学、农学等传统学问先后被近代科学所取代而成为历史,惟有中医一枝独秀,这成了醉心欧化的文化精英们的眼中钉、肉中刺,纷纷把中医视为西化之最大障碍。

1928年2月28日,江绍原在《〈国人对于西洋方药和医学的反应〉代序》一文中说:

> 中国不是没有她自己的医学,而且这医学存在已久。在"有色"人种中,我们的医学堪说是出类拔萃的。不但我们的祖先和现在我们自己身受其惠,亚洲旁的民族——例如日本人——必也很得到它的

好处。

但是自从泰西医学发达以来，汉医学未免就"瞠乎其后""望尘莫及"了。这较高的泰西医学，随着白种人的扫势力，慢慢输入了中土。我国全国中，受过泰西医学的实惠者，人数年有增加。

独断的说一句：西洋医学实在比汉医学高——高许多倍。论理，中国人对于西洋医学应该狂热般欢迎，尽其所有的力量传布之，学习之，研究之。这不是不合理的意想，因为在理论上和在技术上，西洋医学之高出汉医学不是显而易见而且久而弥彰的么？西洋医学既已龙蟠虎踞于日本——于那深尝过汉医的味道的日本，在中国也应有同样的命运。

但其实如何呢？西洋的治疗方法、药物，以及其所基的学理，自始至终，被人轻视、误解、反对。不但无智识者反对，有智识者亦然；不但中医反对，病家和素人也反对。至于今日，泰西医学固然已经有了一部分势力，然我相信我们每人有些见闻可以使我们想见旧医学的势力仍非常之大，而西医学的势力却有限的很。[11]

整个近代中国文化进程中，除少数人外，"宣扬科学，排除迷信"，几成共识。"在江绍原的眼中，中国民众连基督教都分不清，也不愿接受西医西药，愚昧不已"，但"也许'迷信'站在科学的反面，却并不需要我们一榔头打死，过分的科学主义未必是好事。就像阿赞德人相信一切不幸的事件都是源于巫术一样，中国民众对于迷信'迷而不信'，怡然自得地生活在'科学'的包围圈中。我们需要记住'打倒阿毛''打倒唐生智''招魂'未必只是愚昧的民众不得不选择的道路"[12]。

直至今日，其后人还说："他的研究的启蒙性还集中表现在对传统中医的批评上。对传统中医采取激烈的批评态度，差不多是新文化人物的共同态度，鲁迅如此，周作人也如此。他写了200多则系列小品专门批评传统中医，总名曰《国人对于西洋方药和医学的反应》，差不多是一部专著了。今天来看，他的批评有矫枉过正的地方，但他攻击的主要是传统中医中消极、落后的地方，基本上是正确的。"[13]

是耶？非耶？读者诸君，您以为如何呢？

[1] 王文宝.江绍原[J].民俗研究,1990(3):114.

[2] 陈泳超.江绍原及其礼俗迷信小品[M]//江绍原原著,陈泳超整理.民俗与迷信.北京:北京出版社,2003:13.

[3] 张挺,江小蕙.周作人早年佚简笺注[M].成都:四川文艺出版社,1992:362.

[4] 张挺,江小蕙.周作人早年佚简笺注[M].成都:四川文艺出版社,1992:390.

[5] 郭建荣.北大学人之二:江绍原与迷信研究[J].文史精华,2000(4):26.

[6] 江绍原原著,陈泳超整理.民俗与迷信[M].北京:北京出版社,2003:156 - 157.

[7] 北京鲁迅博物馆.苦雨斋文丛·江绍原卷[M].沈阳:辽宁人民出版社,2009:240 - 242.

[8] 北京鲁迅博物馆.苦雨斋文丛·江绍原卷[M].沈阳:辽宁人民出版社,2009:234.

[9] 方继孝.江绍原与周氏兄弟[J].鲁迅研究月刊,2008(9):96.

[10] 叶德均.中国民俗学研究的过去及现在[J].草野,1931,5(3):15.

[11] 北京鲁迅博物馆.苦雨斋文丛·江绍原卷[M].沈阳:辽宁人民出版社,2009:212.

[12] 吴银玲."迷信"何为?——读江绍原《民俗与迷信》有感[J].西北民族研究,2009(2):216.

[13] 江小蕙,刘思源.编后记[M]//北京鲁迅博物馆.苦雨斋文丛·江绍原卷.沈阳:辽宁人民出版社,2009:281.